护理职业教育"互联网+"融合式教材

总 主 编 | 唐红梅 汤 磊
执行总主编 | 徐 敏

董丽芳　杨慧兰◎主编

心理与精神护理

Psychological and Psychiatric Nursing

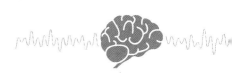

数字教材

张 骏　朱世敏 **主编**

U0294856

使用说明：

1. 刮开封底二维码涂层，扫描后下载"交我学"APP
2. 注册并登录，再次扫描二维码，激活本书配套数字教材
3. 如所在学校有教学管理要求，请学生向老师领取"班级二维码"，
   使用APP扫描加入在线班级
4. 点击激活后的数字教材，即可查看、学习各类多媒体内容
5. 激活后有效期：1年
6. 内容问题可咨询：021-61675196
7. 技术问题可咨询：029-68518879

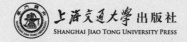

上海交通大学出版社
SHANGHAI JIAO TONG UNIVERSITY PRESS

内容提要

本教材是由长三角护理贯通职业教育联盟组织编写的五年一贯制护理专业"互联网+"融合式教材之一。全书共分两部分,前十二章在详细描述正常心理现象及精神障碍的基本理论与基本知识后,根据国际疾病分类(ICD)系统的分类顺序,阐述了各种精神障碍的病因和病理,重点探讨各种疾病的护理评估、护理诊断及护理措施;第十三至第十六章分别介绍了精神科常用治疗及其护理、精神科护理基本技术、精神科危急状态的防范与处理技术、精神科专科管理与社区护理等内容。以纸质教材和数字资源相结合的方式呈现,囊括在线课程、在线案例、拓展阅读、PPT课件、复习与自测等内容。本教材适合五年一贯制护理专业学生使用,也可供中高职护理专业学生使用。

图书在版编目(CIP)数据

心理与精神护理/董丽芳,杨慧兰主编. —上海:
上海交通大学出版社,2022.9
护理职业教育"互联网+"融合式教材
ISBN 978-7-313-27207-2

Ⅰ.①心… Ⅱ.①董…②杨… Ⅲ.①精神障碍-护
理学-高等职业教育-教材 Ⅳ.①R473.74

中国版本图书馆 CIP 数据核字(2022)第 139936 号

心理与精神护理

XINLI YU JINGSHEN HULI

主　编:董丽芳　杨慧兰			
出版发行:上海交通大学出版社		地　　址:上海市番禺路 951 号
邮政编码:200030		电　　话:021-64071208
印　制:常熟市文化印刷有限公司		经　　销:全国新华书店
开　本:787mm×1092mm　1/16		印　　张:15.25
字　数:318 千字		
版　次:2022 年 9 月第 1 版		印　　次:2022 年 9 月第 1 次印刷
书　号:ISBN 978-7-313-27207-2		电子书号:ISBN 978-7-89424-296-9
定　价:68.00 元		

本 书 编 委 会

主 编
董丽芳　宁波卫生职业技术学院
杨慧兰　海宁卫生学校

副主编
章秋萍　浙江大学医学院附属精神卫生中心(杭州市第七人民医院)
陈海勤　湖州市第三人民医院
龚丽俐　南通卫生高等职业技术学校

编委会成员(按姓氏汉语拼音排序)
褚雪芳　嘉兴市安定医院(海宁市第四人民医院)
封　敏　浙江大学医学院附属妇产科医院海宁分院(海宁市妇幼保健院)
蒋　玲　嘉兴市安定医院(海宁市第四人民医院)
钱国英　湖州市第三人民医院
沈剑飞　海宁卫生学校
沈忠娟　嘉兴市安定医院(海宁市第四人民医院)
唐春霞　湖州市第三人民医院
张　骏　嘉兴市安定医院(海宁市第四人民医院)
周亚萍　宁波市康宁医院
朱世敏　嘉兴市安定医院(海宁市第四人民医院)

数字教材编委会

主　编
张　骏　嘉兴市安定医院(海宁市第四人民医院)
朱世敏　嘉兴市安定医院(海宁市第四人民医院)

副主编
封　敏　浙江大学医学院附属妇产科医院海宁分院(海宁市妇幼保健院)
褚雪芳　嘉兴市安定医院(海宁市第四人民医院)

编委会成员(按姓氏汉语拼音排序)
陈海勤　湖州市第三人民医院
董丽芳　宁波卫生职业技术学院
龚丽俐　南通卫生高等职业技术学校
蒋　玲　嘉兴市安定医院(海宁市第四人民医院)
李　良　湖州市第三人民医院
钱国英　湖州市第三人民医院
沈剑飞　海宁卫生学校
沈忠娟　嘉兴市安定医院(海宁市第四人民医院)
施　思　湖州市第三人民医院
唐春霞　湖州市第三人民医院
徐　晨　湖州市第三人民医院
杨慧兰　海宁卫生学校
叶晓燕　湖州市第三人民医院
章秋萍　浙江大学医学院附属精神卫生中心(杭州市第七人民医院)
周亚萍　宁波市康宁医院

护理职业教育"互联网+"融合式教材
出 版 说 明

护理学是一门面向全生命周期,以维护、促进、恢复健康,提高生命质量为目标,集自然科学、社会科学和护理理论、知识、技能的综合性应用科学,是医学科学的重要组成部分。随着经济社会的快速发展、人类疾病谱改变以及人口结构的变化,公众对健康的追求不断提高,随之而来是对护理服务的需求和质量提出了新的要求,亟须卫生类院校培养更多的具有扎实的护理专业理论与技能、一定的国际视野和知识迁移能力,适应职业岗位需求的实用型、发展型人才。

2010年,护理专业中职与高职的贯通式教育培养试点在上海率先启动。随后,聚合高校和中职力量,以长学制培养护理技能型人才的贯通式教育在各地陆续实施。经过近十年的探索与实践,贯通式教育在为学生开辟一体化专业成长通道的同时,从护理职业教育的新生力量逐渐成长为重要的培养模式。

为贯彻落实《国家职业教育改革实施方案》关于"进一步办好新时代职业教育""适应'互联网+职业教育'发展需求"的精神,根据《国务院办公厅关于深化医教协同进一步推进医学教育改革与发展的意见》中提出的"调整优化护理职业教育结构""积极推进卫生职业教育教学改革"的要求,在"健康中国2030"战略和长三角地区一体化发展的背景下,我们整合了沪、苏、浙、皖三省一市的护理职业教育优质资源以及临床专家、技术骨干,策划并编写了本套教材。本套教材旨在适应现代职业教育发展的要求,符合护理专业高水平技能型人才培养的需要,体现学校教育与临床实践的紧密对接,发挥学生自主学习能力,为护理专业贯通式职业教育教学改革提供可选择、可使用的教材支持。

整套教材主要体现以下四个特点:

(1) 整合性:打破学科界限,以"器官-系统"为主线,按"形态-功能-病理-药理-诊断-护理"整合医学基础课程和临床护理课程,实现基础与临床的纵向融合,注重培养学生解决实际问题的能力,也可满足PBL等的教学应用。

(2) 适用性:突出能力培养导向,注重专业教育与岗位需求的对接、课程教学与临床实践的对接,理论知识以"必须、够用"为基本原则,教材内容兼顾执业资格考试要求。

(3) 一体化:编写团队中包括高校、中职校的教师以及护理行业专家、一线技术骨干,充分体现了贯通式培养的培养模式一体化、课程设置一体化、教学内容一体化,也体现了护理职业教育的产学一体化。

(4) 实用性:以传统纸质教材为基础,配套数字教学资源,在保持科学性的前提下,为书包减负,让课堂翻转,达到既可教学又可自学,既能学深也能浅斟的目的,数字化教学资源可让教材变为学材,促进学生自主学习、主动学习。

本套教材共20册,包括"器官-系统"整合式教材9册、专业基础和技能类教材11册,主要适用于护理专业贯通式教育教学,也可供护理专业中、高职教学参考。

在本套教材即将出版之际,特别感谢编委会全体成员的辛勤付出,感谢编者所在单位对教材编写过程给予的大力支持!限于编写时间和编写者的学识水平,教材中难免存在疏漏和不妥之处,恳请广大师生和读者提出宝贵意见,以便在修订过程中予以完善。

前　言

在国家深化职业教育改革、推进长三角区域协同一体化发展的大背景下,由沪、浙、苏、皖13所职业院校发起的长三角护理贯通职业教育联盟于2020年1月成立,同时启动了长三角护理中高职贯通教材的编写工作,这必将有助于长三角护理教育一体化的协同、快速发展。

随着经济形势的不断涨落及人们对健康与美好生活的追求,人们的身心压力逐渐增大,各种心理障碍甚至精神疾病的发生率有逐年增高的趋势。护理是医疗卫生事业的重要组成部分,在维护和促进人们身心健康方面有着不可替代的作用,尤其是近年来全球各种生物、化学、气候等灾难性事件频发,心理与精神护理工作更凸显其重要性,这对各级各类护理人才的培养提出了新的要求和挑战。

《心理与精神护理》因此而有幸成为长三角护理中高职贯通教育改革系列教材中较早出版的教材之一。本书主要具有以下特点:以精神科护理基本理论、基本知识、基本技能为重点,同时吸收近年来国内外精神科护理相关著作的精华,借鉴临床护理丰富经验与最新进展。对于难以在教材中呈现的知识点或相关拓展,本书以数字资源的形式将相关知识以文字、图片、视频、课件、微课等方式呈现,更有利于提高中、高职学生的学习兴趣与自主性。本书在整体内容布局上较系统,逻辑性强,先基础、后应用,先理论、后实践,体现思想性、科学性、先进性、启发性和实用性,使本书更有利于中高职学生由浅入深、由易到难、由基础到应用,有选择地循序渐进学习。

全书共十六章。第一章绪论,介绍了精神病学及其护理的发展简史,精神科护理工作的任务、特点与要求,精神科护理伦理问题与相关法律。第二章详细描述了心理过程及人格等各种心理现象,重点帮助学生学习心理过程——感知觉、记忆、思维、想象、注意等认知过程,以及情绪情感、意志行为,为后续学习各种心理与精神障碍打下基础。第三章介绍精神障碍的病因、分类与诊断、症状学。第四章至第十二章,在精神障碍的多种疾病中,介绍了阿尔茨海默病、精神活性物质所致精神障碍、精神分裂症、心境障碍、神经症性障碍、分离(转换)性障碍、睡眠障碍、应激相关障碍、儿童青少年精神障碍等最常见的精神疾病的临床特征及其护理。第十三章至第十六章,分别介绍了药物治疗、心理治疗、改良电休克治疗等精神科常用治疗及其护理,沟通技巧、观察技巧、分级护理等精神科护理基本技术,暴力行为、自杀行为、出走行为等精神科危急状态的防范与处理技术,精神科专科管理与社区护理。

本书编写人员多数是长期工作在精神心理医疗及护理临床、教学与科研第一线的医护工作者,理论学习与临床实践结合,实践经验尤其丰富。本书在策划、编写过程中,得到了多家参编院校和医院同仁的大力支持和帮助,特别是主任护师章秋萍、陈海勤、周亚萍等老师的热情帮助,在此深表谢意。

本书既可以作为护理中、高职学生心理与精神护理的专用教材,也可以作为精神科护士在职培训和自学用书,还可以作为非精神科护士与医生的参考用书。当然,由于学识水平和能力有限,又鉴于心理与精神护理作为一门新兴学科,尚处于发展阶段,难免有所疏漏和不足。恳请专家、同仁、各院校师生在使用过程中发现问题不吝指正,以便再版或重印时修正,使本书内容日臻完善。

编者

2022 年 7 月

目　　录

第一章 绪 论

章前引言

　　本章主要学习精神科护理的相关概念，正常心理、异常心理及其区分，精神病学和精神科护理发展简史，精神科护理工作的任务、特点与要求，以及精神科护理相关的伦理与法律问题。

　　正常心理与异常心理区分有三大要点：主观世界与客观世界的统一性、心理活动的内在协调性、人格的相对稳定性。

　　精神科护理常见的伦理问题有限制性医疗与患者自主权的冲突、护理需要与患者隐私权的冲突、护理人员素质与伦理要求的冲突等，伦理对策是提高精神科护士的职业素质，正确应用强制医疗及保护约束、知情同意及隐私保护等。

　　针对精神科护理中可能存在的损害患者健康权、侵害患者隐私权、忽视患者安全权甚至侵害患者人身权等法律问题，需要精神科护理人员不断强化法律意识、加强安全管理，做到谨慎注意义务、掌握约束原则、尊重患者人格等。

· 学习目标 ·

　　(1) 培养良好的职业素养，用精神科护理相关的伦理与法律指导护理工作。

　　(2) 理解正常心理、异常心理的概念及其区分标准，以及精神科护理相关的伦理与法律问题。

　　(3) 认识精神科护理的概念、任务、特点与要求。

　　(4) 懂得精神病学、精神科护理的发展简史。

　　(5) 遵循精神科护理相关的伦理原则与法律规范。

　　(6) 学会在精神科或综合科病区（乃至普通人群中）鉴别正常心理与异常心理。

　　(7) 能用所学知识正确区分和判断正常心理和异常心理。

思维导图

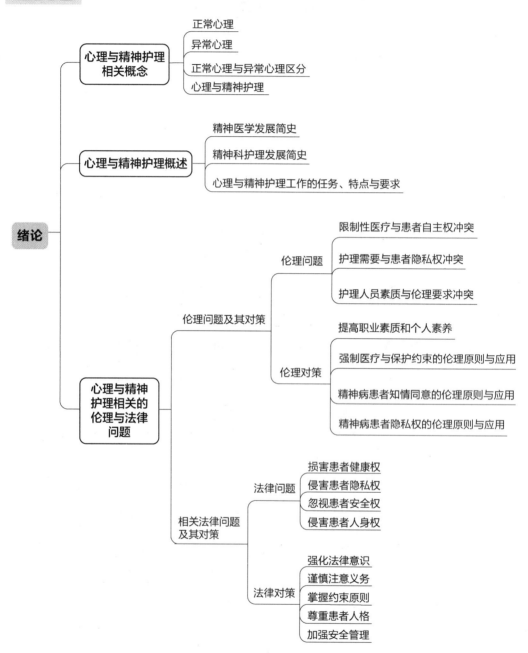

案例导入

　　患者,男性,27 岁,初中文化,未婚。因感情受挫而急性起病,表现为大声吵闹、无故哭泣、到处乱跑。家人无法管理,将其送来医院治疗。患者入院后第二天,将自己反锁在厕所内,泼水、踢门,情绪激动,劝说不听,不让工作人员进入。医院保安到场后,患者情绪更加激动,喊道:"你们如果进来,我就砸玻璃跳楼!"随即动手砸玻璃,然后又突然开门冲向护士办公室,见物就砸,见人就打,并大喊大叫:"我没有神经病! 放我出去! 你们没有权利把我关在这里! 我出去以后要告你们非法拘禁我!"医务人员劝解无效后对其进行保护性约束。第三天家属来院探视,发现患者右手腕被约束的地方有红色勒痕。家属对此很有意见并找到病房负责人投诉。

　　问题:

　　(1)该患者的心理状况是正常心理还是异常心理? 判断依据是什么?

　　(2)在本案例中,值班护士的做法有没有违反伦理和法律要求? 实施保护性约束时应遵循哪些伦理原则与法律规范?

第一节　正常心理与异常心理

一、正常心理

　　正常心理(normal psychology)是指具备正常功能的心理活动,不包含有精神病症状的心理活动。正常的心理活动,具有以下功能:能保障人作为生物体顺利地适应环境;能保障人作为社会实体正常地进行人际交往,在家庭、社会团体、机构中正常地肩负责任;能使人正确地认识客观世界的本质及其规律性,以便创造性地改造世界。

二、异常心理

　　异常心理(abnormal psychology)是指有典型精神障碍(俗称"精神病")症状的心理活动。异常心理活动是指丧失了正常心理活动的功能,无法保证人的正常生活。

三、正常心理与异常心理的区分

　　正常心理与异常心理的区分有很多标准,从心理学的角度有主客观统一等三条原则。

1. 主观世界与客观世界的统一性原则

　　任何正常心理活动或行为,必须就形式和内容上与客观环境保持一致。如果一个人说他看到或听到了什么,而客观世界中当时并不存在引起他这种知觉的刺激物。那么,这个人的心理活动就是异常的。

2. 心理活动的内在协调性原则

心理过程(认知、情绪情感及意志行为)之间的协调一致性,保证了人在反映客观世界过程中的高度精准和有效性。比如,一个人遇到一件令人愉快的事,会产生愉快的情绪,手舞足蹈,欢快地向别人述说自己内心的体验。那么,这个人的心理活动是正常的。如果一个人用低沉的语调,痛苦地向别人述说令人愉快的事情。那么,这个人的心理活动是异常的。

3. 人格的相对稳定性原则

人格特征有相对的稳定性,在没有重大外界变革的情况下一般是不易改变的。比如,一个用钱一贯精打细算的人突然挥金如土,或者一个待人接物很热情的人突然变得很冷淡,而在他的生活环境中找不到足以促使他发生改变的原因。那么他的心理活动就是异常的。

第二节　精神科护理概述

一、精神科护理的概念

精神科护理(psychiatric nursing)是指应用护理学、心理学和精神病学的专业知识与技能,从生物、心理、社会三方面研究和帮助精神疾病患者恢复健康,以及研究和帮助健康人群保持心理健康和预防精神疾病的护理学专业分支。

二、精神病学发展简史

精神病学(psychiatry)一词,源出希腊语。Psyche 即精神、灵魂之意,iatria 为治疗之意,即精神病学是治疗灵魂疾病的意思。在古希腊医学中,希波克拉底(Hippocrates,前 460—前 377)被认为是精神医学之父。他提出了精神病的体液病理学说,认为人体存在 4 种基本体液:血液、黏液、黄胆汁和黑胆汁,四种体液如果正常地混合起来则健康;如果其中某一种过多或过少,或他们之间相互关系失常,人就会生病。

中医学有关精神疾病有丰富的论述。前 3—2 世纪战国时代的医学典籍《黄帝内经》把人的精神活动归之于"心神"。"心神"不仅主持人的精神活动,而且统管人的五脏六腑。《素问·阴阳应象大论》:"人有五脏化五气,以生喜怒悲忧恐"。《黄帝内经》论述剧烈的情志变化下能引起精神异常,且能影响体内功能。如有所谓"百病皆生于气""大怒伤肝,大喜伤心,思虑伤脾,悲忧伤肺,惊恐伤肾"的七情内伤论。以上典籍均对精神和躯体功能的关系有十分精辟的论述。

中世纪,医学为神学和宗教所掌握,精神病患者被视为神鬼附体,被送进寺院,用祈祷、符咒及驱鬼等方法进行"治疗"。

17世纪以后,工业革命开始高涨,资产阶级兴起,科学有很大进步,医学也逐渐摆脱了神学的束缚。18世纪法国大革命后,社会结构发生了根本性变化。比奈尔(Pinel,1754—1826)是第一个被任命当"疯人院"院长的医生。他去掉了精神病患者身上的铁链和枷锁,把"疯人院"变成了医院,实行了有历史意义的改革。到了19世纪中叶,随着自然科学包括基础医学、生理学、解剖学、比较解剖学、病理学的发展以及临床资料的积累,终于得出精神病是由于脑病变所致的结论。20世纪30年代出现了胰岛素治疗、电痉挛治疗等。20世纪50年代以后,精神药物广泛应用于精神医学领域,促进了当代精神医学的飞速发展。进入21世纪以来,除了高新技术能深入到分子水平去探索精神疾病的发病机制,医学上还十分重视社会心理应激因素对精神疾病和各种心理和行为问题的作用。

三、精神科护理发展简史

自从有人类文化历史以来,人类社会就已经有照顾患者的功能存在,这是护理原始功能的起始。专业的护理开始于18世纪中叶。1860年,在英国伦敦,护理学创始人南丁格尔(Nightingale,1820—1910)创办了世界上第一所护士学校。1873年,美国的一位先觉者琳达·理查兹(Linda Richards,1841—1930)在伊利诺伊州市立精神病医院提出精神科护理计划。她主张对精神科患者应与躯体疾病患者一样施行完善的照顾,强调病区的环境、个人卫生、新鲜空气和运动,注意患者的饮食和睡眠,以及对患者的服务态度等,确定了精神科护理的基础模式,她被称为"美国第一位精神科护士"。此阶段的精神科护理以看护、照顾及改善患者的生活环境为主。1882年,在美国马萨诸塞州的马克林医院建立了第一所培养精神科护士的学校,在两年的护理课程中主要学习保护患者和管理病房的技巧。

20世纪30—40年代,随着精神病学研究的飞速发展,许多精神疾病的治疗方法如胰岛素治疗、电痉挛治疗等的应用,需要更有经验的精神科护理人员负责更直接的护理,精神科护理的职能越来越大,护士角色也得到了肯定。

20世纪末至21世纪初,随着社会的进步和科学的发展,以及人民群众对心理健康需求水平的提高,精神科护理的功能发生了重要的改变,其工作内容由承担对重性精神病患者的安全护理、生活护理及治疗方面的护理,延伸到为提高精神病患者的生活质量而进行的心理护理、康复护理、健康教育和社区护理。同时,服务对象扩展到一般心理障碍者和健康人群。精神科护理不仅涉及住院患者,而且还拓展到社区、家庭中有现存和潜在心理障碍和心理问题的人群,发挥着预防疾病、减轻痛苦、恢复健康的巨大作用。

同时,精神科护理人员的知识层次和业务水平正在迅速提高。为增加精神科护理界的学术交流,中华护理学会在1990年成立了全国精神科护理专业委员会,区域间和国际学术交流活跃,大大促进和推动了我国精神科护理的发展。

2013年5月1日《中华人民共和国精神卫生法》的实施,不但为广大的精神障碍患者提供了重要的法律保护,更为精神医学的临床研究与医学服务提供了法律保障,翻开了精神医学依法发展的重要一页。

四、精神科护理工作的任务、特点与要求

(一)精神科护理工作的任务

1. 完善精神科组织管理

研究和完善对临床精神障碍患者科学和人性化的组织管理方法,确保医疗任务的完成和防止意外事故的发生;为患者创造良好的休养环境,确保患者在安静、舒适、安全的环境中接受治疗及护理。

2. 深化精神科心理护理

深入实施与精神障碍患者有效沟通的技巧。探索精神障碍患者的心理活动,做出正确的护理评估,制订合适的护理计划,实施有效的护理措施,开展有针对性的心理护理。

3. 探索精神科特殊护理

根据精神医学,从护理学角度研究和探索精神障碍患者病态行为的发生和发展规律,以及各种治疗的护理和特殊护理。

4. 做细精神科病情观察

研究并不断地细化严密的护理观察和记录工作。精神障碍患者临床症状的观察和记录是精神科护理人员的重要职责,目的是协助诊断和开展有针对性的治疗和护理措施,同时为医疗、科研、教学及预防等工作积累资料并作为法律和劳动能力鉴定的参考依据。

5. 促进精神科康复护理

积极开展各种康复活动,促进精神障碍患者的康复护理,恢复患者生活自理能力及社交功能,促进患者回归社会。

6. 强化社区精神健康宣教

积极开展精神卫生知识宣教工作,不断强化并推广对社区人群寻求心理健康的教育和咨询。对患者及其亲属、社区群众等开展宣传、教育及精神障碍的预防工作,包括普查、培训、随访及家庭护理等。

(二)精神科护理的工作特点

1. 良好的护患沟通是工作前提

绝大多数急性期的患者在精神症状的支配下,都会不同程度地影响患者与护士之间的关系,表现为被动、不合作、敌意、敏感多疑、纠缠不休,甚至有攻击性暴力行为,这些都会使护士难以对患者开展护理工作。因此,良好的沟通是一切护理工作的前提。护士必须运用专业理论和技术与患者之间建立积极的、治疗性的人际关系,患者才能接受护士的照护,护理效果才能显现出来。

2. 保证患者的安全至关重要

安全护理一直被视为精神科临床护理工作中至关重要的环节。这是因为患者在精神症状和现实环境中应激性因素的双重影响下,会发生危害自身或周围环境安全的行为,如自杀、伤人及毁物等。因此,护理人员要对患者的情况了如指掌,随时注意观察病情变化,防患于未然,如有意外发生能及时采取有效的应对措施。

3. 保证药物治疗的实施

目前,精神疾病的主要治疗方法是药物治疗,但是也有相当一部分患者不能主动接受治疗,甚至表示抗拒。这就需要护士有高度的责任感和丰富的护理经验,才能保证患者药物治疗的实施。还有部分患者病情痊愈之后,还需要维持一段时间的治疗,短则 2～3 年,长则需要终身服药,这也就要求护士应该做好患者及其家属的健康教育,使他们知晓长期服药的必要性,提高治疗的依从性,巩固治疗效果,降低复发率,减少再住院。

4. 康复训练促使患者回归社会

精神疾病是一个病程比较长的疾病,部分患者有发展为慢性化的趋势。慢性精神病患者的临床特点是孤僻、退缩、冷漠、懒散及社会功能减退。为此,在使用药物治疗的同时辅以康复训练,包括院内和社区的康复训练。康复训练的目的在于帮助患者恢复自理生活的能力及学习、工作的能力,是促使患者回归社会的重要手段,而康复训练也是护理工作的一部分。

(三) 精神科护理工作对护士的要求

1. 德才兼备的职业素质

1) 同情、关爱患者的道德素质 精神科护士要站在患者角度,体谅他们的疾苦,从而理解、接纳和关爱患者。

2) 扎实的业务素质 是指导护士全面评估护理对象的健康状况和需求,确定护理问题,制订和实施护理计划的基础。除此之外,为了与患者建立良好的治疗性人际关系,还应学习、知晓一些心理学和社会学知识。同时,护士还应有广泛的兴趣,了解或擅长一些运动健身、音乐舞蹈、书法美术及手工制作等技能,指导患者进行康复训练。

3) 良好的心理素质 包括积极而又稳定的情绪、敏锐的观察力、灵活的注意力和果断的意志力。具有这种心理素质的护士,易与患者建立良好的护患关系,在护理工作中能够对患者产生正性的心理影响,帮助患者缓解症状,有利于减少意外事件的发生。培养这种心理素质既需要护士自觉地完善和塑造自己的人格,也需要护理管理人员的影响和教育。

2. 多元全面的角色功能

1) 管理者的角色 指对精神科病房硬件和软件的管理。硬件管理包括对病房环境和设施的管理;软件管理包括对患者的组织管理和病房管理制度的制订等。

2) 父母亲替代者的角色 患者在患病期间多表现为敏感、软弱,似乎回到婴儿时期那样依赖于照顾者。这时,护士应该像父母那样给予他们理解、忍让和细致的照护,使他们获得安全感,帮助他们恢复健康。

3）治疗者的角色　精神科护士除了可以参与药物治疗和康复治疗以外，也可以从事一些简单的心理治疗。例如，良好护患关系的建立、支持性心理治疗、行为矫正治疗等。因此，担当心理治疗的角色也是重要的内容之一。

4）辅导者的角色　主要体现在对患者的康复治疗当中，其内容就是帮助患者矫正其病态行为，恢复正常的生活和社会交往功能。在此过程当中护士承担着辅导者的角色。

5）咨询者的角色　主要体现在解答人们关于保持心理健康、促进精神康复等方面的知识问题。

第三节　精神科护理相关的伦理与法律问题

▶ 在线课程 1-1　中华人民共和国精神卫生法

一、精神科护理伦理问题及其对策

（一）伦理问题

1. 限制性医疗与患者自主权的冲突

由于大部分精神障碍患者缺乏疾病自知力，而不愿住院或治疗。因此，封闭式住院模式仍是重性精神障碍患者的主要治疗模式。但这种住院模式在实质上已经干涉到了患者的自主权与人身自由权。在住院管理中，被一般人群视为极其普通的一件物品，都可能作为攻击或自杀的工具而被限制使用。例如：住院患者必须解除皮带和鞋带，不允许使用尖柄的牙刷。在治疗及护理过程中，知情同意原则（informed consent principle）在精神障碍患者照护中执行也存在一定的伦理问题（ethical issues）。例如：痴呆患者及严重精神障碍患者，已失去了正常成人的行为能力，不能做出对自己的健康负责的有利选择。此时，知情同意权一般是由其家人代理执行的；但经过一段时间治疗，患者疾病缓解，有能力做出知情同意时，应该由谁来决定进一步的治疗和护理选择值得探讨。在精神科护理工作中，还有一个突出的伦理问题是如何执行保护性约束，对有攻击、自杀、自伤及行为紊乱的患者，保护性约束的目的是保护患者自己或他人不受伤害，但这实际上高度限制了患者的人身自由，甚至影响到了患者的尊严。

2. 护理需要与患者隐私权的冲突

为患者保密是尊重原则（respect principle）的重要体现，保密内容包括患者的疾病信息与个人信息。由于精神障碍患者有强烈的病耻感，对精神科医务工作者来说，保护患者的隐私尤为重要。但在护理实践中，常常因为工作需要，无法做到隐私的保护。例如：护士在接触某一患者后，了解到该患者对他人产生了被害妄想，并有可能采取伤人行为。此时，保护患者隐私权与社会公益原则及尊重他人生命原则出现了明显的冲突。重症精神障碍患者在疾病发作期常常失去生活自理能力，需要护理人员完成基础护理工作,如督促患者洗澡。为保证安全,在精神科病区甚至厕所也安装了摄像头,如何在保证安全的同时保护患者的隐私,是在精神科病区管理中长期值得探讨的问题。此外,在护理研究、护理查房及护理带教工作及按照政府要求对重症精神障碍患者社区管理工作中,都会涉及个人信息等隐私的保护问题。

3. 护理人员素质与伦理要求的冲突

重症精神障碍患者常常被误解为没有正常意识或思维的人。因此,在工作中难免出现漠视患者情感和正常需求的态度、语言和行为。例如:有些护理人员会把精神障碍患者攻击或紊乱行为理解成故意使坏,采取非医疗目的的惩罚或辱骂患者的行为时有发生;还有些护理人员在工作之外谈论精神障碍患者发病时的表现。这些行为不仅是对患者人格的不尊重,也有可能对其造成精神及躯体方面的伤害。

（二）伦理对策

1. 提高精神科护士的职业素质和个人素养

精神科护士要具有人道主义的同情心和爱心,尊重患者的人格,满足患者的合理需求。在与患者的沟通交谈中,要树立将患者当作正常人的无病假设,才能真正做到尊重其人格。理解患者的行为是受精神症状支配,而非个人意愿,不在工作之外谈论其隐私和发病时的各种异常行为。

2. 强制医疗及保护约束的伦理原则与应用

只有当患者的行为可能危及他人及本人的安危,或对社会造成破坏时才能实施强制医疗、隔离及保护性约束。护理人员要注意规范操作保护性约束,必须在执业医师开具医嘱后才能实施,在病情改善后及时解除约束。

3. 精神障碍患者知情同意的伦理原则与应用

严重精神障碍患者在疾病发作期丧失自知力,不能对自己的健康负责并作出恰当的治疗护理选择,护理人员要耐心地告知家属及患者,尊重其知情权和健康权,履行告知义务。对重性疾病缓解后,以及轻性精神障碍患者,要认真或重新评估患者的行为能力,耐心地向患者本人告知每项护理操作的目的、操作过程,以提高护理依从性。

4. 精神障碍患者隐私权的伦理原则与应用

在不影响他人及本人生命安全及社会公益的前提下,要尽可能地保护患者的隐私,尊重患者,获得患者的信任。在护理科研、护理带教等工作中,首先要取得患者或家属的知情同意,在获得知情同意后才能使用其个人信息及疾病信息,并且保证局限在相关的工作范围内使用。

二、精神科护理相关的法律问题及其对策

（一）法律问题

1. 损害患者健康权

大部分精神障碍患者缺乏自知力,不能对自己的行为做出理性的判断,加之反应迟

钝,主诉不准确,如果护士不认真履行职责,使护理与治疗措施不能及时正确落实。这实质上是损害了患者的生命健康权。

2. 侵害患者隐私权

由于诊断、治疗护理的需要,患者会将一些个人的隐私,如家庭、个人的挫折与不幸,恋爱婚姻生活,包括身体缺陷、不正常的性心理、生活资料等和盘托出。这是对医务人员的特殊信赖。而护理人员未保守秘密,将患者的隐私和秘密不经意泄露或当作笑料传播和扩散,属于侵害患者的隐私权。

3. 忽视患者安全权

精神病患者是一个特殊的群体,精神科病房常有意外情况发生。若护士对患者的反常行为不采取防范措施或防范措施不当,而造成患者逃跑、自伤、自缢及肢体损伤等现象发生,这实质上忽视了患者的安全权。

4. 侵害患者人身权

对可能有伤害自身或他人的精神障碍患者,使用保护性约束或隔离措施是必要的。如果因患者顶撞护士或病态行为使护士遭受言语性伤害,便将患者约束起来以示惩罚,这是严重的侵权行为。

> 📖 拓展阅读1-1　中华人民共和国精神卫生法

(二) 法律对策

1. 强化法律意识

护士要学法、懂法,在护理工作中严格守法。护士必须熟知患者的权利,让患者充分了解发生在其身上的医疗行为的真相,取得患者及家属的理解与配合,从而减少护患纠纷。

2. 谨慎注意义务

抗精神药物在治疗精神疾病的同时,会出现强弱不等的不良反应,护士应尽量予以详细说明。对于不能辨认或不能控制自己行为的严重精神障碍患者,应在法定监护人知情同意的基础上实施各种诊疗护理措施。

3. 掌握约束原则

约束患者的原则:一是有利于患者的治疗和康复;二是不伤害患者。应严格掌握适应证,尽量征得法定监护人同意。在约束过程中要慎重,要以安全为前提,应体现人性化服务原则。

4. 尊重患者人格

在为患者服务中,做到文明礼貌、举止文雅,同时积极与患者进行行之有效的沟通交流,对患者及家属提出的疑问和某些过激的语言及行为,心平气和地解释、安慰、体谅,以实际行动感召他们。

5. 加强安全管理

护理安全管理是指运用技术、教育、管理三大对策,创造一个安全高效的医疗护理环境。从根本上采取有效的措施,把差错事故减少到最低限度,确保患者安全,防范意外事故,把隐患消灭在萌芽状态。寻找一种既不损害患者自尊,又能完成安全检查程序的方法,是精神科临床护理的一种更巧妙、更为文明的检查手段。譬如:对刚入院的患者说:"请您把身上贵重物品交给您的家人或我们代为保管,好吗?"大部分患者都会乐于接受;对极个别患者不合作时,可以在工作人员的协助下由家属来完成。

作为精神科护士,为了患者的安全和自身的权益,应自觉地用伦理和法律、法规衡量自己的行为,最大限度地减少医疗纠纷或事故(护理不良事件)的发生。

（董丽芳）

PPT 课件　　复习与自测　　更多内容……

第二章　心理现象（心理过程与人格）

章前引言

心理现象（psychological phenomenon）是心理活动的表现形式，包括心理过程、心理特征和心理状态三类。

心理过程是指在客观事物的作用下，心理活动在一定时间内发生、发展的过程。它是不断变化的，是暂时的。包括认知过程、情绪情感过程和意志过程三个方面，其中感知觉、记忆、思维、注意等认知过程起决定作用。

人格或个性（心理特征）是指心理活动进行时经常表现出来的稳定特点，如有的人观察敏锐精准，有的人观察粗枝大叶……这些差异体现在能力、气质和性格上均有不同程度的差别。每个人的人格，与心理过程相比是稳固的，一旦形成难以轻易改变。

在人的心理活动中，心理过程、心理特征和心理状态三者紧密联系。本章重点学习心理现象中具有共性的心理过程（知、情、意）和人际差别较大的人格。

学习目标

（1）培养健全的心理过程、人格和高度的社会责任感。

（2）理解感觉、知觉、记忆、思维、想象、注意与意志的概念及其特征，记忆的过程和遗忘，性格、气质、能力等人格心理特征，需要层次理论。

（3）认识情绪、情感的概念、区别与分类，意志的品质，人格的概念、结构、特征和影响因素，需要与动机等人格倾向性。

（4）懂得感受性及其意义、记忆分类、思维分类及过程，以及想象和注意的分类。

（5）初步学会应用气质类型问卷调查及分析等心理测验。

思维导图

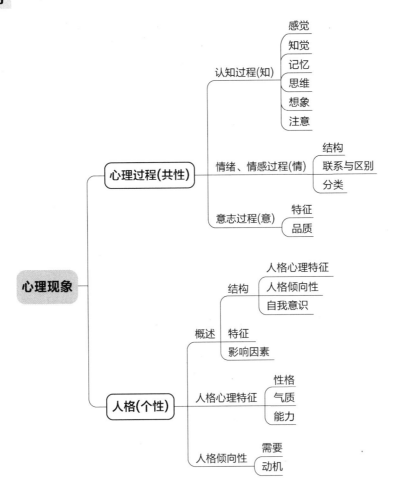

庚子岁首,荆楚大疫,数万人染疾。幸有医甲钟南山、李兰娟等,携雷火二神,率四万二千余白盔素甲逆行而上,狂战毒魔,死守生死玄关,染毒者数千,文亮、智明等为国捐躯逾十员大将。医无私,警无畏,民守规,众有爱,亿民同心,足不出户,巷无人烟,全民"抗疫",誓死捍卫二月余,春暖花开时疫尽,终保华夏国泰民安。

问题：

(1) 如果你是疫区护理专业的学生,你对新冠病毒及举国之战"疫"有哪些认知? 对张定宇、汪勇等英雄人物,你有哪些认知?

(2) 对此次庚子大疫中的人和事,你有哪些情感体验? 你最敬佩哪些人? 你会怎样学习这些凡人的英雄事迹?

（3）你如何战胜自我，在禁足闭关抗疫期间，做到自律、自尊、自强、自信，厚积薄发？

（4）你如何争取在以后平凡的工作岗位上，用医护工作者强烈的社会责任感和学无止境的学习态度，以钢铁般的坚强意志克服困难，做出不平凡的贡献？

第一节 心理过程

心理过程（psychological process）是每一个体都具有的心理活动，包括认知过程、情绪情感过程和意志过程。三个过程彼此依存、相互联系，在时间上有延续性，对个体健康起着或积极、或消极的影响。

一、认知过程

认知过程（cognitive process）是个体获取知识经验的全过程，包括感觉、知觉、记忆、思维、想象、注意等心理现象。其中注意贯穿于整个认知过程，没有注意的参与，个体就无法完成对事物的认知。

（一）感觉

感觉（sensation）是人脑对直接作用于感官的客观事物个别属性的反映。感觉是最简单的心理活动，是认知的初始阶段。

1. 感觉的分类

根据接收信息的器官与信息来源等不同，感觉一般可分为外部感觉和内部感觉。

1）外部感觉 是接收外界信息，反映外界事物的个别属性。外部感觉包括五种基本感觉：视觉、听觉、味觉、嗅觉及皮肤觉。

2）内部感觉 是接收机体内部信息，反映自身运动、位置及内脏状态的个别属性。内部感觉包括运动觉、平衡觉、内脏觉等。

2. 感受性及其意义

个体感觉能力的大小被称为感受性。衡量感受性的指标是感觉阈值。客观刺激要引发感觉，必须达到一定的刺激强度，这种刚能引起感觉发生的最小刺激量称为感觉阈值。感觉阈值越低，感受性越强；感觉阈值越高，感受性越弱，两者呈反比关系。

拓展阅读2-1 人类5种基本感觉的绝对感觉阈限近似值
拓展阅读2-2 感觉的特性

（二）知觉

知觉（perception）是人脑对直接作用于感官的客观事物整体属性的反映。通过大脑将某事物的各种个别属性联系起来，整合形成整体印象。知觉是在感觉的基础上发生的,几乎与感觉同时发生,同属于认知过程的初级阶段。因此,人们习惯将感觉与知觉合称为"感知觉"。

1. 知觉的种类

1)时间知觉　指对客观事物顺序性、延续性和周期性的反映。

2)空间知觉　指对物体的大小、形状、方位、深度等空间特性的反映。

3)运动知觉　指对物体在空间位置移动(静止或运动及其速度)的反映。

2. 知觉的特性

1)知觉的整体性　个体在知觉过程中将客观事物的个别属性整合为一个整体的特性。知觉的对象有不同的属性,并由不同部分组成,但人们往往并不视其为一个个孤立、个别的部分,而习惯将其视为一个整体来知觉。

2)知觉的选择性　个体在知觉过程中把知觉对象从背景中区分出来的特性。在一定心理背景下,人们总是把对自己有重要意义或熟知的刺激物作为知觉对象,而把周围的事物或陌生的事物当成知觉背景,此为知觉的选择性(图 2-1)。

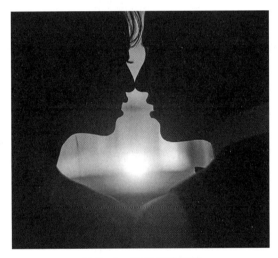

图 2-1　知觉的选择性

3)知觉的理解性　个体在知觉过程中,用已有的知识经验或特殊的心理需求对知觉对象进行个性化解释的特性。这种解释常使事物具有特定意义(图 2-2)。

4)知觉的恒常性　当知觉条件在一定范围内变化时,个体对物体的知觉相对不变,此为知觉的恒常性。这种特性在人类的生活实践中具有重大意义,它有利于个体更灵活地认知客观事物,更好地适应不断变化的外界环境。

(三)记忆

记忆(memory)是过去的经验在人脑中的反映。个体感知过的事物、思考过的问题、体验过的情感和从事过的活动等,都能以经验的形式在头脑中保存下来,并在一定条件下再现(再认或回忆)出来。

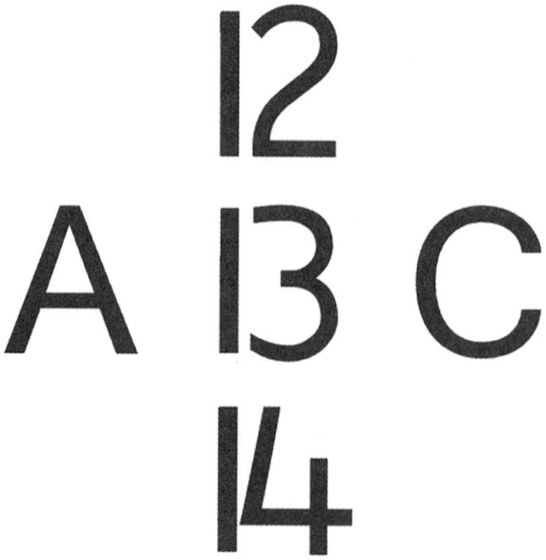

图 2 - 2　知觉的理解性

从信息加工的观点看,记忆就是人脑对输入的信息进行编码、储存和提取的过程,是人们学习、工作和生活的基本能力。若没有记忆,人类就无法积累经验、吸取教训,人与人之间也无法建立各种情感,世界将苍白无光,人类文明止步不前。因此可以说:记忆是人类进步与发展的心理基础。

1. 记忆的分类

按照记忆的内容和保持时间不同,分别可将记忆分为多种类型。

1) 按记忆内容分类　可分为形象记忆、词语逻辑记忆、情绪记忆和运动记忆。

(1) 形象记忆:是以感知过的事物表象为内容的记忆,如个体对看到过的人或景等事物形象的记忆。

(2) 词语逻辑记忆:是以概念、命题等抽象的语言符号为内容的记忆,如个体对语言文字的记忆。

(3) 情绪记忆:是以体验过的情绪为内容的记忆,这是"刻骨铭心""海誓山盟""知恩图报"等人类情感产生的基础。

(4) 运动(动作)记忆:是对做过动作的记忆,如护士一旦学会某项护理操作,或个体一旦学会骑车、游泳等运动技能后,即使长期不用也不容易完全丧失。

2) 按记忆保持时间分类　可分为瞬时记忆、短时记忆和长时记忆(表 2 - 1)。

(1) 瞬时记忆:也称为感觉记忆,是刺激停止后,感觉信息在极短时间内的保存,一般仅 0.25～2 秒。若这些信息被及时加工,则进入短时记忆,否则就会被很快遗忘,即"转瞬即逝"。

(2) 短时记忆:当瞬间记忆的内容引起个体注意后,信息就会由瞬时记忆进入短时记忆,其保持时间不超过 1 分钟。短时记忆的容量较小,一般仅 5～9(7±2)个项目,此为"稍纵即逝""昙花一现"。

（3）长时记忆：是指信息保持时间在1分钟以上，最长可至终身的记忆，短时记忆的信息反复强化形成长时记忆，此为"海枯石烂"。其存储容量几乎无限大。

表 2-1 记忆类型（按记忆保持时间分）

记忆类型	别称	记忆时间	容量	加工效果
瞬时记忆	感觉记忆	0.25～2秒	较大	进入短时记忆
短时记忆	操作记忆、工作记忆	不超过一分钟2～60秒	有限（7±2个项目）	进入长时记忆
长时记忆	永久记忆	一分钟以上	几乎无限大	终身记忆

2. 记忆的过程

人脑的记忆与电脑工作过程相似，包括识记、保持、提取或再现（再认或回忆）三个基本过程。

1）识记 是指通过感知，识别并记住事物（学习）的过程。识记是信息编码和输入大脑的过程，是记忆的初始阶段。

2）保持 是对识记过的事物进行加工、巩固和保存的过程，是信息存储、再认和回忆的必要条件，是记忆的核心环节。保持能力是衡量记忆品质优劣的重要标志之一。具有"超强大脑"的人，识记和保持的功能均远超普通人。

3）再现 是记忆过程的最后环节，是提取所存储信息的过程，包括再认或回忆两种方式。

（1）再认：经历过的事物再度出现时能确认的过程，如考卷中的选择题，见到认识的人能叫得出姓名。

（2）回忆：经历过的事物不在眼前时能在头脑中重现的过程，是信息提取的高级过程。例如：考卷中的问答题较选择题难度大；或者提到某个不在眼前的熟人时，能在脑海中浮现出其音容笑貌。

3. 遗忘及其规律

遗忘是对识记过的事物不能再认及回忆或出现错误的再认及回忆，是与保持相反的心理过程。德国心理学家艾宾浩斯（H. Ebbinghalls）最先系统研究遗忘的规律，并绘制出了著名的"艾宾浩斯遗忘曲线"（图2-3）。该曲线揭示了两条规律：一是遗忘与时间呈正相关，历时越久，遗忘越多；二是遗忘的进程先快后慢。因此，在学习过程中，及时复习、反复强化是主要诀窍之一。

> 📖 拓展阅读2-3 遗忘的规律
> 拓展阅读2-4 记忆的诀窍

（四）思维

思维（thought）是人脑对客观事物间接的、概括的反映，它反映的是某类物质的本

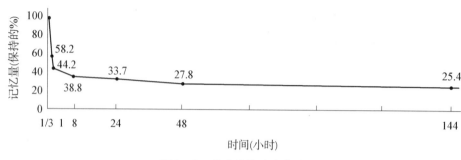

图 2-3　艾宾浩斯遗忘曲线

质属性、内在联系和发展规律,是认识过程的高级阶段。护士需特别注意培养自己的临床思维能力、评判性思维能力和创新思维能力。

1. 思维的特征

思维具有间接性和概括性两种特征。

1) 间接性　思维对客观事物的反映并不是客观事物直接作用的结果,而是借助某些媒介及知识经验认识客观事物,并初步判断事物的发展与转归。如医生借助 B 超、CT、MRI 等诊断各种疾病等。

2) 概括性　思维不是对事物表面特征及具体特征的认识,而是对事物本质特征及共同特征的认识。如临床上对休克的认识,思维舍弃了各种具体、表面的表现与特征,把"有效循环血量锐减,引起组织灌流不足,导致微循环和代谢改变、脏器功能损害"这一本质的、共同的特征概括出来。

2. 思维的分类

按照不同的分类方法,可把思维分成多种类型。

1) 根据思维水平和凭借物分类　可分为形象思维、抽象思维和动作思维。

(1) 形象思维:是依赖直观、具体的形象和头脑中已有表象解决问题的思维。如建筑设计师在设计过程中,在头脑中构思许多高楼大厦的布局图像,在设计过程中不断修改完善。

(2) 抽象思维:又称理性思维,是运用理论知识和抽象概念解决问题的思维方式,也是通过概念、判断、推理等形式,能动地反映客观世界的认知过程。如医生、护士运用逻辑思维对患者进行全面系统的评估,据此做出正确诊断,并制订诊疗护理计划和措施。

(3) 动作思维:也称实践思维,是以实际动作或操作解决具体问题的思维。如静脉输液专科护士在进行 PICC 置管时,根据操作中遇到的具体情况,不断改进操作方法、提高置管成功率并减少并发症。通过这样的实际动作,运用自己丰富的知识经验发现问题、解决问题的思维就是动作思维。

2) 根据思维探索目标的方向分类　可分为聚合思维和发散思维。

(1) 聚合思维:是把各种信息聚合起来,朝一个方向聚拢,得出一个正确答案的思维,也叫求同思维或集中思维。例如:在2020年初抗击COVID-2019的"战斗"中,中国的"抗疫"战士们通过尝试多种诊断与治疗方法,为每位患者找寻最有效的诊治方案,最终制订《新型冠状病毒肺炎诊疗方案》并不断修订的过程就是聚合思维。

(2)发散思维:是从一个个目标出发,沿不同路径寻找多种不同答案的思维,也叫求异思维或逆向思维。例如:在讨论疑难病例时,医护人员经常提出多种可能的诊断、治疗及护理措施,对病例的认识更全面,更接近疾病的真相。这种逆向思维能力是衡量人的创造力高低的重要标志之一。

3)根据思维的创新程度(解决问题的态度)分类 可分为常规性思维和创造性思维。

(1)常规性思维:也称习惯性思维、惰性思维,是用惯常的方法与态度解决问题的思维,运用已有的知识经验解决问题,思维程序化、规范化,能节约时间,提高解决问题的效率。这种思维缺乏创新性,在绝大多数日常生活与工作中虽有重要作用,但也造成了较大的局限性。

(2)创造性思维:是打破常规、推陈出新的思维,此过程中能产生新颖、独到、有创新性、有价值的思维成果,在科学发明、社会改革中作用较大,能解决无固定方法及现成答案的新情况和新问题。如在2020年初的新冠疫情暴发之际,医学专家根据武汉疫情提出将体育场馆、展览中心、会议中心等大型室内场馆改建成方舱医院,收治确诊的轻症患者,达到了"应收尽收,应治尽治"的目标,快速有效地控制了武汉的疫情。这是科学家的创造性思维在"抗疫"战争中最关键的贡献之一。

3. 思维的过程

思维包括分析与综合、比较与分类、抽象与概括、归纳与演绎等过程。

拓展阅读2-5 思维的过程

拓展阅读2-6 问题解决的思维

(五)想象

想象(imagination)是对头脑中已有的表象进行加工改造,形成新形象的心理过程。想象的基本素材是表象,即曾经感知过的事物在头脑中留下的形象。想象分为无意想象与有意想象两类。无意想象是没有预定目的,不由自主产生的想象,是一种自发的、缺乏自我调节控制的简单心理现象。梦是无意想象的典型例子。有意想象是有一定目的、自觉进行的想象。根据内容的新颖性、独立性和创造性分为再造想象、创造想象和幻想。

(六)注意

注意(attention)是心理活动对一定对象的指向和集中。它是心理活动的一种积极状态,能使心理活动方向明确且足够清晰。指向性和集中性是注意的突出特点。指向性是指心理活动有选择地朝向某一事物,并保持一定时间。集中性是将心理活动聚集在所选择的事物上以促进对其感知、记忆、思维。注意贯穿于每一种心理活动的始终,是人类认知事物的前提。

1．注意的分类

按照有无目的和意志努力的程度,可分为无意注意、有意注意和有意后注意。

1）无意注意　没有预定目的、也不需要意志努力的注意。一般由周围环境中突然出现的明显变化引起。

2）有意注意　是有预定目的、需意志努力的注意。它是受意识调节和支配,服从主体需要,具有主动、积极特性的注意。

3）有意后注意　是有预定目的、但不需意志努力的注意。当对有意注意的对象产生浓厚兴趣或熟练到自动化程度时,维持注意就不需意志努力,它在有意注意基础上形成。部分成功人士从事艰苦卓绝的工作却不需意志努力就能做到极致,靠的就是执着的信念或浓厚的兴趣。

2．注意的品质

1）注意的广度　又称注意的范围,是同一时间内注意到的对象数量,越多则注意的范围越大。能做到"一目十行"的人,注意广度较普通人宽。

2）注意的稳定性　是注意长时间保持在某种活动或事物上的品质,反映注意的专注性。注意缺乏稳定性是注意缺陷多动障碍患儿最主要的认知障碍。

3）注意的分配　是在同一时间内把注意指向不同活动或对象。"他一边开车一边欣赏美妙的西湖夜景"就是注意的分配。

4）注意的转移　是根据新的任务,主动把注意从一个对象转移到另一个对象上。

二、情绪和情感过程

个体对客观事物是否满足自己需要的态度体验称情绪/情感(emotion)。客观事物满足个体需要时产生满意、喜爱、愉快、赞叹等趋向于这些事物的态度,反之产生烦恼、忧虑、厌恶、不满意等背向于这些事物的态度。

(一)情绪和情感的结构

情绪和情感由独特的主观体验、生理唤醒和外部表现组成。主观体验是个体对不同情绪、情感状态的喜、怒、哀、乐等自我感受。每一种情绪、情感都有不同主观体验。生理唤醒是伴随情绪、情感发生时的生理反应,包括一系列生理活动过程,如神经内分泌系统、循环系统等活动。外部表现是情绪、情感发生时,在面部表情、姿势、语调等方面的表现。

(二)情绪和情感的联系与区别

情绪和情感是同一类心理过程中的不同侧面,常统称为情绪。情绪较肤浅,动物都有;情感较高级,是人类独有的(表2-2)。

表 2-2 情绪与情感的区别

区别要点	情 绪	情 感
关联需要	生理性需要	社会性需要
发生时间	发生早，人与动物共有	发生晚，人类独有
主要特点	情境性、暂时性、激动性和外显性	稳定性、持久性、深刻性和内隐性

（三）情绪和情感的分类

情绪有 4 种原始情绪及 3 种情绪状态，情感分 3 类。

1. 原始情绪

原始情绪又称基本情绪，是人和动物共有的、与本能活动是否满足相联系的情绪。包括快乐、愤怒、悲哀、恐惧 4 种。需要得到满足或达到期盼目的时产生快乐。目的不能达到或愿望不能满足，且一再受到阻碍导致紧张积累时产生愤怒。失去所盼望及追求的东西时产生悲哀。企图逃避、摆脱某种危险情境时产生恐惧。

2. 情绪状态

根据情绪发生的强度、速度、紧张度和持续性，可把个体的情绪状态分为 3 类。

1）心境 是一种微弱而持久、具有感染性的情绪状态。它构成了个体的心理活动背景，影响人的整个精神活动，通常称为心情，它具有广延、弥漫、持久的特点。工作的成败、生活的顺逆、天气的好坏等都可成为某种心境的诱因。

2）激情 是一种短暂且强烈的爆发式情绪状态。往往伴有明显的生理变化与外部行为表现，如暴怒时全身肌肉紧张、怒发冲冠、咬牙切齿等。

3）应激 是个人对出乎意料的紧急情况所引起的高度情绪紧张状态，或对环境刺激作出的适应性反应。应激可使肌张力、内分泌、血压、心率、呼吸及代谢水平发生剧烈变化，并产生相应的心理行为变化。

3. 情感的分类

按照情感的性质和内容，可分为道德感、理智感和美感。

1）道德感 是个体根据某种道德标准，评价某人的言行、思想、意图时产生的情感体验。

2）理智感 是由个体认识和追求真理的需要是否得到满足而产生的情感体验，与社会需要相联系。

3）美感 是由客观现实或人的思想、言行是否符合个体的审美需要所产生的情感体验。美感包括自然美感、社会美感和艺术美感。

三、意志过程

意志过程（volitive process）是指个体能够自觉地确定目标，并根据目标支配并调节行为，通过克服困难和挫折，实现预期目标的心理过程，也称意志行为。

（一）意志过程的特征

1. 明确的目的性

自觉地确定目标是意志最重要的特征,是人与动物的本质区别。意志行为的目标越明确、越远大,意志水平就越高,行为的盲目性和冲动性也就越小。在各种活动中,方法与过程的选择均从属于目的,并以预先确定的目标作为标准以评价活动结果。简言之,没有目的就没有意志行为。

2. 与克服困难相联系

克服困难是意志的核心所在。实现目标过程中常会遇到各种困难与挫折,人们克服困难、解决问题的过程就是意志过程。

3. 以随意运动为基础

随意运动是意志行动的基础,指受个体主观意识控制,根据活动目的组织、支配和调节一系列复杂的动作,最终实现预期目标。

（二）意志的品质

意志品质是指促使个体奋发前进、稳定的内部动力,它有四个特征。

1. 自觉性

自觉性是指个体对行动的目标及其意义认知清晰,因此能主动支配和调节自己的行动以符合行动目标的要求。与其相反的品质是盲目性(受暗示性)和独断性。

2. 果断性

果断性是指个体迅速有效、不失时机地做出决策并执行决定的品质。具有该品质的人对自己的行为目的、方法及可能的结果都有清醒的认知,能在矛盾冲突中迅速明察是非、权衡利弊、当机立断、敢作敢为。医护人员在急救中非常需要这种意志品质。与之相反的品质是优柔寡断和鲁莽草率。

3. 自制性

自制性也称自制力,是指个体善于控制情绪并有意识调节和支配自己的思想和行为的意志品质。自制力从两个方面表现出来:一是善于迫使自己执行对达到目标有利的行动;二是善于抑制不利于达成目标的行为。善于克己忍耐的高度自律者,为了理想能忍受痛苦和磨难。与之相反的品质是任性和怯懦。

4. 坚韧性

坚韧性是指个体在执行决定时能顽强地克服一切困难和挫折,百折不挠,坚决完成既定目的任务,不达目的誓不罢休的品质。与之相反的品质是顽固和动摇。

📖 拓展阅读2-7 挫折

第二节　人　　格

▶ 在线课程 2-1　心理现象

一、人格概述

人格（personality）是人格心理的简称，也称个性。我国第一部心理学词典《心理学大辞典》对个性的定义是："个性，也可称人格。指一个人的整体精神面貌，即具有一定倾向性的心理特征的总和。"

（一）人格的结构

1. 人格心理特征

人格心理特征是指个体在各种心理活动中稳定地、经常地表现出来的特征，包括能力、气质和性格等。

2. 人格倾向性

人格倾向性是指个体对客观事物的态度和行为积极性的特征，是推动个体从事各种活动的动力系统，包括需要、动机、兴趣、信念和"三观"（世界观、价值观、人生观）等。需要是源泉，动机、兴趣和信念是需要的表现形式。"三观"指引和制约着人的思想倾向和整个精神面貌。

3. 自我意识

自我意识是指个体对所有属于自己身心状况的意识，包括自我认识、自我体验与自我调控等。自我意识失调可导致各种人格障碍。

▣ 拓展阅读 2-8　人格障碍

（二）人格的特征

1. 整体性

人格是一个完整的统一体。人格心理特征、人格倾向性和自我意识有机给合在一起，并相互影响和制约。

2. 稳定性与可变性

人格是个体在社会化过程中逐渐形成的，形成后相对稳定，其中最稳定的是气质，此即"江山易改本性难移"。但也有一定的可塑性，在家庭、学校及社会文化等环境影响下可以发生部分改变，此即"近朱者赤，近墨者黑"。

3. 独特性与共同性

人格的独特性与共同性是指个体之间的人格差异性，"世界上没有完全相同的两个人""人心不同，各如其面"。但某一群体、阶级或民族可有其共同的典型人格特征，"人以群分"，这种人格共性与一定的群体环境、社会环境和自然环境有关，较为稳定和一致,在一定程度上制约个体的人格独特性。

4. 生物性与社会性

人格是自然与社会性的统一。人的生物属性是人格形成的基础,社会实践活动是人格形成的必需条件。"狼孩"的悲剧就是因为他错失了人类社会实践活动的关键时期,导致不能发展为一个真正意义上的"人"。

(三)影响人格形成和发展的因素

人格的形成受多方面因素的影响,如遗传因素、环境与教育、社会实践等。

1. 遗传因素

人格的遗传因素是指与遗传基因相关的、与生俱来的解剖、生理特点,如机体构造、大脑结构等几乎决定了个体的智商、气质和某些特殊能力。

2. 环境因素

家庭环境、学校环境和社会环境都会对能力、性格等人格的形成和发展产生重要影响。尤其是早期的家庭环境及家庭教育,对意志、情感等心理过程和人格的发展有着无可替代的作用。因此,教育具有明显的时效性,心理幼稚的"巨婴"或品行不良的"少年犯"等,往往是家庭教育失败或缺失的后果。

3. 社会实践

社会实践活动是个体各种能力及人格发展的必要条件,"站在岸上看别人游泳的人是永远学不会游泳的"。社会实践对意志、情绪、需要、动机、理想、信念和世界观、人生观、价值观的影响比认知、能力、气质更明显。

二、人格的心理特征

人格的心理特征是个体在心理过程中经常表现出来的稳定的心理特征。它集中反映了个体心理面貌的独特性与个别性,是个性结构中的差异系统,包括性格、气质、能力等。

(一)性格

性格(character)是个体对客观现实比较稳定的态度和与之相适应的习惯化行为方式。性格在个性中处于核心地位,是个体区别于他人的独特心理特点。

古今中外对性格的认识基本一致。《荀子》曰:"积行成习,积习成性,积性成命。"意思是:行为决定习惯,习惯决定性格,性格决定命运。与英国作家、哲人查尔斯·里德名言有异曲同工之妙:"播下一种思想,收获一种行为;播下一种行为,收获一种习惯;播下一种习惯,收获一种性格;播下一种性格,收获一种命运。"

1. 性格的特征

性格有态度、认知、情绪及意志等特征,它们不是独立存在的,而是彼此紧密联系、相互影响的,共同构成性格结构的整体。

1)性格的态度特征　指个体在对客观现实的稳固态度方面的特征,是性格的最重要特征。表现在三个方面:对社会、集体和他人的态度,如诚实或虚伪等;对工作、学习和劳动的态度,如勤劳或懒惰等;对自己的态度,如自尊或自卑等。

2)性格的认知特征　指人在认知过程中表现出来的特点和风格,也称性格的理智特征。如有人过目不忘,有人转瞬既忘。

3)性格的情绪特征　指情绪活动的强度、持久性、稳定性和主导心境等方面的特征。如有的人较情绪化,难以自控;有的人情绪比较稳定,不易受外界影响。

4)性格的意志特征　指个体在调节和控制自己行为方式方面的特征。主要表现在个体行为的目的性、果断性、自制性和坚韧性等意志品质。

2. 性格的类型

1)根据理智、情绪、意志三者在心理功能方面的优势性,分为理智型、情绪型和意志型。理智型的人多用理智来衡量事物,并以此支配自己的行为;情绪型的人情绪体验深刻,言行举止易受情绪影响,俗称"情绪化";意志型的人性格中意志占优势,行为目标明确、勇敢、果断、自觉、自制力强、不易受外界因素的干扰,"自律的人生易开挂"。

2)按照心理活动指向外部世界还是内部世界,把性格分为外向型和内向型。外向型的人心理活动多指向外部世界,活泼开朗、热情大方、情绪外露、善于沟通、反应敏捷,对环境适应能力强,不拘小节、大大咧咧,不在意别人对自己的评价。内向型的人心理活动多指向内部世界,多以自我为出发点,感情深沉,办事谨小慎微,想法多而行动少,反应较缓慢,不擅交往,适应环境能力较差,注重别人对自己的评价。

（二）气质

气质(temperament)是个体心理活动动力特点的总和。动力特点包括:心理过程的速度和稳定性,如知觉的速度、思维的灵活程度、注意集中时间的长短等;心理过程的强度,如情绪强弱、意志努力程度等;心理过程的指向性,如外倾性和内倾性。

1. 气质的特征

1)先天性　气质与遗传因素有关,其生理基础是神经系统类型,气质类型是高级神经活动类型在日常活动中的表现。

2)稳定性　气质是典型的稳定的个性特征,总是表现出一定的类型特点,如有的人聪明伶俐、乐观活泼,有的人傲慢、暴躁。

3)可塑性　气质随年龄和环境条件变化而具有可塑性,生活环境、文化教育及主观努力等都可有限地影响气质。

2. 气质的类型

"医学之父"、古希腊医生希波克拉底提出4种体液的气质学说,分别是血液、黏液、黄胆汁和黑胆汁,对应多血质、黏液质、胆汁质和抑郁质。此学说的气质类型可与俄国生物学家巴甫洛夫的高级神经活动类型学说中的"活泼型、安静型、兴奋型和抑制型"相对应。

　拓展阅读2-9　气质的体液学说

3. 气质的意义

1)气质及其类型无好坏之分,任何一种气质都有其积极方面和消极方面,对于不同职业的从业者,都有其适合的气质类型。

2)气质影响人的行动方式和风格,但不能决定人的行为方向和内容。

3)气质影响人能力的形成和发展,但不能决定人的智力水平和社会价值。

(三)能力

能力(ability)是指个体顺利完成某项活动所必备的人格心理特征,直接影响人的活动效率,包括实际能力和潜在能力。个体的能力是在活动中形成、发展和表现出来的。

1. 能力的分类

1)一般能力　也称智力,是个体从事任何活动都必备的基本能力,如观察、记忆、思维和想象等能力。智力的核心是思维力,具有普遍意义。生活工作中每一项活动、解决任何一个问题都离不开智力。

2)特殊能力　是个体完成某项专门活动、从事特殊职业所需要的能力。如护士的护理操作能力,数学家的逻辑思维能力、音乐家对音乐的特殊感受能力等。

2. 能力的个体差异

由于从事的实践活动、后天环境与教育、遗传素质不同,个体之间能力差异明显。

1)能力的水平差异　个体的能力大小、智力水平高低,在工作、学习、解决问题等方面出现差异,如学习能力强的人接受知识迅速且牢固,能力差的人则接受缓慢且不牢固。根据韦氏智力测验结果,把智力商数称为智商,超过 130 的人为智力超常及天才,智商低于 70 的人称为智能不足或智力缺陷,普通人的智商在 100 左右(90~110),称为平常或中等(图 2-4)。

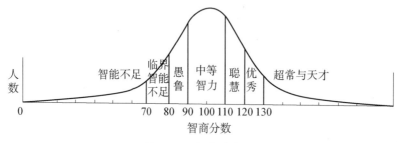

图 2-4　智商分布图

2)能力的类型差异　个体在能力类型上的差异主要表现在感知、记忆、思维等方面。

(1)感知方面的差异:综合型个体在观察时具有较高的概括性和整体性;分析型个体对事物细节感知清晰,但对事物的整体知觉较差;分析综合型个体兼具上述两类特点。

(2)记忆方面的差异:有视觉记忆型、听觉记忆型、运动记忆型和混合型等。

(3)思维方面的差异:包括思维活动的深刻性、灵活性、敏捷性和独创性等。有的人思路清晰、深刻,逻辑性强;有的人思路零乱、模糊、肤浅,缺乏条理性;有的人思维敏捷、反应迅速；有的人思维迟缓。

3）能力表现的早晚差异　能力表现出来的时间早晚不一，尤其是某些特殊能力更明显，有人是"天才少年"，也有人"大器晚成"。

4）能力的性别差异　性别的智力水平差异总体不明显，但智力结构存在差异。男性的空间知觉能力、抽象思维能力往往强于女性；而女性的听觉能力、形象思维能力较强，口语发展较早。

三、人格倾向性

人格倾向性是反映个体对事物的态度、行为以及积极性的心理倾向与行为趋向的人格成分，主要由需要、动机、兴趣、理想、信念和"三观"（世界观、价值观、人生观）等构成。

（一）需要

需要（needs）是生理和社会等各种需求在人脑中的反映，表现为个体对特定目标的渴求和欲望。

1. 需要的分类

个体的需要是多种多样的，可按以下标准分类。

1）根据需要的起源　可分为生理性需要与社会性需要。生理性需要是人脑对生理需求的反映，又称自然需要。它是人类最基本、最原始的需要，主要指保存生命和延续种族必需的、人与动物共有的需要，如饮食、空气、睡眠、运动、休息、排泄、性等需要。社会性需要是人类在社会活动中逐渐形成的、人类特有的高级需要。它是在生理需要的基础上，在社会政治、经济、文化、教育等因素广泛影响下形成的，如爱与归属需要、尊重需要、自我实现需要等。社会性需要得不到满足，个体就会产生孤寂、焦虑、痛苦、失落等情绪。

2）根据需要的对象　可分为物质需要和精神需要。物质需要是占有物质产品而获得满足的需要，如对衣、食、住、行以及对劳动等的需要。精神需要是占有社会精神产品而获得满足的需要，如阅读书籍可满足求知及审美的需要等。

2. 需要层次理论

美国人本主义心理学家马斯洛把人的需要归纳为五大类，并按照其发生的先后顺序分为五个层次（图2-5）。

1）生理需要　是维持人类生存和发展最原始、最基本的本能需要，如食物（营养）、水分、空气（氧气）、睡眠、运动、休息、排泄、免于疼痛等，是推动人类行动的最强大动力，如在地震、矿难、空难等极端现场，受害人在等待救援时喝自己的尿、吃煤渣等以满足对"水""食物"的需要。

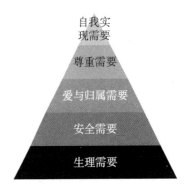

图2-5　马斯洛需要层次理论

2）安全需要　在生理需要满足的基础上实现，是对稳定、秩序、工作与生活保障的需要，如生命安全、财产安全、职业安全、心理安全等。在2020年开始的新冠疫情中，我国人民各方面的安全需要得到了最大程度的满足。

3）爱与归属需要　个体被他人或团队接纳的需要，如人际交往及友谊等。被社会与他人承认与接受，是一个人幸福感的源泉之一。

4）尊重需要　包括自尊、尊重他人和受人尊重。自尊包括自信及自豪等心理满足感，尊重他人是发自内心地对他人的理解、尊敬与体谅，自尊及尊重他人是受人尊重的前提。

5）自我实现需要　即人有发挥自己的能力及实现自身理想与价值的最高层次需要。

马斯洛认为，需要的满足由低层次向高层次不断发展，一般低层次需要满足后才能产生较高层次的需要。但也有例外，如革命先烈"砍头不要紧，只要主义真"的大无畏精神。

（二）动机

动机（motivation）是激发和维持个体行动，并使行动朝向某一目标的内部原因和动力。动机是个体内部引起或消除活动的直接动力，每个行动都有其特定的动机，动机由需要引发。

1. 动机的分类

根据动机对行动的影响强度可分为优势动机与非优势动机；根据动机的性质可分为生理性动机和社会性动机（包括成就动机与交往动机）；根据动机的来源分为内在动机和外在动机；根据学习在动机形成和发展中的作用可分为原始动机和习得动机。

2. 动机的功能

动机在个体的行为活动中具有激发、指向、维持和调节等功能，如肥胖者的减肥行动，动机的这些功能缺一不可。

1）激发功能　个体的每一个行为都由一定的动机引起或发动，动机性质和程度不同，对行为影响各异。

2）指向功能　个体的活动总是在动机支配下指向一定的目标或对象，行动朝着预定的目标进行。

3）维持功能　行为从发动到实现目标，需要一个过程。动机是保持行为持续进行、不达目的不罢休的动力，此即"持之以恒、坚持不懈"。

4）调节功能　动机对个体行为活动的方向、强度和时间不断调节，最终达到既定目标，此即"愈挫愈勇"。

3. 动机的冲突

个体的多种需要在同一个时间内常不能同时满足，特别是这些动机相互矛盾时，个体常难以取舍，陷入动机冲突状态。

1）双趋冲突　指对个体具有相近吸引力的两个目标同时出现，但由于条件限制，只能选择其中之一而放弃另一动机时所引起的冲突。"鱼和熊掌不能兼得"即双趋冲突,此时个体一般会"两利相权取其重",最终往往选择他最看重的。

2）双避冲突　指同时有两个对个体将产生威胁的目标出现时,个体必须接受其中一个,才能避开另一个。在临床护理工作中,癌症、危重症等患者面临死亡,手术等治疗方式的风险极大,但要保全生命只能选择费用高且风险高的手术,"两害相权取其轻"。

3）趋避冲突　是指个体对同一目标既想接近又想逃避的两种相互矛盾的动机而引起的心理冲突。例如:社区慢性病患者既想控制血糖、血压、血脂,又管不住嘴、迈不开腿。

（杨慧兰）

　　PPT课件　　　复习与自测　　　更多内容……

第三章　精神障碍的基本知识

章前引言

　　精神活动是大脑对客观事物的反映,大脑结构、化学和神经活动的异常变化等均可导致精神活动的异常(精神障碍)。本章主要从精神障碍的病因、分类及症状学三方面阐述精神障碍的基本知识。精神障碍的可能病因有生物因素(遗传、感染等)、心理因素(个性特征、应激事件等)及社会因素(社会压力、社会环境)等。常见的精神障碍包括认知障碍、情感障碍和意志行为障碍。认知障碍是情感障碍和意志行为障碍的基础,常见感知觉障碍、记忆障碍、思维障碍、注意障碍、智能障碍、自知力障碍等,其中幻觉及思维障碍是最主要的精神症状。

· 学习目标

　　(1)培养良好的职业素养和严谨的学术作风,把学好精神障碍基本知识作为学习的起点。

　　(2)理解下列精神症状:幻觉、思维形式障碍、妄想、自知力障碍,常见情感障碍与意志障碍。

　　(3)认识感觉障碍、记忆障碍、注意障碍及智能障碍等其他精神症状。

　　(4)懂得精神障碍的病因与分类、诊断。

　　(5)初步学会应用本章所学知识观察精神障碍患者的最常见精神症状。

思维导图

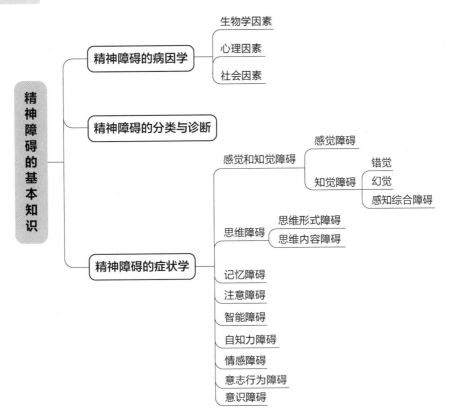

案例导入

患者李某,男性,30岁,科技工作者。因坚信有人要迫害自己,行为反常伴冲动,被家人送到医院治疗。患者三年前无明显诱因逐渐出现精神异常,怀疑别人说他坏话、对他不怀好意,怀疑妻子有外遇,怀疑路人故意冲他吐唾沫、吐痰等。当时未引起家属重视。近半年来开始出现自言自语,言语凌乱,思维内容离奇,"我要死了,同志们再见,微波控制我"。经常与人吵架、跟踪妻子。有一次到大街上看到拥挤的人群,突然拔腿就逃,大叫:"我要有血光之灾了!"引起家人注意而送来精神科门诊求治。

患者入院后躯体、神经系统检查无阳性体征发现。

精神检查:接触被动,自言自语。在医生提问下说出以下体验:近半年来,常听到不熟悉的人的说话声,有男有女,有时命令他,有骂他的声音等。入院后,声音仍然命令他:"躺在床上!"有时议论他"无能"。偶尔感到脑内有声音,声音与他的思想一致,在家中曾多次闻到死尸气味,有时感到自己的身体一会儿变大,一会儿变小。患者坚信外界有某种"微波"在控制他的思维和行为。情感与外界环境不协调。患者生活自理能力偏于懒散,洗漱、更衣需督促,对今后生活并无打算。记忆、智能未见明显缺陷。否认自己有病。

患者病前性格敏感多疑,胆小害羞怕事。追溯其家族史,外祖母曾患精神病多年,后在发病时意外身亡。

问题:

(1)该患者具有哪些精神症状?

(2)该患者可能的病因有哪些?

第一节　精神障碍的病因学

精神障碍是指在内外各种致病因素的影响下,大脑功能活动发生紊乱,导致认知、情感、意志与行为等精神活动发生不同程度缺陷的一类疾病。目前,除器质性精神障碍、部分遗传性疾病等精神障碍的病因较为确定外,大多数的精神障碍(包括最常见的精神分裂症、情感性精神障碍等)都没有明确的病因与发病机制,一般认为是生物、心理及社会文化等多种因素相互作用的结果。

一、生物因素

影响精神障碍的主要生物因素可以分为遗传、感染及理化因素等。

(一)遗传因素

基因是影响人类和动物心理与行为的主要因素之一。家系研究表明:精神分裂症、情感性精神障碍、儿童孤独症、注意缺陷与多动障碍等疾病具有明显的家族聚集性。目前,多数精神障碍是多基因相互作用的结果。

精神障碍具有的遗传性指其家族成员中有确诊精神障碍的患者,其亲属罹患精神障碍的风险要高于普通人群,但并不一定患病。

(二)理化因素

各种能损害中枢神经系统的物质均可引起精神障碍。常见的精神活性物质如酒精、尼古丁、海洛因、苯丙胺、吗啡等所致的精神障碍越来越常见;多巴胺、去甲肾上腺素、氨中毒等各种脑内神经生化改变均可引起精神障碍;脑血管疾病、颅脑损伤、颅内肿瘤及脑缺氧等多种疾病也可引起精神障碍。

(三)感染

全身性感染可直接或间接损害人脑的正常结构与功能,导致精神障碍。引起各种精神障碍的最常见感染性疾病有败血症、脑膜炎及神经梅毒等。

（四）性别与年龄

性别与年龄是精神障碍的重要发病条件和影响因素。有些精神障碍患者中，男女性别比例有明显差异。女性由于性腺内分泌多变，在月经、妊娠、分娩和生产等特殊生理阶段常可出现情感多变、冲动或抑郁、焦虑等情感障碍。而物质依赖、反社会人格等精神问题的发生率男性远高于女性。

由于童年期身心还未发育成熟，易发生某些特有的心理和行为问题。各种痴呆好发于老年期。

二、心理因素

人格特征和应激性生活事件是导致精神障碍的重要心理因素。人格特征是发病的基础，心理应激是诱因。

（一）个性特征

艾森克人格测验的结果显示，病前神经质特征突出的人容易患各种神经症性障碍，而精神质特征突出者易患精神分裂症。

（二）心理应激

心理应激又称精神创伤或精神刺激，指生活中的某些事件引起个体精神紧张和感到难于应对而造成的心理压力。应激性生活事件是否产生心理应激，与应激强度和个体心理特征有关。应激的"相对强度"决定了应激事件是否导致应激相关障碍。

三、社会因素

社会因素是指对心理健康产生良好或不良社会影响的因素。良好的社会因素对心理健康产生保护作用，不良的社会因素对心理健康产生致病作用或为致病因素发挥作用提供有利的条件。

（一）社会环境与文化

社会变迁、大气污染、居住环境拥挤及长期高分贝噪声干扰等因素，产生持续心理生理应激，使个体长期处于烦闷、紧张或焦虑、抑郁等状态，易患神经症性障碍或各种心身疾病。

民族文化、社会风俗、宗教信仰、教育背景及生活习惯等都与精神障碍的发生有关。如来自农村的某些文盲患者，迷信色彩浓厚，产生的妄想和幻觉等精神病理性症状常与迷信有关；而部分从事信息技术行业的男性产生物理影响妄想，自身可受某些高科技物理现象控制，控制与反控制过程犹如科幻片。

（二）社会压力与支持

社会生活中的一些重大危机或共同问题，如战争、种族歧视、洪水、地震、交通事故等，对心理健康可能造成严重损害，易导致急性应激障碍或创伤后应激障碍。

社会支持系统是个体在人际互动中所撑起的一张"防护网",个体能从中获取情绪、情感的心理支持,缓解心理压力,提高自身对环境的适应能力和对变化的应对能力。社会支持不足降低了个体的心理缓冲力,可提高应激的"相对强度",增加精神创伤对个体身心的杀伤力。

第二节　精神障碍的分类与诊断

精神障碍(mental disorder)的分类是将复杂的精神症状,根据统一制订的标准加以分门别类的过程。由于大部分精神障碍的病因尚不明确,目前精神障碍分类主要是根据临床症状的分类,而非病因学分类。

目前,国际上影响最大、且为很多国家所采用的两个诊断系统,一是《国际疾病分类(第 10 版)》(ICD‐10)中的第五章"精神行为障碍分类";二是美国《精神障碍诊断和统计手册(第 5 版)》(DSM‐5)。

一、国际疾病分类 ICD 系统

《疾病及有关健康问题的国际分类》,简称国际疾病分类(ICD),是由世界卫生组织(WHO)编写的。ICD 是根据疾病特征,按照一定规则分门别类,采用编码的方式来表示的系统。1948 年,WHO 成立后,《国际疾病、外伤与死亡统计分类》第 6 版首次在第五章介绍了精神病。1992 年,第 10 版正式出版,简称 ICD‐10,其中第五章是关于精神障碍的分类(表 3‐1)。2002 年,我国正式使用 ICD‐10 进行疾病和死亡原因的统计分类。

表 3‐1　ICD‐10 关于精神障碍的分类

编号	分　　类
F00‐F09	器质性(包括症状性)精神障碍
F10‐F19	使用精神活性物质所致的精神及行为障碍
F20‐F29	精神分裂症、分裂型及妄想性障碍
F30‐F39	心境(情感性)障碍
F40‐F49	神经症性、应激性及躯体形式障碍
F50‐F59	伴有生理障碍及躯体因素的行为综合征
F60‐F69	成人的人格与行为障碍
F70‐F79	精神发育迟滞
F80‐F89	心理发育障碍
F90‐F98	通常发生于儿童及少年期的行为及精神障碍
F99	待分类的精神障碍

二、精神障碍诊断与统计手册（DSM）系统

美国的精神障碍分类系统称为《精神障碍诊断与统计手册》（DSM）。2013 年 5 月 DSM‐5 正式出版。该标准的分类按照"发育及生命周期"进行排序。

第三节　精神障碍的症状学

▶ 在线课程 3－1　精神障碍的症状学

人类心理现象主要包括心理过程和个性心理特征两大部分。其中心理过程由认知、情感、意志行为三方面组成。个体经常、稳定地表现出来的心理过程特点称为个性心理特征，包括能力、气质及性格。精神症状是异常心理现象的表现，在感知、记忆、思维、智能、注意力、情感、意志行为与人格等方面所呈现的各种临床症状。

📖 拓展阅读 3－1　精神症状的共同点与精神异常的判断

一、感觉和知觉障碍

（一）感觉障碍

感觉障碍（sensory impairment）指人脑对外界事物个别属性的反映过程中出现了错误而引起的异常心理现象。精神疾病中常见下述感觉障碍。

1. 感觉过敏

个体对刺激的感受性增高，感觉阈值降低，表现为对一般强度的刺激产生强烈的感觉体验，甚至难以忍受。精神科多见于神经症性障碍、围绝经期综合征等。

2. 感觉减退

个体对刺激的感受性降低，感觉阈值增高，表现为对强烈的刺激感觉轻微或不能感知。精神科多见于抑郁发作、木僵状态、不同程度的意识障碍和分离（转换）性障碍等。

3. 感觉倒错

个体出现与外界刺激相反或不同性质的异常感受。主要见于分离（转换）性障碍。

4. 内感性不适

个体感到身体内部某种无法忍受且无法言说的不适与异样感觉，如蚁行感、游走感及牵拉感等，常可引起疑病观念。不同于内脏性幻觉的是，内感性不适的性质和定位常不明确。多见于分离（转换）性障碍、神经症性障碍和焦虑障碍等。

（二）知觉障碍

知觉障碍（perceptual disorder）是临床最常见的症状，主要有错觉、幻觉和感知觉综合障碍。

1. 错觉

错觉是指个体对客观事物的错误感知，是一种歪曲的知觉。一般与生理、情绪状态有关，不具有特异性，正常人在恐惧、紧张等情况下也可产生错觉，如"杯弓蛇影""草木皆兵""一朝被蛇咬，十年怕井绳"等。病理性错觉见于某些谵妄状态的患者，常带恐怖色彩，患者可将床旁的输液管错看成毒蛇，将床头柜上的花瓶错视为骷髅。

2. 幻觉

幻觉是指个体在没有相应的现实刺激作用于感觉器官的情况下出现的知觉体验，是虚幻的知觉。幻觉是临床上最常见的精神病性症状，常与妄想合并存在，意识清晰与不同程度障碍时均可发生。

幻觉有多种分类方法。临床多根据幻觉涉及的感觉器官分为幻听、幻视、幻嗅、幻味、幻触、内脏性幻觉、运动性幻觉等。

1）幻听　是一种虚幻的听觉，患者听到了不存在的声音。幻听是精神科最常见的幻觉，内容多种多样，可以是单调的流水声、机器轰鸣声等非言语性幻听，也可以是言语性幻听。言语性幻听是精神分裂症的典型症状，包括评论性、议论性和命令性幻听等，其中命令性幻听是最危险的幻听。

2）幻视　即看到了不存在的事物，可能是原始的，如看到一道闪光、色彩；也可能是复杂的，如看到人物、整套景象等。幻视有时与其他感觉器官的幻觉一起出现。谵妄状态或中毒性精神障碍等意识障碍时多见形象生动鲜明且具有恐怖色彩的幻视，意识清晰状态下出现的幻视见于精神分裂症患者。

3）幻嗅　通常是指患者闻到环境中不存在的特殊气味和体内难闻气味。幻嗅往往与幻味同时出现，可诱发被害妄想，常见于精神分裂症患者。幻嗅通常是颞叶癫痫或颞叶损害患者的首发症状。

4）幻味　患者尝到食物中有某种不存在的特殊怪味，怀疑被人投毒，因此拒绝进食或进水。常诱发被害妄想，多见于精神分裂症。

5）幻触　皮肤上没有任何刺激时，患者感觉到皮肤上有某种异常的感觉，如虫爬、针刺及电麻等感觉。可见于精神分裂症患者或器质性精神障碍患者。

6）内脏性幻觉　患者身体内部某一部位或某一脏器虚幻的直觉体验。如骨头里虫爬感、血管牵拉感、肠扭转、心压缩、肺破裂及脑晃动等。多见于精神分裂症及抑郁发作患者。

> 拓展阅读3-2　运动性幻觉
> 拓展阅读3-3　幻觉的其他分类方法

3. 感知综合障碍

个体对客观事物的本质属性或整体能正确认识，但对个别事物属性如形状、大小、颜色、空间位置及距离等产生错误的认知，也属于一种歪曲的知觉。歪曲的是事物的部分而非整体，而错觉歪曲的是事物的整体和本质。多见于癫痫发作和精神分裂症患者。

1）空间感知综合障碍　个体感到周围的人或物在大小、形状、方位和距离等方面发生了变化。如看到物体的形象比实际增大称为视物显大症；看到物体的形象比实际缩小称为视物显小症；看到外界事物扭曲变形者称为视物变形症。多见于癫痫患者。

2）时间感知综合障碍　个体对时间的快慢出现了不正确的感知体验。如感到时间在飞逝，似乎身处"时光隧道"，外界事物的变化超乎寻常地快；或者相反，感到时间凝固不动、外界事物停滞不前了，感到岁月不再流逝。多见于癫痫、中毒性精神障碍和精神分裂症患者。正常人也可产生"岁月如梭"之感。

3）运动感知综合障碍　个体对外界事物的运动与静止状态出现了歪曲的知觉体验，可同时有时间和空间知觉障碍。如感到停在路旁的汽车急速驶来等。见于癫痫和精神分裂症患者。

4）体型感知综合障碍　个体感到躯体或其某部分的大小、形状、重量、颜色等发生了改变。如患者感到自己的脸变得很长、很丑或其他变形情况。因此，经常照镜子，称窥镜症状。可见于精神分裂症患者，尤其是青少年患者。

5）现实解体　又称非真实感。个体对周围环境的感知清晰度降低，感到周围事物变得模糊，犹如隔着一层窗纱，因此认为外界变得不真实了。可见于抑郁发作、分离性障碍及精神分裂症患者等。

二、思维障碍

思维障碍（thought disorder）的表现形式复杂多样，一般分为思维形式障碍和思维内容障碍。

（一）思维形式障碍

思维形式障碍（thought form disorder）是指思维联想的速度、连贯性、逻辑性和思维活动形式方面障碍。

1. 思维联想速度及活动量障碍

1）思维奔逸　指思维联想数量增多和速度加快，内容生动丰富。表现为语速快，用词丰富，口若悬河，难以打断，思维敏捷，自感说话速度跟不上思维速度，"脑子像涂了润滑油的机器"；说话主题易随环境而改变（随境转移）；可有音韵联想（音联）或字意联想（意联）。患者出口成章且说话朗朗上口，给人以在说快板或作诗之感。多见于躁狂发作患者。

2）思维迟缓　指联想速度减慢，数量减少，联想困难，反应迟钝，脑子"变笨"及记忆力差。表现为言语简短、量少、速度慢、声音低，对答正确，但拖延时间长。多见于抑郁发作患者。

3）思维贫乏　指联想数量减少，概念缺乏。患者体验大脑空空的。交谈时言语贫乏，内容单调，常以"没什么""不知道"作答，或以点头与摇头作答。多见于慢性精神分裂症患者，也见于脑器质性精神障碍、精神发育迟滞等患者。

4）病理性赘述　指在交谈时不会完全离开主题，但思维联想枝节过多，迂回曲折，速度缓慢。表现为对某种事物作不必要的、过分详尽的累赘性描述,给人以特别啰唆之感。常见于癫痫、脑器质性精神障碍及各种老年期痴呆患者。

2. 思维联想连贯性障碍

1) 思维散漫　指思维联想过于松散,缺乏主题与联系。表现为说话时缺乏中心思想,内容松散,东拉西扯,让人难以理解其主题,交流困难,给人以"听了半天没听懂他说了些什么"的感觉。多见于精神分裂症患者。

2) 思维破裂　指概念之间联想的断裂,思维缺乏逻辑性和连贯性。表现意识清晰状态下出现言语支离破碎,句子结构不完整,上下句之间没有联系。多见于精神分裂症患者。

3) 思维不连贯　形态上与思维破裂很难鉴别。本症状多在意识障碍的基础上出现,如表现为谵妄状态、酩酊状态等。

4) 思维中断及思维剥夺　指思维联想过程中突然中断,感觉大脑一片空白。表现为说话突然停顿。患者对此不能做出解释,也不是意识障碍、遗忘或注意力不集中所致。若患者感到当时的思维有被抽走的感觉,则称为思维剥夺。多见于精神分裂症患者。

5) 思维云集　又称强制性思维,指患者脑内不由自主地突然涌现出一连串的联想,有时感到是别人强加于自己的。内容杂乱,变化大,前后可能没有联系,无法控制。多见于精神分裂症患者。

6) 思维插入　又称被强加的思维。指患者感到有某种思想不属于自己,是别人强行加入的。此症状常与思维云集相伴随,为精神自动症的表现之一。多见于精神分裂症患者。

7) 强迫思维　也称强迫观念,指在患者脑中反复出现的某一概念或相似内容的思维,明知没有必要,但又无法摆脱。如某患者反复思考"1＋1为什么等于2",包括强迫性怀疑、强迫性穷思竭虑、强迫性对立思维及强迫性回忆等。多见于强迫及相关障碍患者,也可见于精神分裂症患者。

　　拓展阅读3-4　精神自动症综合征

3. 思维逻辑性障碍

1) 病理性象征性思维　属于概念转换,以具体概念代替某种无关的抽象概念,其逻辑性很难让人理解。如患者在马路上冲向疾驶的汽车,表明自己要"投胎";剃光头表示自己光明磊落;吞食骨头说自己有硬骨头精神。多见于精神分裂症患者。

2) 语词新作　是概念的融合、浓缩以及无关概念的随机拼凑。患者自创一些新的文字、图形、符号或语言代替某些特殊概念,其意义只有他本人理解,而常人看来却荒谬离奇。患者可将几个字或偏旁加工成一个字典上没有的新字或新词,如"犭市"代表狼心狗肺,"%"表示离婚等。此为精神分裂症特征性症状之一。

3) 逻辑倒错性思维　以推理过程缺乏逻辑性为特点。表现为推理结论缺乏前提依据,毫无逻辑性可言,让人感到离奇古怪,不可理解。多见于精神分裂症患者。

4. 思维活动形式障碍

思维活动形式障碍常表现为言语障碍。

1）持续言语　指思维在某一概念上停滞不前，单调地重复某一概念或第一次回答问题时所说的话。如问："你今天感觉怎么样?"答："没事"。接着提问许多其他问题，患者仍旧答"没事"。见于癫痫和脑器质性精神障碍患者。

2）重复言语　与持续言语类似，表现为重复他所说的一句话的最末几个字或词。如患者说："现在做什么检查、检查、检查"。见于癫痫和脑器质性精神障碍患者。

3）刻板言语　指患者的思维止步不前，概念转换困难。表现为持续而刻板、单调而机械地重复某一无意义的词或句子。见于脑器质性精神障碍和精神分裂症患者。

4）模仿言语　指患者模仿周围人的言语。如医生问："你叫什么名字?"患者重复："你叫什么名字?"医生问："你多大啦?"患者重复："你多大啦?"见于脑器质性精神障碍和精神分裂症患者。

（二）思维内容障碍

思维内容障碍（thought content disorder）的主要表现形式是妄想，也包括妄想观念（如被害观念、疑病观念等）和超价观念。其中妄想是临床最常见、最重要的精神症状。

妄想是在病态推理和判断基础上形成的一种牢固的歪曲的信念。有以下特征：①妄想内容与事实不符，缺乏客观现实基础，但患者坚信不疑；②妄想内容均涉及患者本人，且与个人利害息息相关；③妄想内容与个人经历、文化背景有关，常带有浓厚的时代色彩。

当患者的病理性观念未达到坚信不疑的程度时不能确定为妄想，临床上称之为类妄想观念，如被害观念、疑病观念等。

临床常根据妄想的起源、结构和内容分类，最常见根据妄想的内容分类。

1. 根据妄想的内容分类

1）关系妄想　指患者把周围发生的一些实际与他无关的现象认为与他本人有关。其表现形式多种多样，内容多对患者不利，常与被害妄想相伴出现，临床习惯合称为关系被害妄想。是临床上最常见的妄想之一，多见于精神分裂症患者。

拓展阅读3-5　特殊意义妄想

2）被害妄想　指患者毫无根据地坚信别人在迫害他及其家人。迫害的方式多种多样，患者因此出现各种对抗"迫害"的行为，如拒食（坚信食物中被下毒）、逃跑、伤人及报警等行为。常见于精神分裂症和偏执性精神障碍患者。

3）夸大妄想　指患者认为自己的能力、权势及财富等非同一般，虽然与现实严重不符，但患者仍坚信不疑。如认为自己能力超强，可以统治国家，甚至宇宙。可见于心境障碍（躁狂发作）、器质性精神障碍患者，也可见于精神分裂症患者。

4）物理影响妄想　也称被控制感，指患者认为自己的思维、情感、意志与行为等精神活动均受到外力（多为某些物理现象）的干扰、支配与操控，甚至认为自己的内脏活动与睡眠等也受外力控制,身不由己。这些体验并非本人意愿,患者有强烈的被动性、异己性和被强加的体验,常描述自己被红外线、超声波、电磁波或某种先进仪器控制。为精神分裂症的特征性症状之一,具有诊断意义。

5）罪恶妄想　患者贬低自己的道德品行,坚信自己犯有严重错误,甚至坚信自己罪大恶极,死有余辜,应受到严惩,故常自杀自伤以赎罪。多见于抑郁发作和精神分裂症患者。

6）疑病妄想　患者坚信自己罹患某种严重疾病（多为不治之症）。因此,到处求医问药,医生的解释保证及各种相关阴性检查结果均无法消除这种病态信念。此症状常继发于内感性不适和内脏性幻觉。多见于精神分裂症、更年期及老年期精神障碍患者。

7）钟情妄想　患者坚信自己被某一异性深爱,即使遭到对方的严词拒绝也认为是在考验自己,依然持久、反复地纠缠对方。主要见于精神分裂症患者。

8）嫉妒妄想　患者坚信自己的配偶不忠,虽然反复证实是无中生有,但患者仍然坚信不疑。因此,常盘问、监视、跟踪配偶。主要见于精神分裂症及更年期精神障碍患者。

9）内心被揭露感　又称被洞悉感。患者感觉到自己内心所想的事情,自己没有表露过,但是别人都已经不知从何途径知道了。这是精神分裂症的典型症状之一。

10）非血统妄想　患者毫无根据地坚信自己不是现在的父母亲生的,可能是被抱养或寄养的,虽反复解释和证实却毫不动摇。多见于精神分裂症患者。

11）虚无妄想　是一种原发性妄想,患者坚信这个世界、自己或某些重要的人或事物已经消失,自己看到的情况都是假的,或自己的内脏都没了,腹腔、胸腔等都是空的。多见于抑郁发作和精神分裂症患者。

📖 拓展阅读3-6　幻觉妄想综合征

2. 根据妄想的起源分类

1）原发性妄想　指直接产生于大脑的某种病理变化突然出现,内容不可理解,不能用既往经历、当前处境及其他心理活动等加以解释。这是精神分裂症的特征性症状之一。

2）继发性妄想　是指继发于其他异常心理过程的妄想,可继发于幻觉、内感性不适、被动体验、记忆障碍、智能障碍、情绪异常、人格障碍或其他妄想等。

3. 按照妄想的结构分类

1）系统性妄想　妄想内容前后连贯,结构严密。妄想主题常围绕某一核心问题。多见于偏执型精神障碍患者。

2）非系统性妄想　妄想结构松散、多变或片段零乱。患者叙述时常前后矛盾或不一致,缺乏严密的逻辑推理。多见于精神分裂症患者。

三、记忆障碍

记忆为既往经历过的事物或经验在人脑中的反映,包括识记、保持、再现三个基本过程。对既往感知过的事物不能再现称遗忘,是正常的心理现象。临床常见的记忆障碍(memory disorder)如下。

1. 记忆增强

记忆增强指个体对既往发生的,正常情况下早已遗忘且不重要的事都能重新回忆起来,甚至包括事件的细节,是一种病理性的记忆力增强。多见于躁狂发作和偏执状态患者。

2. 记忆减退

记忆减退指识记、保持、提取等记忆的各个基本过程功能的普遍减退。轻者表现为近记忆力的减退(近事遗忘),严重者远记忆力也减退,如难以回忆自己人生中的重要经历等。多见于各种脑器质性精神障碍、神经症性障碍患者,也见于正常的老年人。

3. 遗忘

遗忘指记忆痕迹在大脑中的丧失,个体对既往感知过的事物部分或全部不能回忆。根据遗忘程度可分为完全性遗忘和部分性遗忘。根据能否恢复分为暂时性和永久性遗忘。遗忘是正常的心理现象,病理性遗忘表现形式多样。

1)顺行性遗忘 指对疾病或事件发生以后的一段时间(多为几分钟)的经历不能回忆。顺行性遗忘是由于意识障碍而导致的识记障碍。可见于各种原因所致意识障碍。

2)逆行性遗忘 指对疾病或事件发生以前的一段时间(多为几分钟)的经历不能回忆。主要见于脑外伤、脑卒中患者,也可见于自缢、严重精神创伤者。

3)进行性遗忘 指遗忘的程度随着疾病的发展而逐渐加重,主要见于各种痴呆等慢性器质性精神障碍患者。

4)错构 指在病理性遗忘的基础上对过去所经历的事件在发生的时间、地点、情节上出现错误的回记。多见于痴呆或慢性酒精中毒性精神障碍患者。

5)虚构 由于记忆障碍严重,患者常在病理性遗忘的基础上,以随机想象的、未曾亲身经历的事件填补记忆的空白。由于虚构内容多变且易受暗示的影响,给人以"撒谎"的感觉。多见于慢性酒精中毒及脑外伤后精神障碍患者,常表现为以近事遗忘、定向障碍、错构或虚构为特征的科萨科夫综合征。

📖 拓展阅读3-7 科萨科夫综合征

四、注意障碍

注意指个体心理活动对某一事物的指向与集中。注意可分为主动注意和被动注意。注意具有广度、集中性、稳定性和选择性、分配、转移等特征。临床常见的注意障碍(attention dificit disorder)如下。

1. 注意增强

注意增强指个体对一些事物的注意异常增强,包括主动注意与被动注意、注意的紧张性和稳定性都很强,转移困难。见于神经症性障碍、偏执型精神分裂症、抑郁发作等患者。

2. 注意减退

注意减退指主动注意及被动注意的兴奋性均减弱,注意的稳定性差,表现为注意力难以集中和保持。见于身体虚弱状态、意识障碍和精神分裂症患者。

3. 注意涣散

注意涣散指被动注意兴奋性不同程度增强,注意的稳定性差,表现为注意力不能集中,容易受外界干扰而分心。多见于注意缺陷与多动障碍、神经症性障碍和精神分裂症患者。

4. 注意狭窄

注意狭窄指注意广度(范围)显著缩小。表现为当注意集中于某一事物时,不能再注意任何其他事物。多见于意识朦胧状态或重度智能障碍患者。

5. 随境转移

随境转移指注意转换性增强,注意稳定性差。表现为主动注意不能持久,容易被外界影响而不断转换注意对象。多见于躁狂发作等患者。

五、智能障碍

智能/智力(intelligence)是指各种认知能力的综合,包括观察力、记忆力、思维能力、想象力及注意力等。智力的核心为抽象思维能力。智能障碍(disturbance of intelligence)指患者的分析综合能力、抽象概括能力、计算力及记忆力等减退。临床常见于精神发育迟滞、痴呆和假性痴呆患者。

1. 精神发育迟滞

精神发育迟滞又称智力低下,指个体在身心发育成熟(18 岁)之前,由于遗传、感染及中毒等各种原因造成大脑损害或功能障碍,使其智能发展明显低于正常同龄人群的水平。

2. 痴呆(智能减退)

痴呆指个体在智力发育成熟以后,由于各种原因造成大脑损害或功能障碍,造成智力不同程度下降。痴呆的发生多具有脑器质性病变基础,如脑外伤、脑萎缩及颅脑感染等。根据大脑病变所涉及的范围可分为全面性或部分性痴呆。

1) 全面性痴呆　表现为大脑皮质弥漫性损害,智能活动各方面均受损,从而影响认知过程与人格等全部的精神活动。患者常出现人格改变与定向障碍,多见于阿尔茨海默病等。

🔲 拓展阅读 3-8　慢性脑病综合征

2) 部分性痴呆　大脑病变局限于某些特定区域。患者可有智能异常,如记忆力下降、分析综合困难等,但人格保持正常,定向力相对完好,对自身缺陷有自知力,日常生活可维持正常。主要见于血管性痴呆和脑外伤后痴呆患者。

3. 假性痴呆

假性痴呆常由精神因素或疾病状态引起,表现为大脑功能暂时性全面抑制,无真正智能障碍的临床综合征。常见于甘瑟综合征(心因性假性痴呆)和童样痴呆,多见于有强烈心理刺激的分离(转换)性障碍。抑郁性假性痴呆会随着抑郁症状的消失而恢复。

📖 拓展阅读3-9　甘瑟综合征与童样痴呆

六、自知力障碍

自知力(insight)又称领悟力、现实检验能力或内省力,是患者对自己精神障碍的认知和判断能力。多数精神障碍患者有不同程度自知力缺失,他们不认为自己有病,更不承认有精神障碍,因此拒绝治疗。这是精神障碍特有的表现。临床上,将有无自知力和自知力恢复的程度作为判断病情轻重和疾病好转程度的重要指标。自知力完全恢复也是精神障碍痊愈的重要指标。

七、情感障碍

情感或情绪是指个体对客观事物的态度和由此产生的相应内心体验。情感和情绪常通用,常见的情感障碍(affective disorder)有情感高涨或低落等。

1. 情感高涨

情感高涨指一段时间内情绪持续性增高的现象。表现为患者自我感觉良好、兴高采烈、言多语快、表情丰富、动作行为增多、整日忙碌;自我评价过高,易激惹;患者情绪具有感染力,能引起周围人的共鸣。情感高涨与思维奔逸、意志增强及言语动作增多常同时出现,是躁狂发作的典型表现。

2. 情感低落

情感低落指患者一段时间内持续存在的负性情绪增强,表现为心情不愉快、兴趣缺乏、悲观郁闷及唉声叹气等,常伴有思维迟缓、言语及动作减少。严重者有自罪观念或自杀企图,是抑郁发作的典型症状之一。

3. 情感淡漠

情感淡漠指患者对外界任何刺激均缺乏相应的情感反应,属于情感反应的降低甚至缺乏。即使对涉及自身重大利害关系的事物(如亲人去世等)也缺乏相应的内心体验和面部表情。多见于精神分裂症和严重痴呆患者。

4. 情感矛盾

情感矛盾指对同一对象产生两种相互矛盾的情感体验。如对同一事物产生既喜欢又讨厌、对同一个人出现既爱又恨的情感体验。见于精神分裂症患者。

5. 情感倒错

情感倒错指情感表现与个体的内心体验或现实处境明显不协调,甚至完全相反。

如某被害妄想患者在提到其被害体验时，表现出愉快表情。见于精神分裂症患者。

6. 焦虑

焦虑是个体对现实或未来事物的不确定性所产生的紧张、担心等正常情绪反应。若焦虑的严重程度及持续时间与实际威胁明显不相称即为病态焦虑，即焦虑障碍，表现为在无客观依据的情况下持续紧张、过度担心、坐立不安及肢体震颤等，多数伴有自主神经功能紊乱。有时患者呈现发作性的急性焦虑，惶恐不安、有濒死感，伴呼吸困难、心跳加快等，称惊恐发作。

7. 恐惧

恐惧指个体面临不利或危险处境时出现企图逃避、无能为力的一种正常情绪反应。恐惧性焦虑障碍患者表现为对某种特定事物或情境超乎寻常的过度紧张、害怕，伴有胸闷、心悸等自主神经功能紊乱症状。根据恐惧的对象分为广场恐怖症、社交恐怖症或单纯恐怖症等。见于精神分裂症患者或儿童情绪障碍。

8. 易激惹

易激惹指普通强度的刺激就引起强烈而不愉快的情绪反应。患者遇到轻微的挫折就会激动不安，甚至暴怒发作。见于躁狂状态、脑或躯体疾病所致精神障碍及神经症性障碍患者。

9. 情感脆弱

情感脆弱指轻微的外界刺激即引起明显的伤心失望等负性情绪体验，极易伤感。严重者对情绪完全失去自控能力，轻微刺激就可致内心体验无保留地、过分地表现出来，称作情绪失禁。多见于脑器质性精神障碍患者。

10. 病理性激情

病理性激情指一种突如其来、强烈而短暂的情感反应，常伴有意识障碍。患者对自身的情感与行为的产生不能理解、不能自控，对行为后果不能正确预计，事后遗忘。见于癫痫、脑外伤后精神障碍患者。

11. 情感幼稚

情感幼稚指情感退化至儿童期水平，变得异常幼稚。对事物的反应迅速而强烈，情感和言行受直觉和本能需求控制。见于分离性障碍、痴呆和精神发育迟滞患者。

八、意志行为障碍

意志是指人们自觉地确定目的，并根据目的调整自身的行为，克服困难，实现预定目标的心理过程。意志活动有以下特征：自觉性、果断性、坚韧性及自制性。意志障碍（dysbulia）时这些特征也不同程度受损。言语和行为是个体心理活动的外在表现。意志行为（volitional behavior）是指受意志支配和控制的行为，具有受意识能动性的调节支配、有确定的目标、克服困难和以随意运动为基础的特点。

1. 意志障碍

1) 病理性意志增强　指在病态的动机和目的支配下出现意志活动增多与意志力

增强。为达到病态的目的,患者可以不顾一切,长期顽固地坚持某些行为。如有疑病妄想者反复长期就诊与检查,有被害妄想者长期上访或告状等。多见于偏执型精神障碍、躁狂发作患者。

2)意志减退或意志缺乏　指意志活动减少和意志力量的普遍减退。表现为动力不足、丧失兴趣、缺乏进取心、随遇而安、得过且过及社交退缩。严重者本能要求缺如,行为孤僻、退缩,称意志缺乏。常与情感淡漠、思维贫乏等症状共同存在,即精神分裂症的阴性症状。

3)矛盾意向　个体对同一事物同时出现两种完全相反的意向,自己感觉不到这两种意向的矛盾和对立,没有痛苦和不安,多见于精神分裂症患者。

4)意向倒错　指患者意向行为违背常情,让人难以理解,如吃泥土、粪便及木头等,多见于精神分裂症患者。

5)强迫意向　指个体难以自控、反复出现想做某一违背自己意愿行为的内心冲动。患者明知不合理,但不能自控而痛苦,见于强迫及相关障碍患者。

2. 动作和行为障碍

1)精神运动性兴奋　行为动作和言语活动显著增加。根据行为与思维、情感是否协调一致,分为协调性和不协调性精神运动性兴奋。临床上,根据兴奋的具体表现以及伴随现象分为青春性兴奋、紧张性兴奋、躁狂性兴奋、器质性兴奋、谵妄性兴奋及心因性兴奋等。

2)精神运动性抑制　行为动作和言语活动显著减少,包括木僵、蜡样屈曲、缄默症、违拗症等。

(1)木僵:指言语活动和行为动作明显减少或完全抑制。患者可长时间保持一个姿势、不语不动、不吃不喝,对任何刺激均无反应。可没有任何原因地转入短暂的兴奋状态,出现突然爆发的兴奋激动和暴烈行为。部分患者意识清晰,症状缓解后可以回忆。临床上分为紧张性木僵、抑郁性木僵、心因性木僵及器质性木僵等。

(2)蜡样屈曲:在木僵基础上出现,患者的肢体任人摆布于任何位置均可维持较长时间。将平卧患者的头部抬高后抽走枕头,其头部保持悬空不变,称为"空气枕头"。常见于紧张型精神分裂症患者。

(3)缄默症:指患者的言语活动明显抑制,表现为缄默不语,不回答问题,但有时可用动作回答。多见于分离(转换)性障碍及精神分裂症患者。

(4)违拗症:患者对别人提出的要求没有相应的行为反应,代之以一种无意的、不由自主的对抗。多见于精神分裂症患者。

3)其他动作和行为障碍

(1)模仿动作:患者对别人的动作进行毫无目的、毫无意义的模仿,常与模仿言语并存。见于精神分裂症患者。

(2)刻板动作:患者刻板、机械地重复某个单调动作,常伴有刻板言语。多见于精神分裂症患者。

（3）强迫动作：指患者明知没有必要，却难以克制地重复做某些动作行为，否则会感到焦虑不堪。如强迫洗涤、强迫检查等。强迫动作多与强迫思维有关，常见于强迫障碍患者。

📖 拓展阅读3-10　紧张综合征

九、意识障碍

意识障碍（consciousness disorder）是指人们对自身和环境的感知发生障碍，或人们赖以感知环境的精神活动发生障碍，可表现为意识清晰度的降低、意识范围缩小及意识内容的变化。

1. 嗜睡

意识清晰度轻度下降，患者的各种心理活动反应明显迟钝。在安静环境下多处于沉睡中，呼叫或推动患者肢体可立即清醒，并能进行简单而正确的交谈或做动作，刺激一旦消失又入睡。此时，吞咽、角膜、瞳孔对光反射均存在。

2. 混浊

意识清晰度明显下降，患者对外界刺激的感觉阈限明显增高，反应迟钝，仅能回答简单的问题，明显的定向障碍，吞咽、角膜及瞳孔对光反射较迟钝，可出现部分原始动作，如舔唇、吸吮等。

3. 昏睡

意识清晰度显著下降，呼之不应、推之不动，随意动作消失。强烈疼痛刺激可引起防御反射，不易唤醒，醒时能勉强睁眼，对反复、大声问话仅能简单回答且答非所问。可见深反射亢进，震颤、不自主运动及睫毛反射等减弱，吞咽、角膜及瞳孔对光反射迟钝。

4. 昏迷

意识完全丧失，无自发运动，对任何刺激都不产生反应，吞咽、角膜及瞳孔对光反射等均消失，包括浅昏迷和深昏迷。

5. 谵妄状态

谵妄状态也称急性脑病综合征，意识清晰度降低的同时伴有大量形象鲜明生动的恐怖性错觉和幻觉，因而患者表现出紧张、恐惧、喊叫、逃跑及双手摸空等不协调性精神运动性兴奋，夜间加重。意识恢复后可部分或完全遗忘。

6. 梦样状态

意识清晰度降低同时伴有梦境及幻想体验。表现为患者看似清醒，实则沉湎于幻觉与"梦境"中，与周围环境没有任何联系，持续数日至数月，恢复后能部分回忆。

7. 朦胧状态

意识范围狭窄伴意识清晰度降低。在狭窄的意识范围内可有相对正常的感知觉与行为，但表情茫然，联想困难。常突然发作或终止，持续数分钟到数小时，意识恢复后常不能回忆。

拓展阅读 3-11 定向力障碍与双重定向

（封 敏）

PPT 课件 复习与自测 更多内容……

第四章　阿尔茨海默病及其护理

章前引言

　　阿尔茨海默病是一种起病隐匿、进行性发展的不可逆的神经系统退行性疾病。临床上,以记忆与智能障碍(失语、失用、失认、视空间技能损害及执行功能障碍)以及人格和行为改变等全面性痴呆表现为特征,病因迄今未明。随着我国人口老龄化的日益严重,阿尔茨海默病患者逐渐增多,社会和经济负担也日益沉重。

　　本章简要阐述阿尔茨海默病的病因与病理、治疗原则,重点介绍阿尔茨海默病的临床表现与护理措施(包括预防要点)等,尤其是早期的临床特征,对于早发现、早诊断、早治疗阿尔茨海默病患者意义重大。加强各期阿尔茨海默病患者的身心锻炼、确保安全、严防走失等意外是护理重点。积极用脑、适度运动、情绪乐观及饮食健康,是适用于全生命周期的阿尔茨海默病预防要点。

· 学习目标 ·

　　(1)培养工作责任心和社会责任感,理解、包容、关爱阿尔茨海默病患者;积极向社会宣传,提高社会、政府对阿尔茨海默病患者身心健康的重视程度,加强健康教育和健康促进,加快健康老龄化进程。

　　(2)理解阿尔茨海默病患者的临床表现及病程分期,护理与预防要点。

　　(3)认识阿尔茨海默病的病因与治疗原则。

　　(4)懂得阿尔茨海默病的辅助检查。

　　(5)学会利用所学知识,向病区和社区中的阿尔茨海默病患者及其家属开展识别、预防、照护等相关知识的健康宣教。

　　(6)能结合阿尔茨海默病患者的具体情况制订康复计划。

　　(7)能用简易精神状态检查等量表初步识别、评估不同阶段的阿尔茨海默病患者。

思维导图

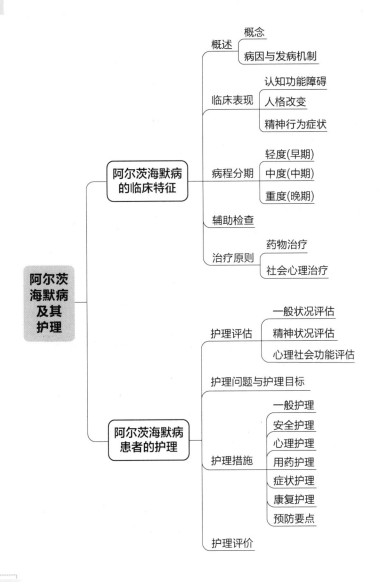

张奶奶,女,79岁,小学文化,退休工人,丧偶,和女儿同住,操持家务一把好手。6年前感情极好的老伴去世,情绪抑郁,记忆力逐渐减退,经常丢三落四,不记得最近做过的事,常找不到家里的东西,记不住看过的电视,记不住客人的名字等;常重复购买同一食品,烧水忘了关火,遗失钱包等贵重物品,却说是被人偷走的。

最近半年,病情明显加重,不认识自己的女儿,不知道家在哪里,在家里找不到厕所,曾走失一次被找回,还有一次外出买东西不付钱就要离开,被人送到派出所。之后病情更趋严重,无法进行最简单的计算,不会用筷子吃饭,不能用牙刷刷假牙,说话越来越口齿不清、断断续续。常无故发脾气"你们都……不理我,我要……回家……找……妈妈"。

过去注意仪表,最近却连洗澡、换衣、吃饭等生活照料也要家人督促,已经不能生活自理,更频繁地无故发脾气,连自己是谁都说不清。女儿这才将其送来脑科医院求治。

精神检查:神志清,神情茫然,衣衫不整,扣错纽扣。回答问题困难,偶尔简单回答但不正确。未发现幻觉、妄想,易激惹。

家族史:患者母亲高龄时也有类似症状。

问题:

(1)张奶奶可能的疾病诊断是什么?诊断依据有哪些?

(2)张奶奶存在哪些护理问题,请为她制订一份护理计划,列出详细护理问题和护理措施(包括预防要点)。

第一节　阿尔茨海默病的临床特征

随着我国人口老龄化的日益严重,心脑血管系统疾病、糖尿病及肿瘤等各种慢性病的发病率逐年增高,阿尔茨海默病患者的数量明显增长。它是最常见的老年疾病之一,占各种原因导致的老年期重度认知障碍(老年期痴呆)的50%～70%,严重影响老年人及其家庭的生活质量,是继心脏病、癌症及脑卒中之后引起老年人死亡的第四大病因。

阿尔茨海默病患者主要表现为记忆力下降、智能减退及人格改变等,生活自理能力严重下降,常伴发各种精神障碍,甚至危及生命。但是患病早期常易被家属忽略,因而错过最佳干预时机,故重预防、早发现、早诊断与早治疗是延缓疾病进程、提高患者生命质量的关键。

📖 拓展阅读4-1　老年期痴呆

一、概述

(一)概念

阿尔茨海默病(Alzheimer's disease,AD)是大脑弥漫性萎缩导致的起病隐匿的渐进性神经系统退行性疾病,以记忆与智能(计算、判断、概括、想象及语言)等认知功能减退和人格与行为改变为特征。好发于65岁以上的老年人,发病率随年龄增高而增高,高龄老人的发病率最高,85岁以上老年人中近半数患有阿尔茨海默病,其中至少2/3

是女性。

（二）病因与发病机制

阿尔茨海默病患者脑皮质弥漫性萎缩与神经元变性是已经明确的病因与病理变化,故阿尔茨海默病为脑器质性精神障碍。其发生还可能与神经递质异常及遗传因素等多种因素相互作用有关。

1. 神经病理学改变

阿尔茨海默病患者的主要病理学改变是脑皮质的弥漫性萎缩,脑重量明显减轻,脑回缩窄、脑沟增宽、脑室扩大,以颞叶、顶叶和前额叶明显;在阿尔茨海默病患者的海马等区域的大脑皮质可见大量老年斑(SP),神经元纤维缠结(NFT)大量出现在神经元。这些弥漫性脑萎缩与神经元变性是不可逆的。

2. 分子遗传学改变

阿尔茨海默病具有家族聚集性,5%～10%的患者有阳性家族史。与阿尔茨海默病发病有关的是第21、19、14和1号染色体上的基因突变,导致其所编码的APP、载脂蛋白E(APOE)、早老蛋白-1(PS-1)和早老蛋白-2(PS-2)等蛋白质异常。由APP在病理状态下异常加工成β淀粉样蛋白,其生成和消除失衡是神经元变性的始动因素。

3. 神经化学改变

乙酰胆碱系统、单胺系统、氨基酸类和神经肽等中枢神经递质改变与阿尔茨海默病的发病相关,其中乙酰胆碱减少或缺失是阿尔茨海默病患者认知功能障碍的重要原因,多巴胺、5-羟色胺(5-HT)等减少可导致抑郁情绪和攻击行为。

4. 其他改变

高龄、糖尿病、血压异常、情绪抑郁、铝等微量元素改变、脑力活动少、文化程度低、脑外伤等可能与本病有关。

> 拓展阅读4-2　《阿尔茨海默病循证预防国际指南》推荐十大预防要点

二、临床表现

阿尔茨海默病起病隐匿,常无确切起病时间,早期往往不易被发现。一旦发生,即呈不可逆的缓慢进展,表现为全面性痴呆,如记忆障碍、失认、失语、失用及视空间技能损害等认知功能障碍,以及与此相关的执行功能障碍、人格与行为改变等,晚期可伴有幻觉、妄想、攻击等精神症状。

（一）认知障碍

认知障碍(cognitive disorder)是阿尔茨海默病的核心症状,记忆障碍与智能障碍是认知障碍的主要表现,主要症状为记忆障碍(近事遗忘为主)、失认、失用及失语等。

1. 记忆障碍

记忆障碍为阿尔茨海默病患者早期最突出、最主要的认知障碍。最初表现为近记忆力下降（首发症状为近事遗忘），患者不能回忆刚刚发生的事情，难以学习新知识、新事物。自己放好的东西无处找寻，做了一半的事情转身就忘，故厨房等家务场所常会有危险发生。早期患者对自身记忆问题有自知力，故力求弥补和掩饰，出现错构甚至虚构。以后逐渐对往事也出现遗忘，即远记忆力下降。

失认是记忆障碍的表现形式之一，患者不能认出曾经认识的人和其他事物，以不能认识面容最常见，不认识自己的亲人和朋友，最终不认识镜子中的自己。忘记家人的名字，晚期甚至忘记自己，大脑恢复出生时的空白状态，擦去脑中一切曾经的痕迹。

2. 智能障碍

阿尔茨海默病患者的感知理解、思维判断、抽象概括、空间想象、记忆力及专注力等认知功能（智力）全面下降，主要表现为逐渐加重的失用、失语及视空间能力下降（如不能临摹时钟等简单的立体图）等。

1）失用（apraxia） 日常生活中许多习以为常的物品不能辨别、使用，主要表现为患者不能从事家务劳动或其他工作，甚至洗漱、穿衣等基本的生活料理也需照护人员督促或帮助。计算能力每况愈下，难以完成连续"100 减 7"等简单的运算。

2）失语（aphasia） 言语功能不同程度障碍（失语）是阿尔茨海默病的常见特征性症状，是皮质功能障碍的敏感指标。早期表现为找词困难，听得懂他人问题却不知如何回答，讲话无序，内容空洞，或用词不当、命名不能，常不能列出同类物品的名称。逐渐失去语言沟通的能力而致社交困难，晚期出现构音障碍，甚至缄默不语。

3）定向力障碍（disorientation） 是记忆障碍和视空间能力下降的综合表现，阿尔茨海默病早、中期可见对时间、地点及人物的定向力障碍。患者最初说不清所处年、月、日及具体时间，继而空间定向障碍，方向感明显变差，可在熟悉的地方迷失方向，不认识回家的路（容易走失）、在家里找不到厕所等。

🔲 拓展阅读 4-3 早年语言能力与阿尔茨海默病的关系

（二）人格改变

阿尔茨海默病患者早期即可出现人格改变（personality change），但由于程度较轻而不易被重视。表现为性格明显改变，以自我为中心、自私自利、固执己见及敏感多疑等。

（三）精神行为症状

中晚期阿尔茨海默病患者可见精神病性症状（psychotic symptom），表现为情感抑郁、淡漠或易激惹，兴趣减少，意志减退，不修边幅、不讲卫生、收藏垃圾、随地便溺，语言粗俗、动辄发怒，对异性不礼貌、甚至当众裸体等。也可出现兴奋或欣快、睡眠障碍、日夜颠倒、妄想（被窃、被害、嫉妒妄想等）、幻觉（幻听、幻视等）、徘徊、无意义多动、自言自语或大声吼叫、焦躁不安、攻击倾向等。这些症状常是阿尔茨海默病患者求治的常见原因。

🔲 拓展阅读 4-4 灾难反应、日落综合征与双侧颞叶切除综合征

三、病程分期

阿尔茨海默病是一个进行性、不可逆的病程,随着时间的推移会逐渐加重,平均病程 8～10 年,最长可超过 15 年。发病早或有家族史者病程进展较快。根据病情严重程度,大致可分为 3 期,各期存在重叠和交叉,难以绝对区分。

(一)轻度(早期)

轻度(早期)又称遗忘期。主要表现为近事遗忘,渐渐出现计算能力及分析、思考及判断能力下降,复杂结构的视空间能力下降,难以处理复杂的工作或家务劳动、独立购物等,社交与沟通能力下降,活动范围减少,生活尚能自理,时间定向力障碍。此期可持续 1～3 年。

⊙ 拓展阅读 4-5 阿尔茨海默病"十大征兆"

(二)中度(中期)

中度(中期)又称混乱期。表现为近期、远期记忆均受损,空间定向障碍进一步加重,伴有失认、失用和失语,思维、情感障碍及人格改变明显,行为明显异常,部分日常生活需人照料,偶可见尿失禁。此期为 2～10 年。

(三)重度(晚期)

重度(晚期)又称极度痴呆期。各种认知功能均严重受损,表现为记忆几乎丧失殆尽,仅存片段的记忆。智能严重衰退,无法从事任何日常事务,完全失语,无法沟通。运动障碍,卧床或坐轮椅,故生活完全依赖照护者。常有肌强直和大小便失禁。查体可见锥体束征阳性,有强握和吸吮等原始反射,最终昏迷。此期为 8～12 年。

四、辅助检查

(一)心理测量

简易精神状态检查(Mini-Mental State Examination,MMSE)、蒙特利尔认知评估量表(Montreal Cognitive Assessment,MoCA)等可用于筛查阿尔茨海默病;韦氏记忆量表(Wechsler Memory Scale,WMS)和临床记忆量表(Clinical Memory Scale)可评估记忆。

(二)实验室检查

脑电图检查可正常或呈非特异性的弥漫性 α 慢波,头颅 CT 和 MRI 扫描可显示脑萎缩征象。病理学检查可见神经元减少或者消失、大量神经元纤维缠结和老年斑。神经化学和神经免疫学检查,在脑脊液检测中可见 tau 蛋白阳性,神经元乙酰胆碱转移酶和乙酰胆碱活性降低。

五、治疗原则

目前尚无根治和逆转阿尔茨海默病病程的药物,及早预防为上策。治疗宜早发现、早诊断、早治疗，采取综合措施，药物治疗及社会心理治疗，维持、改善脑功能，延缓疾病的进展。

（一）药物治疗

目前，对于该病的治疗没有特效药物，多采用对症治疗，以口服药物为主。

1. 乙酰胆碱酯酶抑制剂（AChEI）

乙酰胆碱酯酶抑制剂是一种口服可逆性胆碱酯酶抑制剂，首选多奈哌齐（安理申），也可用利斯的明、他克林、重酒石酸卡巴拉汀、加兰他敏及石杉碱甲等。此类药物可提高阿尔茨海默病患者脑皮质内的乙酰胆碱水平，改善其学习和记忆能力。

2. 其他药物

下列药物也可用于治疗阿尔茨海默病：盐酸美金刚（易倍申）等 N-甲基-D-天冬氨酸（NMDA）受体拮抗剂、吡拉西坦（脑复康）等 γ-氨基丁酸（GABA）类促智药。伴发精神症状的阿尔茨海默病患者可对症采用抗抑郁、抗焦虑及其他抗精神药物治疗。

（二）社会心理治疗

对阿尔茨海默病患者进行心理治疗是对药物治疗不可或缺的补充。应鼓励早期患者参与家务劳动等日常生活和社会活动，尽量减轻其生活依赖程度，以延缓精神衰退。

第二节　阿尔茨海默病患者的护理

▶ 在线课程 4-1　阿尔茨海默病案例分析

一、护理评估

（一）一般状况评估

1. 健康史

评估基础病进展，包括病因与诱因、主要症状、治疗等；评估药物过敏史、生长发育史、手术及外伤史、家族史等。

2. 生理功能

评估生命体征、饮食与排泄、睡眠时间与节律、有无昼夜颠倒、皮肤黏膜、有无活动耐力下降等。

（二）精神症状评估

1. 认知

评估有无错觉及幻听、幻视等知觉障碍，有无思维形式障碍与妄想，有无记忆力、智能、注意力、定向力和意识障碍，有无谵妄。

2. 情感情绪

通过患者的表情、眼神、语言和体态等评估患者有无焦虑、抑郁、情感不稳及易激惹等。

3. 意志行为

评估患者有无意志减退或缺乏,动作行为是否与周围环境相协调。

4. 自知力

评估患者对自身疾病、症状及治疗等的认知水平。

(三)心理社会功能评估

1. 心理功能

评估病前性格特征,是否存在应激,对疾病和住院的态度,治疗的合作程度等。

2. 社会功能

评估患者学习工作能力、人际关系、日常生活能力、家庭经济与情感结构等社会支持系统,评估家属对患者疾病的认知与态度、关怀及照护能力。

二、护理问题与护理目标

(一)护理问题

1)卫生/穿着/进食/如厕自理缺陷 与认知障碍、失认及失用有关。

2)营养失调/低于机体需要量 与生活自理能力差,不能自行进食有关。

3)排便失禁/便秘/尿潴留 与智力下降、活动减少及精神药物不良反应等有关。

4)有对他人/自己施行暴力的危险 与易激惹、抑郁及幻觉、妄想等有关。

5)有皮肤完整性受损的危险 与长期卧床、皮肤持续受压有关。

6)有感染的危险 与智能下降、生活自理能力低下、不知冷热随意脱衣、长期卧床、压力性损伤等有关。

7)焦虑/抑郁 与担心被家人和社会抛弃,以及伴发紧张不安、情绪低落有关。

8)社会交往障碍 与认知及语言障碍,以及失认、失语有关。

9)潜在并发症:窒息、外伤及药物不良反应 与噎食、呕吐、激越行为、缺乏对认知等有关。

(二)护理目标

1)患者能自行料理日常生活,如个人卫生、穿着、进食、如厕等。

2)患者营养供给合理,未发生营养不良。

3)患者未发生排便失禁、便秘、尿潴留,即使发生也能及时处理。

4)患者抑郁、激惹等情况得到及时处置,未发生自伤、伤人及毁物等情况。

5)长期卧床的患者受到良好照护,翻身、擦洗、更换等及时,未发生压力性损伤。

6)患者的日常生活得到较好的照护,未发生受凉、压力性损伤等情况,无感染发生。

7)医护人员及家人对其照护周到,患者焦虑或抑郁情绪明显减轻。

8)患者认知及语言功能下降缓慢,能维持基本的社会交往。

9）患者未发生窒息及外伤，各种药物的不良反应能得到及时、正确处理。

三、护理措施

（一）一般护理

1. 生活照护

对阿尔茨海默病患者要着重生活照顾，加强督促、指导或帮助其日常梳洗及大小便等。随时帮其增减衣被，以免受凉；指导患者穿衣，用尼龙搭扣替代纽扣或拉链；衣被整洁、干燥。

2. 饮食护理

给予阿尔茨海默病患者高蛋白、高热量、高维生素、低糖、低脂的清淡、易消化、不易噎食的饮食；注意饮食卫生，对于不能主动进食者要耐心地劝其进食；对失认严重、生活自理能力差者应协助进食，必要时喂食；对吞咽困难者应指导缓慢进食，不可催促，以防噎食或呛咳；晚期阿尔茨海默病患者可给予鼻饲营养丰富的流质饮食。对不知饥饱、抢食、暴饮暴食者要适当指导、控制食量。

（二）安全护理

由于阿尔茨海默病患者认知功能障碍和人格改变，极易发生各种危险，照护人员必须提高安全意识，落实防走失、防跌倒、防烫伤、防中毒、防自伤自杀、防着凉等措施，其中防走失对阿尔茨海默病患者有特殊意义，家庭落实防走失措施非常不易。

中、重度阿尔茨海默病患者记忆障碍明显，出现定向力障碍，应避免患者单独外出，同时家属要在患者衣兜等多处放置不同方式的"名片"，或用不易褪色的墨水写清患者姓名、家庭住址、疾病及联系电话号码等，以备万一患者迷路，也能及时被爱心人士发现后送回。佩戴爱心手环（图4-1）、项圈，在每件衣服上写上相关信息等均是良策，必要时可佩戴或植入北斗定位装置。

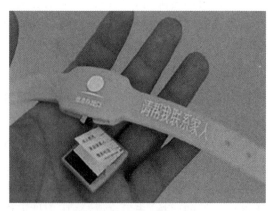

图4-1　防走失黄手环

（三）心理护理

为阿尔茨海默病患者营造温馨、舒适和整洁的住院或居家环境,使其保持愉快。照护人员必须具备超乎寻常的爱心与耐心,才可能做到对患者宽容大度、态度温和、关心体贴。

多鼓励、安慰患者,要设法哄其开心,不能指责或嫌弃,尊重其生活习惯,维护其自尊心。对患者可能做出的某些令人尴尬甚至不快的事情(如赤身裸体、到处乱涂大便及乱发脾气等),必须耐心地妥善处理和应对。

鼓励患者多参加社会活动,轻症者做力所能及的体力活动和运动,有利于稳定情绪,延缓认知功能与社交能力等的恶化进程。

（四）用药护理

药物治疗以口服为主。因用药种类多而复杂,照护人员须代为保管药物。服药时有人在旁陪伴、监督,以免漏服或错服。吞咽困难者不易吞服药片,可碾碎后溶于温水中服用。昏迷和不能吞咽者可从鼻饲管注入药物。

拒绝服药者需针对原因耐心解释,密切观察药物的不良反应。对伴有幻觉、抑郁甚至自杀倾向的患者,要妥善保管药品,以免发生意外。

（五）症状护理

调整阿尔茨海默病患者的行为,定时如厕,对尿失禁者定时提醒排尿,以期改善功能、减少并发症。采取分级生活支持,鼓励自我照护,让患者在日常生活中充分发挥和参与,提高独立生活的能力。去除一些诱发问题行为的因素。

（六）康复护理

1. 帮助备忘

帮助老年人准备一个备忘录,随时把有关的事情记下来,如电话号码、人名、地名及需办的事情等。老年人因易忘事而反复提问时,应耐心倾听并解答其疑问。

2. 包容遗忘

阿尔茨海默病患者虽早期就有近事遗忘的表现,但远期记忆仍保持良好。因此,常会回忆往事。照护人员应尽量理解包容患者,听其津津乐道地描述往日的幸福与辉煌、遗憾或悔恨,以保持患者良好的心境,宣泄内心积郁。对患者的错构和虚构现象不指责、不取笑、不揭穿。

3. 训练记忆

引导阿尔茨海默病患者看电视新闻,然后提问新闻的大致内容,鼓励其回答,训练记忆能力。但当患者记忆障碍较严重时,不强迫回答,以免造成患者内心的挫败感,诱发自卑、愧疚等不良心态。

（七）预防要点

预防阿尔茨海默病需从儿童抓起。人人做到积极用脑、适度运动、情绪乐观、饮食健康,对预防阿尔茨海默病等慢性病均有良好的效果。

1. 健脑健身,情绪乐观

勤用脑,多思考,多与他人交流,多进行读书、看报、下棋、听音乐等脑力活动,带领患者定期开展手指健脑操,适当进行手部及全身的锻炼,有利于促进脑细胞的新陈代谢,增强体质。降脂、减肥和控制高血压,保持大脑良好的血液供给,可延缓认知功能减退;保持乐观的情绪与良好的心态,能恢复脑内 5 - HT、多巴胺等神经递质水平,改善认知功能。

2. 规律作息,科学饮食

坚持有规律的生活,按时作息,保证足够的睡眠。饮食清淡,营养均衡,限制动物脂肪、盐、糖的摄入,多食富含卵磷脂、维生素 A、维生素 E 及锌、硒等微量元素的食物(如核桃、花生及榛子等坚果)。

减少含铝丰富(加工过程中添加明矾)食物的摄入,如油条、油饼、焦圈、薄脆,劣质的粉丝、粉条、粉皮、凉粉及用"泡打粉"为膨松剂的蛋糕等。

3. 防治基础疾病

积极防治抑郁发作、糖尿病、高血压、高血脂及脑卒中等基础疾病,去除肥胖、吸烟及酗酒等危险因素。

四、护理评价

1) 患者能否自行料理个人生活,如卫生、穿着、进食及如厕等。

2) 患者营养供给是否合理,有无发生营养不良。

3) 患者有无排便失禁、便秘、尿潴留,发生后是否及时处理。

4) 患者抑郁、激惹等情况能否得到及时处置,有无自伤、伤人及毁物等情况。

5) 长期卧床的患者照护是否到位,压力性损伤预防措施是否落实,有无发生压力性损伤。

6) 患者的日常生活有无得到良好训练和照护,有无发生受凉、压力性损伤等情况,有无各种感染发生。

7) 医护人员及家人的照护是否周到,患者焦虑或抑郁情绪有无减轻。

8) 患者认知及语言功能障碍进程有无得到阻止或延缓,基本社会交往能否维持。

9) 患者有无发生窒息及外伤,各种药物的不良反应能否得到及时、正确处理。

(龚丽俐)

PPT 课件　　复习与自测　　更多内容……

第五章　精神活性物质所致精神障碍及其护理

章前引言

近年来,随着社会环境的变化,摄取兴奋剂及精神活性物质者逐年增多,因摄取这些药品导致的精神障碍患者的数量也与日俱增,不仅患者的身心健康受到威胁,对患者家庭及社会也造成了严重的负面影响,部分患者甚至导致残疾。

本章简要介绍阿片类物质、酒精、烟草等常见精神活性物质所致身心损害患者的临床特点、治疗原则以及相关护理要点,其中康复措施是重中之重。

学习目标

(1) 培养良好的职业道德素养,尊重患者,积极向社会宣传毒品的危害和禁毒的重要性。

(2) 理解精神活性物质所致精神障碍的表现及其护理措施,重点理解预防复吸和复饮的措施。

(3) 认识精神活性物质所致精神障碍的概念和分类。

(4) 懂得精神活性物质所致精神障碍的病因与发病机制、治疗原则。

(5) 学会利用护理程序对精神活性物质所致精神障碍患者实施整体护理。

(6) 初步学会应用所学知识帮助精神活性物质所致精神障碍患者避免复吸和复饮。

思维导图

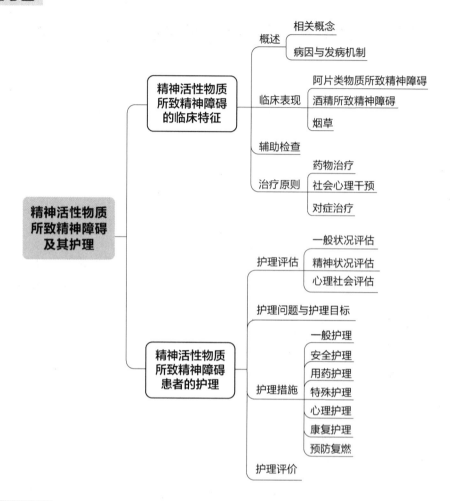

案例导入

　　孙先生,36岁。两年半前参加一次聚会时在朋友的诱导下开始吸食含海洛因的香烟,之后慢慢改为烫吸、静脉注射,若停用后就会出现无力、打哈欠、出汗、寒战、头痛及骨痛等一系列不适症状。患者吸食海洛因后意志渐渐减退,生活懒散,不能维持正常的工作生活,经常有冲动行为,被家人强制送入院。入院体格检查:患者有流涕现象,营养状况较差,消瘦,双上肢可见注射痕迹。精神检查:意识清,情绪低落,接触易激惹,对海洛因具有强烈渴求。

　　问题:

　　(1) 孙先生可能的疾病诊断是什么? 诊断依据有哪些?

　　(2) 孙先生存在哪些护理问题? 应采取哪些护理措施?

　　(3) 在康复阶段,护士可采取哪些措施帮助孙先生回归社会?

第一节　精神活性物质所致精神障碍的临床特征

全球范围内的精神活性物质滥用及成瘾,已成为当今全球的主要社会及医学问题之一。在我国,酒与烟草是最常见的日常消费品,其普及与被民众接受程度极高。近年来,鸦片(阿片类)、大麻及可卡因等麻醉类药物及致幻类、中枢兴奋类、镇静催眠类药物的滥用问题也十分严重。此类药物除了会导致成瘾之外,还具有不同程度的毒性及药理学特性,不仅会给个人、家庭及社会造成负担,还严重威胁摄取者身心健康,导致多种并发症,精神障碍就是常见的精神并发症。

一、概述

精神活性物质所致精神障碍是指来自人体外、直接影响精神活动的各种物质所致的精神障碍,包括阿片类物质、烟酒依赖、镇静安眠类药物、致幻剂及兴奋剂等伴发的精神障碍。

　📖 拓展阅读 5-1　全球精神活性物质危机

(一)相关概念

1. 精神活性物质

精神活性物质(psychoactive substance)又称成瘾物质、物质或药物,是指能对人类的情绪、行为、心理、意识等产生影响,并可使摄取者产生依赖性的化学物质。

毒品是社会学中的概念,指具有很强成瘾性而在社会上禁止使用的化学物质,我国常见的毒品有阿片类、大麻、可卡因及苯丙胺类兴奋剂等药物。烟酒是让国人习以为常的"毒品",损害人群最广,对健康的总体危害最大。

2. 物质依赖

物质依赖(substance dependence)是一组认知、行为等心理症状和生理综合征,使用者尽管明白滥用成瘾物质会带来严重后果,但仍然难以抵抗诱惑继续使用。自行摄取物质导致了耐受性增加、戒断症状和强制性觅药行为等。

强制性觅药行为是使用者不计后果地冲动性滥用物质,是失去自控能力的表现,与意志薄弱、道德败坏有所区别。

物质依赖一般分为躯体依赖及心理依赖。

1)躯体依赖　又称生理性依赖,是长期反复用药所致的病理性适应状态,主要表现为患者对物质的耐受性提高,停止用药后出现戒断症状。

2)心理依赖　又称精神依赖,是在使用物质后出现难以抵御的愉快感、满足感和欣快感,导致用药者出现对物质的"渴求状态",即为了再次寻求此种"美妙"的感觉而反复用药。

3. 戒断状态

戒断状态(withdrawal status)指停用物质或减少剂量、使用拮抗剂后出现的特殊心理生理症状群。一般表现为与所使用物质作用相反的症状,如中枢神经系统抑制剂酒精,戒断后出现的是兴奋、不眠等精神运动性兴奋症状群。躯体症状群起初表现为全身无力、哈欠连天、流涕流泪等症状,随后出现厌食、恶心呕吐、腹泻腹痛等消化道症状,心跳加速、血压升高及脉搏加快等心血管系统症状,胸闷、气促等呼吸系统症状,骨痛、关节痛及头痛等疼痛症状,排尿困难及少尿等泌尿系统症状。常有对成瘾物质强烈的渴求,情绪抑郁、焦虑、烦躁不安及睡眠障碍等,可伴错觉、幻觉及谵妄等神经精神症状。戒断状态的机制是长期用药后突然停药引起的适应性反跳。

　　🔲 拓展阅读 5－2　药物的滥用、耐受性与成瘾

（二）病因与发病机制

物质滥用和依赖是社会文化、个性心理、生物易感性(生化、代谢及遗传)等多种因素共同作用的结果。

1. 社会与心理因素

精神活性物质滥用的社会及心理因素包括家庭、社会、文化习俗及个性特征等。

1) 社会因素　精神活性物质滥用的主要社会因素有:①家庭影响,如单亲家庭,家庭情感与沟通模式不良。家庭成员吸毒是青少年吸毒的重要风险因素;②同伴间相互不良影响;③文化背景与社会环境影响,获取物质的容易程度。

2) 心理因素　依赖精神活性物质者一般的人格特征是喜怒过分形于色,且爱寻求刺激、反社会人格、情绪自控能力较差及易冲动等。

2. 生物因素

1) 脑内的"犒赏系统"与物质依赖　位于中脑边缘系统的犒赏系统是导致物质依赖的神经生化基础。多巴胺等神经递质变化是精神活性物质作用的后果,由此所致的一系列受体和受体后变化是物质依赖行为产生最直接的生化基础。

2) 代谢速度　精神活性物质代谢速度不同,个体对其耐受性就不同,物质依赖的易感性也不同。如天生缺乏乙醛脱氢酶的个体,饮酒后乙醇的中间代谢产物乙醛堆积导致严重不良反应,故不太可能成为酒精依赖者。

3) 遗传因素　酒精依赖表现出显著的家族聚集性,依赖者一级亲属出现酒精依赖的概率是正常人群的3~4倍。大量相关遗传学研究也已证明酒精依赖的遗传倾向。

　　🔲 拓展阅读 5－3　脑内的"犒赏系统"与药物依赖
　　　拓展阅读 5－4　犒赏与成瘾性物质

二、临床表现

（一）阿片类物质所致精神障碍

阿片类物质(opioid)所致精神障碍是指对机体产生类似于吗啡效应的一类药物,常见的

有阿片(鸦片、罂粟碱)、吗啡、海洛因、盐酸哌替啶(度冷丁)及美沙酮等,具有强烈的精神依赖。

1. 阿片类物质依赖

1)生理性依赖　患者使用阿片类物质一旦成瘾后,突然中断或减量,8～12 小时出现戒断反应,48～72 小时为极期,持续 7～10 天。长效药物美沙酮 1～3 天出现戒断反应,3～5 天为极期,戒断症状持续数周。

2)心理性依赖　成瘾者对毒品产生极强的渴求,需要不断地使用更大剂量毒品来体验心理上的快感以及避免断药所致的身心极度折磨。

2. 戒断状态

中断阿片类物质后会陆续出现各种戒断症状。一般在断药后 24～36 小时最为明显,2～3 天后躯体症状开始减轻,精神症状可迁延更久。

3. 阿片类过量中毒

阿片类过量中毒由过量药物静脉注射所致。多有意识不清,可达深度昏迷,呼吸极慢(每分钟 2～4 次),皮肤冰凉、瞳孔缩小、对光反射消失,肌肉松弛等表现。特征性表现是昏迷、呼吸抑制及针尖样瞳孔三联征。

(二)酒精所致精神障碍

酒精(alcohol)可严重干扰细胞代谢,明显降低神经系统功能。它可抑制维生素 B_1 的吸收及储存,影响糖代谢过程,改变神经组织结构和功能。脂溶性酒精可快速通过神经细胞膜和血脑屏障,影响神经细胞功能。自由基等酒精代谢产物也会损害神经系统。

1. 急性酒精中毒

急性酒精中毒(acute alcoholism)包括普通性醉酒、病理性醉酒和复杂性醉酒,生活中最常见的是普通性醉酒。

普通性醉酒也称单纯性醉酒,是由一次大量饮酒引起的急性酒精中毒。患者兴奋、话多、言行轻佻、不加思考、行为冲动及不计后果等类似轻躁狂的兴奋期症状,被送医后容易成为打砸医院的"医闹"。继之出现胡言乱语、步态蹒跚(醉酒步态)及困倦嗜睡等麻痹期症状。一般数小时或睡眠后可自行恢复。

　拓展阅读 5-5　病理性醉酒与复杂性醉酒

2. 慢性酒精中毒

慢性酒精中毒(chronic alcoholism)包括酒精依赖("酒瘾")、震颤谵妄(酒精戒断状态)、酒精中毒性幻觉症、酒精中毒性妄想症及酒精中毒性脑病等。

　拓展阅读 5-6　慢性酒精中毒

(三)烟草

我国是烟草消费大国。据《2016 年中国控烟报告》统计,每天有 3.16 亿中国人吸烟,7.4 亿人生活在被二手烟污染的环境中。2018 年,我国 15 岁及以上人群吸烟率为

26.6%，其中男性为 50.5%，女性为 2.1%；农村为 28.9%，城市为 25.1%。2019 年 7 月 9 日发布的《健康中国行动（2019—2030）》，提出的控烟行动目标是："到 2022 年和 2030 年，15 岁以上人群吸烟率分别低于 24.5% 和 20%"。

1. 尼古丁的药理学作用

尼古丁（烟碱）（nicotine）是烟草中引起依赖性的物质，通过作用于中脑边缘系统的尼古丁乙酰胆碱受体发挥身心作用，使中枢神经系统先兴奋后抑制。依赖者通过改变吸烟量与频度、吸入呼吸道的深度等途径维持体内尼古丁水平。当依赖形成后突然戒断时，会出现头痛、失眠、易激惹及唾液分泌增加等戒断症状，使吸烟者难以摆脱尼古丁的强烈控制。

2. 烟草危害

据 WHO 统计，烟草每年夺走世界上 400 万人的生命，其中 70% 来自中国等发展中国家，并且有逐年递增的趋势。

点燃的香烟烟雾中含有 50 多种有害物质，可导致呼吸道、消化道及心血管疾病。肺癌等多种常见癌症的发病与吸烟及被动吸烟有关，烟草中有强致癌物，如二甲基亚硝胺、二乙基亚硝胺、联氨、乙烯氯化物、芘、1-甲基吲哚类及 9-甲基咔唑类等。

3. 控烟策略

通过健康教育提高公众对吸烟危害性的认识，制定法律限制烟草产品广告及推销活动，规范烟草行业行为，提高烟税等对控烟都是非常必要、有效的措施。

对于吸烟个体，可通过松弛训练、认知疗法等改变行为与认知的综合方法，控制烟草使用，避免复吸。对于尼古丁依赖者，还可采用尼古丁替代、盐酸安非他酮（缓释剂）、伐尼克兰等药物治疗。

> 📖 拓展阅读 5-7　烟草及其危害和应对策略
> 　　拓展阅读 5-8　其他精神活性物质所致精神障碍

三、辅助检查

功能性磁共振成像（fMRI）检查多数提示前额叶脑区活动增强。部分患者电解质 6 项、肝肾功能[谷丙转氨酶（GPT/ALT）、谷草转氨酶（GOT/AST）、γ 谷氨酰转肽酶（GGT）、糖缺失性转铁蛋白（CDT）等]、甲状腺功能、维生素 B_2、叶酸等水平可出现异常。

四、治疗原则

（一）药物治疗

一般使用替代和非替代药物脱瘾治疗。治疗期间注意监测尿液，加强监控措施，及时发现复饮、复吸的证据，调整治疗计划，及时干预。对合并精神障碍的物质滥用者，应同时实施整体治疗。

（二）社会心理干预

可以从患者的用药行为以及相关的人际、职业、社会及家庭问题等全方位考虑，采取认知行为疗法、支持性心理治疗等多种心理治疗技术。

（三）对症治疗

对同时伴有艾滋病（AIDS）、病毒性肝炎及结核等感染性疾病的患者，提供必要的检测、咨询和其他援助。

第二节　精神活性物质所致精神障碍患者的护理

▶ 在线课程5-1　精神活性物质所致精神障碍患者的护理

一、护理评估

（一）一般状况评估

1. 健康史

了解有无家族遗传疾病、先天性疾病、代谢性疾病、躯体或精神疾病等，是否存在药物过敏、外伤、感染等；了解用药史、饮酒情况等；同时根据患者的态度评估其对治疗的配合度。

2. 生理功能

评估生命体征、饮食、睡眠、自理能力等，了解有无消瘦、营养不良、性功能下降等，是否存在躯体戒断症状等。

（二）精神状况评估

1. 认知

评估知觉是否改变，有无幻听与幻视、感觉过敏、减弱或增强等；评估有无思维形式或内容、智力及记忆力、定向力和注意力等障碍。

2. 情感情绪

评估戒断时有无抑郁、焦虑、恐惧、紧张等不良情绪，是否出现吵闹、兴奋及情绪不稳等情况，是否对过往行为存在自责、羞愧及悲伤等心理。

3. 意志行为

评估患者的用药动机，观察对戒断是否存在防御机制，是否发生争执、诉苦、抱怨、寻找物质、不惜一切代价继续用药等行为；有无步态不稳、动作不协调或迟缓等情况。

4. 自知力

评估患者对自身物质滥用与依赖及其危害是否有足够清醒的认知，是否有戒毒的信心、恒心及战胜一切困难的决心与毅力。

（三）心理社会评估

1. 心理功能

评估有无人格缺陷、人格不成熟等，是否存在反社会人格；评估患者自信程度及决策能力,是否存在自卑、孤独、仇恨、不合群、退缩、冷酷及缺乏爱心等心理状况。

2. 社会功能

评估患者现有生活方式与原有生活方式有无差别,生活需求是否得到满足;评估患者社会功能与社交能力,既往有无逃学、留级、偷窃、旷工及赌博等;评估患者的社会支持系统及与家庭成员的关系,家庭成员是否也存在滥用物质或酒精依赖等。

二、护理问题与护理目标

(一)护理问题

1)急性意识障碍　与成瘾物质、烟草或酒精过量中毒、戒断反应等有关。

2)营养失调/低于机体需要量　与以酒或药取代食物的摄取,导致消化系统功能障碍、缺乏食欲有关。

3)睡眠型态紊乱　与物质依赖所致兴奋及行为模式异常、戒断症状等有关。

4)潜在并发症:有感染的风险　与共用或重复使用注射器摄取物质、机体抵抗力下降等有关。

5)感知改变　与酒精或物质过量中毒、物质依赖及戒断反应等有关。

6)焦虑　与成瘾后个人应对机制无效、需要未获满足或戒断症状等有关。

7)自我概念紊乱/低自尊　与自我认知改变、缺乏正向反馈、家庭关系不良等有关。

8)个人应对无效　与成瘾者歪曲的世界观、人生观及价值观有关。

9)有暴力行为的危险(针对自己或他人)　与酒精或物质中毒所致负性情绪与精神症状、戒断反应有关。

10)社交障碍　与用药行为及其价值观不被社会接受、人格改变、行为退缩等有关。

(二)护理目标

1)急性中毒患者能保持生命体征平稳,避免发生危及生命的并发症。

2)患者的营养状态得到改善,未发生营养不良性疾病。

3)患者能按计划戒药、戒酒、戒烟,杜绝再次觅取物质行为。

4)患者戒断症状控制良好,睡眠型态、感知过程等逐渐恢复正常。

5)患者逐渐建立正向、积极的自我概念和应对机制。

6)患者能有效地处理和控制不良情绪和激越行为,未发生冲动、伤人及毁物等暴力行为。

7)患者能纠正对药物的不正确认知,并认真执行戒毒、戒酒、戒烟计划。

8)患者能建立正确的行为模式和有效的人际交往,并主动承担家庭及社会责任。

三、护理措施

(一)一般护理

1. 饮食护理

物质的滥用会导致患者食欲下降,戒断反应严重者易出现营养不良。对此,首先进行针对性的健康教育,让患者明确营养摄取对身体健康恢复的重要性,纠正患者的不良饮食习惯,帮助其主动规律进食、少食多餐,必要时提供低脂、低盐、低蛋白及低糖饮食等。

2. 睡眠护理

患者在戒断后常存在失眠情况,导致注意力不集中,出现多种躯体不适。应创造安静、舒适的睡眠环境,指导患者按时就寝与起床,规律作息;通过睡眠咨询人员,酌情选择助眠药物。

3. 生活护理

服用精神活性物质者常生活懒散,自理能力差。对此,要帮助患者养成良好的生活习惯,鼓励其自理日常生活。

(二)安全护理

定期检查患者的生活环境,门窗、办公室等必须上锁。严格执行病区安全管理制度,避免患者与成瘾物质等危险品接触。做好对患者亲友的健康宣教,避免其私带药物(酒)给患者,限制探视人数、场所、时间,探视时工作人员需在一旁,物品传递需先经工作人员检查。

(三)用药护理

出现戒断反应必须行药物干预,同时评估患者的意识、瞳孔、生命体征、饮食情况、震颤程度、出汗及情绪等心理状态。

药物替代治疗时,加强不良反应及药物作用观察,必要时立即报告医生。

(四)特殊护理

1. 处理过量中毒

评估患者瞳孔、肤色、意识、生命体征、分泌物及呕吐物,初步判断毒品的种类、性质,据此施以洗胃或拮抗剂与对症处理,确保能量代谢、水电解质代谢平衡,保证呼吸道畅通,做好呕吐患者护理。安度急性期后开展针对性的健康教育及心理疏导。

2. 干预戒断症状

观察及记录戒断症状出现的时间、频率及主要症状等,酒精依赖者的戒断症状大多出现在停止饮酒后的 24～48 小时。对于因严重震颤导致共济失调、无法正常行走者,协助其日常生活,加强防护,避免跌倒。

加强与酒瘾者的交流,评估患者对饮酒的渴求程度,及时展开对应的心理干预及健康教育,向患者及家属耐心宣教饮酒危害,坚定戒酒的决心,主动抵制饮酒的诱惑。

3. 防治复吸和复饮

滥用物质者由于对物质的耐受程度增高,戒断症状带来的折磨,以及心理上对物质的渴求等,容易出现依赖物质复吸、复饮,且多数患者为逃避责任,而为自己的行为找借口,还会自暴自弃。护士应加强对患者身心状况的观察,作出综合、准确的判断,通过展望美好的生活愿景,讲解成功戒除案例,帮助患者树立信心。通过正性行为干预,促其养成良好的生活习惯,掌握正确的社交技能,培养责任心,帮助人格重建以及行为模式的修复。

4. 防止交叉感染

入院时全面体检,对已确定或疑似患有传染性疾病的患者,使用一次性生活用品,加强消毒隔离。

(五)心理护理

使用精神活性物质的患者常有自卑、敏感,护士需做好隐私保护,加强情感交流,通过分析其个性与人生经历,发掘生活中的美好,树立人生目标。对患者以鼓励、安慰为主,帮助其尽快走出阴影,重建正常社交,恢复正常生活。

(六)康复护理

1. 丰富康复生活

协助患者明确人生目标,调动积极性。在病房中设置兴趣区,开展病友交流,组织文体活动并鼓励患者参加,丰富日常生活,避免苦闷、孤独等,避免因无聊、空虚而重新摄取药品。

2. 做好回归准备

通过回顾性分析,寻找滥用物质的原因,指导患者自行提出应对措施,提高独立解决问题的能力。及时对患者进行生活能力、社交能力及职业能力的训练,为回归社会做好充分准备。

3. 促进互助康复

与家属和相关部门联系,共同对患者进行监督,保证预后良好。建立微信群,定时回访,提供院外支持,创建患者之间的互助团队,提升康复信心。

(七)预防复燃

1. 社会重视,全民禁毒

联合公安部门开展相关活动,加强禁毒宣传和打击力度,提高居民对成瘾物质的警惕性。加强文明饮酒与严格控烟宣传,提供免费心理咨询服务,避免因家庭、环境及生活而滥用物质。

2. 家庭关爱,严防复燃

对出院患者的家属进行健康指导,告知其与患者相处时的注意事项,在监督患者时注意方法,不刺激、不"监视"。营造健康积极的康复环境,避免患者与不良人员接触。若家中存在另一个滥用酒精或药物者,需将他们隔离,避免接触而相互产生恶性影响。指导家属观察患者身心状况的方法,一旦发现患者复吸、复饮须及时送医。

四、护理评价

1)急性中毒患者能否保持生命体征平稳,有无危及生命的并发症发生。
2)患者的营养状态是否得到改善,有无发生营养不良的疾病。

3）患者能否按计划戒药、戒酒、戒烟，有无再次觅取物质的行为。

4）患者戒断症状能否良好控制，睡眠型态、感知过程等有无恢复正常。

5）患者能否建立正向、积极的自我概念和应对机制。

6）患者能否有效处理和控制不良情绪和激越行为，有无发生冲动、伤人及毁物等暴力行为。

7）患者能否纠正对药物的不正确认知，有无认真执行戒毒、戒酒、戒烟计划。

8）患者能否建立正确的行为模式和有效的人际交往，并主动承担家庭及社会责任。

（蒋 玲）

PPT 课件　　复习与自测　　更多内容……

第六章 精神分裂症及其护理

章前引言

　　精神分裂症是最常见的重性精神障碍,病因尚未阐明,多数为慢性起病、反复发作,病程进展具有波动性,需要长期服药或住院治疗,多次反复发作后可致精神衰退,影响患者及其家属的生活质量,给社会造成经济负担以及治安等各方面的影响。

　　精神分裂症可分为单纯型、青春型、紧张型和偏执型。临床表现有兴奋、幻觉、妄想等阳性症状,以及思维贫乏、情感淡漠、意志减退等阴性症状两大类。急性期以规范的药物治疗为主,辅以心理辅导等治疗措施。药物维持治疗是预防恢复期复发的主要措施。对精神分裂症患者应加强整体护理,包括一般护理、安全护理、用药护理、特殊症状护理、心理护理及康复护理等,确保患者心身康复。

·学习目标·

　　(1) 培养良好的职业素养,保护患者的自尊和隐私,理解、体谅患者,积极向社会宣传,促进社会对患者的包容关爱。

　　(2) 理解精神分裂症的常见临床表现、临床类型及护理措施。

　　(3) 认识精神分裂症的概念、常用治疗方法和护理诊断。

　　(4) 懂得精神分裂症的病因、发病机制与诊断标准。

　　(5) 学会应用问题解决的思维(护理程序)护理精神分裂症患者。

　　(6) 初步学会应用简明精神病评定量表、阳性症状量表、阴性症状量表、自知力与治疗态度问卷及护士用住院患者观察量表等评估精神分裂症患者。

思维导图

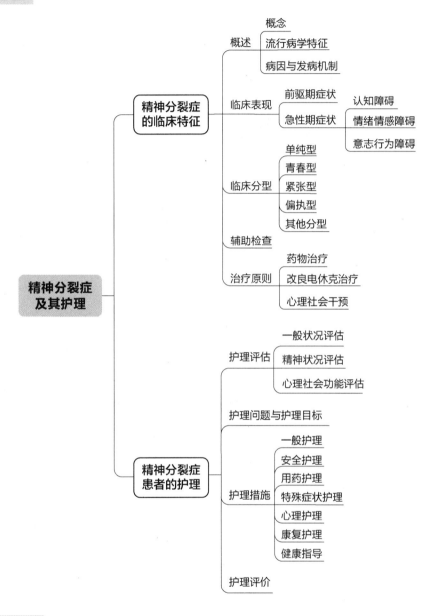

案例导入

小梅,女,18岁,高中生。病前性格:孤僻不合群,胆怯腼腆,不苟言笑,做事主动性差,依赖性强。其母曾因精神分裂症住院,父亲患焦虑障碍,常就诊于精神科门诊。

女孩平素学习成绩良好,待人有礼貌。三个月前无明显诱因出现失眠、上课时注意力不集中,主动要家长介绍男朋友。二个月前不去读书,在街上闲逛。住院前一个月,常半夜高歌、自言自语、痴笑、哭笑无常、扮鬼脸、动作怪异及照镜子。不肯吃苹果,说吃了会"病故"。有时头插鲜花,穿戴奇装异服、极不得体,甚至赤身裸体。无故将家中玻璃窗打碎,抓马桶里的大便吃,自打耳光,说话前言不搭后语,无故咒骂母亲,言语粗鲁,常为一点小事勃然大怒。

入院后躯体检查和神经系统检查未发现异常。

精神检查:意识清,定向力好,蓬头垢面,衣衫不整,花枝招展,不断傻笑,有时又歌又舞,歌曲内容支离破碎,舞步杂乱无章,言语散乱如"今天的甜蜜,我要传给下一代,也就是喜欢熊猫的人,末代皇帝走的时候,把我当熊猫一样抬到日本,黄岩蜜橘就是炎黄子孙……"否认有病。笑嘻嘻地对医生说:"我妈妈要死了""有人要害我"。

问题:

(1)小梅可能的疾病诊断是什么?诊断依据有哪些?

(2)小梅存在哪些护理问题?应采取哪些护理措施?

第一节　精神分裂症的临床特征

精神分裂症在我国城乡常见,目前全国有超过700万例精神分裂症患者,好发于青少年和中年人。患病率逐年提高,城市高于农村,女性高于男性,低收入阶层高于高收入阶层,患病率与家庭经济水平呈负相关。

一、概述

(一)概念

精神分裂症(schizophrenia)是一组病因未明的重性精神障碍,患者具有认知、情感和意志行为等多方面的障碍,并有精神活动脱离现实、与周围环境不协调等特征。患者一般无意识及智能障碍,常缓慢发病,病程迁延,呈慢性化和精神衰退现象,部分患者最终发展为整体功能下降或缺失,严重影响患者及其家庭的生活质量,一定程度上影响社会治安。

(二)病因与发病机制

1. 生物因素

与精神分裂症发病有关的生物因素有遗传因素、生物化学因素等。

1)遗传因素　精神分裂症的家族聚集性明显,患者近亲中的患病率比普通人群高数倍;与患者血缘关系越近,患病风险越高。双生子研究发现,同卵双生的同病率是异卵双生的 4～6 倍。

2）生物化学因素　与精神分裂症发病有关的生物化学因素有多巴胺功能异常和 5-羟色胺（5-HT）代谢紊乱等。

（1）多巴胺（DA）假说：认为精神分裂症患者是中枢 DA 功能亢进，或由于 DA 受体增加导致对其敏感性增高所致。氯丙嗪等吩噻嗪类经典抗精神病药物为 DA 受体拮抗剂，对精神分裂症的疗效肯定。

（2）5-HT 假说：认为精神分裂症的发生可能与 5-HT 代谢异常有关，5-HT 受体可能与人类情感、行为控制等有关。阿立哌唑、喹硫平等第 2 代非典型抗精神病药物是选择性单胺能拮抗剂，通过对 5-HT$_2$ 受体、D$_2$ 受体等较高的亲和力，竞争性抑制 5-HT 及 DA 的作用，抗精神病疗效显著。

3）其他生物因素　与精神分裂症发病有关的生物因素还有感染、中毒、大脑结构异常或脑部创伤、内分泌改变、神经发育因素（产伤）及药物依赖等。

2. 心理社会因素

个体的病前性格、家庭环境及父母的养育方式、不良生活事件、经济状况等，均是精神分裂症的可能发病因素。研究表明，具有内向孤僻、敏感多疑、胆小犹豫、主动性差及依赖性强等性格的个体更易罹患精神分裂症。

二、临床表现

精神分裂症的临床症状复杂多样，疾病不同阶段、不同类型的患者临床表现迥异，几乎包含精神科的全部症状和综合征。当然，任何一个病例也不可能表现出精神分裂症的所有症状。精神分裂症的临床表现均具有认知、情感及意志行为的不协调和脱离现实环境等特点。按照发展阶段分为前驱期和急性期。

（一）前驱期症状

1. 认知改变

患者对自我和外界的感知改变，出现古怪或异常观念，注意力难以集中、学习和工作能力下降等。

2. 情绪情感改变

抑郁、焦虑、情绪波动、易激惹、恐惧及情感趋向淡漠等情绪情感改变，是多数精神分裂症患者出现典型症状之前的先兆。

3. 意志行为改变

患者多有意志减退，表现为兴趣缺乏或参加社会活动减少及敏感多疑。部分患者前驱症状表现为躯体不适、食欲改变、睡眠障碍、萎靡不振、容易疲劳、头痛头晕及对工作生活缺乏兴趣等表现。言行古怪，让常人难以理解，也是精神分裂症前驱症状中的常见表现。

4. 个性改变

精神分裂症患者早期人格改变表现为对亲人、同事、朋友从热情友好变为态度冷淡,日常生活从勤快、干练变得懒散拖沓,对待利益从慷慨无私变得自私自利,在社会生活与工作中从循规蹈矩变得不守纪律等。患者性格变得孤僻、执拗,多疑及敌对,可影响其人际沟通和社会功能。

（二）急性期症状

精神分裂症急性期患者,认知、情绪情感、意志行为等各方面的障碍更加突出,且具有特征性。

1. 认知障碍

感知觉障碍、思维障碍、注意障碍等认知障碍见于多数精神分裂症急性期患者。

1) 感知觉障碍　幻觉是精神分裂症患者感知觉障碍中的主要表现,可以出现各种幻觉,如幻听、幻视、幻嗅、幻味、幻触及内脏性幻觉等,最常见的幻听表现为评论性、议论性及命令性幻听。

2) 思维障碍　精神分裂症患者的思维障碍,表现为各种思维形式障碍和思维内容障碍。其中,思维内容障碍以各种妄想为主,对精神分裂症多具有诊断价值。

（1）思维形式障碍:包括思维联想障碍和思维逻辑障碍等。精神分裂症患者常见的思维联想障碍有思维贫乏、思维散漫、思维破裂、思维不连贯及思维中断等,常使人感觉与其交流特别"费劲"。思维逻辑障碍表现为病理性象征性思维、语词新作及逻辑倒错性思维等,让人感觉患者的想法很"可笑"。

（2）思维内容障碍:主要表现为妄想,是精神分裂症患者最常见的特征性症状之一。在幻觉基础上发生的继发性妄想比原发性妄想更常见。临床常见关系被害妄想、物理影响妄想（被控制感）、钟情妄想、嫉妒妄想、罪恶妄想、疑病妄想及非血统妄想等。

3) 其他认知障碍　精神分裂症患者还可出现其他认知功能缺损,如注意障碍、记忆障碍,慢性精神衰退患者可有智力减退。

2. 情绪情感障碍

情感倒错、情感矛盾及情感淡漠等情感障碍见于不同类型的精神分裂症患者,他们的情感表达与内、外环境不相协调。

焦虑和抑郁等负性情绪可以是精神分裂症患者症状的一部分,也可能继发于疾病影响、药物不良反应或患者对疾病本质的认知和担忧。

3. 意志行为障碍

常见于精神分裂症患者的意志障碍包括意志增强、意志减退或意志缺乏、紧张综合征、精神运动性兴奋等症状。

4. 其他症状

精神分裂症患者还可出现其他多种精神症状,如不同程度的自知力障碍,是影响患者治疗依从性及预后的主要因素之一;睡眠障碍也普遍存在。

🔲 拓展阅读6-1　精神分裂症Ⅰ型与Ⅱ型的特点

三、临床分型

根据精神分裂症患者稳定的临床综合征分为若干亚群：单纯型、青春型、紧张型及偏执型等，其划分并不绝对，病情可能转变。

（一）单纯型

单纯型精神分裂症（simple schizophrenia）好发于青少年，较少见，隐匿起病、持续发展，临床以思维贫乏、情感淡漠、意志减退或意志缺乏等阴性症状为主。早期表现为晚上失眠，白天易疲劳，工作学习效率下降，缺乏本能欲望及本能活动，最初常不被重视。逐渐出现生活懒散并日益加重，情感淡漠，兴趣下降，不关心周围一切人和事，整天不说话，孤僻不合群，被动退缩，没有任何欲望，生活毫无目标（图 6-1），个性改变逐日明显。幻觉及妄想不明显。因对周围的人与环境并无大碍，早期家长多以否认心态应对，往往在病程进展多年后或病情较严重时才就诊，疗效与预后差。

🖳 在线案例 6-1　单纯型精神分裂症

（二）青春型

青春型精神分裂症（hebephrenic schizophrenia）也称紊乱型精神分裂症，好发于青年期（15～25 岁），急性或亚急性起病。以思维、情感及意志行为紊乱为主要表现。思维散漫甚至破裂，言语增多且凌乱，内容荒诞离奇，缺乏逻辑性；幻觉丰富而生动，妄想碎片化，内容荒诞多变（图 6-2）。情感肤浅、不协调，喜怒无常，表情做作。行为幼稚、愚蠢、奇特，好扮鬼脸，忽视个人修饰，穿戴不得体，花枝招展，奇装异服，脏乱不堪，常有兴奋冲动，性欲及食欲等本能活动亢进，意向倒错（吃脏东西或异物、喝脏水或屎尿）。病情进展较快，偶可自发缓解，但易复发，若能系统规范治疗、长期坚持服药，有望获得较好疗效与预后。

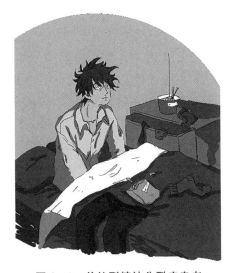

图 6-1　单纯型精神分裂症患者

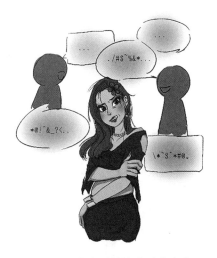

图 6-2　青春型精神分裂症患者

📖 在线案例6-2　青春型精神分裂症

（三）紧张型

紧张型精神分裂症（catatonic schizophrenia）也称木僵型精神分裂症，好发于青壮年，急性起病。临床以紧张性木僵与紧张性兴奋等紧张综合征为主要表现，可单独或交替出现，持续数日至数周不等，可自行缓解，积极治疗预后较好。

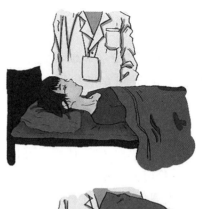

1. 紧张性木僵

突出表现是精神运动性抑制，轻者少语少动、缄默、违拗，重者不语、不动、不食，大小便及唾液滞留，对外界刺激缺乏反应。肌张力增高，严重者出现空气枕头（图6-3）或蜡样屈曲。可伴幻觉与妄想。患者意识清楚，对周围事物存在感知，病后对所经历事件能回忆。

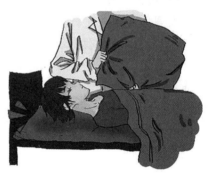

2. 紧张性兴奋

以突然发生的精神运动性兴奋为特点，患者可突发不可理解、难以遏制的冲动行为，突然起床，砸东西，伤人毁物，在室内无目的地徘徊或原地踏步，期间言语刻板单调。持续数日或数周后又转入木僵状态。此型常自发缓解。

图6-3　紧张型精神分裂症患者—空气枕头

📖 在线案例6-3　紧张型精神分裂症

（四）偏执型

偏执型精神分裂症（paranoid schizophrenia）又称妄想型精神分裂症（图6-4），是精神分裂症最常见的类型，多在青壮年或中年期缓慢起病。临床以幻觉和系统且顽固的妄想为主要表现，幻觉和妄想的内容较离奇、抽象、脱离现实。最常见的幻觉是幻听，以评论性、命令性等言语性幻听为主。内容多对患者不利，导致其不愉快甚至愤怒、仇恨等情绪体验及自伤、伤人、毁物等暴力冲动行为。最常见的妄想是被害妄想与关系妄想，且常同时发生，合称"关系被害妄想"。有些患者还存在物理影响妄想、嫉妒妄想及钟情妄想等。患者在各种幻觉、妄想支配下出

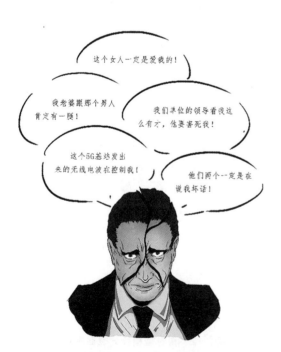

图6-4　偏执型精神分裂症患者—妄想型

现杀人、反复上访、恐惧不安、到处寻找"监视器",想摆脱某种"控制"他的物理现象、跟踪爱人及骚扰被钟情者等意志增强的表现。

部分妄想型精神分裂症患者思维形式改变不明显,思维常严谨缜密。在该型患者妄想内容之外的认知、情感和意志行为、个性改变及退化不明显。在发病多年后相当长时间内,仍可保存部分或全部工作学习能力。因此,易被忽略。病程发展缓慢,若能早期发现、及时确诊并系统治疗,预后尚好,但部分患者的妄想经久难愈。

在线案例 6-4 偏执型精神分裂症

课堂小结 6-1 4型典型精神分裂症的临床特征

(五) 其他分型

除了上述典型分型,精神分裂症尚有未分化型、残留型等其他分型。

1. 未分化型

病情符合精神分裂症的诊断标准,有明显的精神病性症状,但不符合前述4型中的任何一型,或症状是上述多型的混合。典型的上述4型患者并不常见,未分化型患者临床更多见。

2. 残留型

残留型指精神分裂症慢性期,疾病从症状活跃期进入晚期,以思维贫乏、情感淡漠及意志减退等长期但可逆的阴性症状为主要表现,如精神运动迟滞,言语量少及内容贫乏,对外界事物缺乏兴趣,行为缺乏主动性等。

3. 分裂症后抑郁型

半数左右的精神分裂症患者伴有抑郁症状,与精神病性症状、长期应用抗精神病药物和恢复自知力后的病耻感等有关。

拓展阅读 6-2 分裂症后抑郁及其诊断要点

四、辅助检查

(一) 心理测量

护士用住院患者观察量表(Nurse Observation Scale for Inpatient Evaluation,NOSIE)评定患者的行为障碍程度,反映疗程中的病情演变情况和疗效。简明精神病评定量表(Brief Psychiatric Rating Scale,BPRS)作为精神分裂症患者病情严重程度和精神病理表现的描述指标,评分越高,病情越严重。综合阳性症状评定量表(Scale for Assessment of Positive Symptoms,SAPS)和阴性症状评定量表(Scale for Assessment of Negative Symptoms,SANS)的结果,可将精神分裂症分型。自知力与治疗态度问卷(Insight and Treatment Attitude Questionnaire,ITAQ)可判断精神分裂症患者疾病的轻重和好转程度。

(二) 实验室检查

大部分精神分裂症患者的脑电图显示低波幅、非同步、快而不明显的 α 波。CT、MRI 检查显示,部分患者脑室扩大,额叶脑皮质不同程度萎缩,小脑体积略小。

　　拓展阅读 6-3　精神分裂症患者的诊断

五、治疗原则

精神分裂症的治疗目标是控制症状、降低复发率,最大限度改善患者的社会功能和生命质量。在各种治疗方法中,规范的抗精神病药物治疗、电休克治疗等能使急性期患者尽快减轻或控制症状。但在预防复发和提高社会适应能力方面,在药物维持治疗的前提下,社会支持系统及认知心理治疗、心理社会康复等措施也起着举足轻重的作用。

(一) 药物治疗

1. 治疗原则

药物治疗应系统规范。早发现、早诊断、早治疗是关键,能提高干预率;早期、足量、足疗程用药,综合多因素选用药物,能提高治疗依从性;尽量单一用药、剂量最小化、剂量个体化,密切观察药物不良反应,能提高用药安全性。终极目标是促进患者回归社会。

2. 常用药物

对以幻觉、妄想、行为紊乱、精神运动性兴奋等阳性症状为主的精神分裂症患者有较强镇静作用的药物有:硫利哒嗪、氯丙嗪、奋乃静、氟哌啶醇、五氟利多等经典抗精神病药物。阿立哌唑、喹硫平、利培酮、奥氮平、氨磺必利等非经典抗精神病药物,不但对阳性症状和阴性症状(思维贫乏、情感淡漠、意志缺乏)均有较好的疗效,还能改善认知和情感障碍,不良反应少而轻。

3. 疗程与时间

精神分裂症患者急性期的治疗时间至少 4～8 周,巩固期为 3～6 个月。首次发作患者维持期治疗时间至少 1～2 年。不同分型、不同病程及不同病情的精神分裂症患者,维持期治疗时间有较大差异,反复发作、症状控制不彻底、残留症状较多的患者多数需终身维持药物治疗。

(二) 改良电休克治疗

改良电休克治疗(MECT)对控制精神分裂症患者的紧张性木僵或违拗、极度兴奋躁动、冲动暴力行为、自杀自伤等症状效果良好。药物治疗合并使用 MECT 可缩短病程,促进康复。

(三) 心理社会干预

在药物治疗的基础上,对不同病程中的精神分裂症患者进行相应的心理社会干预,可以有效地提升患者自身的心理抗挫力,促进社会功能恢复,提高生活质量,改善预后,降低复发率。干预方法主要包括认知行为治疗、社会技能训练、家庭干预及职业康复训练等。家庭成员及社会人员对患者的不正确态度,生活中的不良事件等均可影响病情与预后,导致复发。

📖 拓展阅读6-4　精神分裂症的早期干预与全病程管理

第二节　精神分裂症患者的护理

▶ 在线课程6-1　精神分裂症患者的护理

按照护理程序,对精神分裂症患者进行全面护理评估,作出护理诊断,制订护理目标,实施护理措施后进行护理评价。

一、护理评估

精神分裂症患者病史资料的主要来源是患者的精神检查、躯体检查,以及对患者情况最了解的亲属、社区工作人员等的陈述。

(一)一般状况评估

评估精神分裂症患者的一般状况,包括其现病史、既往史、个人史及家族史等健康史与各种生理功能。

1. 健康史

1)现病史　此次发病有无明显诱因,发病时间与具体表现,对学习工作的影响程度,就诊原因(主诉),就医经过,目前身体状况(饮食、睡眠、生活能否自理、大小便、活动情况及心理状况)等。

2)既往史　患者既往健康状况,躯体各系统疾病史,有无药物过敏史、感染及外伤手术史等。既往精神疾病情况(是否曾经发过病、发病情况、治疗经过、是否用药物维持);患者用药种类、用药途径、持续时间、目前药量,有无药物不良反应等;患者的治疗依从性。

3)个人史　患者的生长发育情况、成长及智力情况、学习经历、就业情况、婚姻状况、有无烟酒等不良嗜好,女患者月经史与生育史。

4)家族史　患者有无精神病家族遗传史,两系三代亲属中有无精神疾病患者。

2. 生理功能

评估患者的生命体征、营养状况,有无吞咽困难、体重改变、皮肤完整性受损、尿潴留或尿失禁、便秘或腹泻,生活自理能力如何等。

(二)精神症状评估

精神分裂症的精神症状,包括认知、情绪情感、意志行为及自知力等障碍。

1. 认知障碍

评估患者有无幻觉及其表现形式和内容、程度与频率、持续时间等;评估患者有无思维联想障碍,如思维破裂、思维散漫及思维贫乏等;有无思维逻辑障碍,如逻辑倒错性思维、病理性象征性思维;有无思维内容障碍,如妄想内容、程度、频率及持续时间等;有无注意力、记忆力及定向力的改变等。

2. 情绪情感障碍

评估患者的情感状况,有无情感淡漠、情感倒错、情感幼稚及情感不协调等。

3. 意志行为障碍

评估患者有无意志增强、意志缺乏等意志障碍,有无行为退缩,患者的行为是否符合其文化背景,与周围环境是否适宜,有无意向倒错;有无精神运动性抑制(木僵、违拗及缄默)或精神运动性兴奋(言行与周围环境是否协调,有无感染力);有无模仿动作、刻板动作及作态等行为改变;有无暴力行为、自杀及伤人等行为(倾向)。

4. 自知力

评估患者是否有现实检验能力,对自身疾病、症状及治疗的认识程度。

(三)心理社会功能评估

精神分裂症患者的心理社会状况与其发病情况有关,也影响着症状特点、治疗依从性及其疗效等。

1. 心理功能

评估患者发病前的性格特点,有无个性改变;近期有无应激性生活事件及患者的应对方式,患者对疾病的认识,对住院的态度及对治疗的合作程度等。

2. 社会功能

评估患者的社会交往情况和社会关系,与亲友、同事的相处情况,有无社会交往能力改变;评估支持系统,如婚姻状况有无改变,家庭成员对患者疾病的认识,对患者的重视程度及照顾方式,对治疗的态度;评估经济状况与医疗保障情况等。

二、护理问题与护理目标

(一)护理问题

1)有对他人施行暴力的危险　与命令性幻听、被害妄想、精神运动性兴奋、意向倒错及自知力缺乏等因素有关。

2)有自杀的危险　与命令性幻听、自罪妄想等有关。

3)感知改变　与感知觉障碍、注意力不集中有关。

4)思维过程改变　与思维形式与内容障碍有关。

5)睡眠型态紊乱　与幻觉、妄想及精神运动性兴奋等有关。

6)营养失调/低于机体需要量　与幻觉、妄想、极度兴奋、躁动,消耗量明显增加,紧张性木僵致摄入不足及违拗不合作等有关。

7) 卫生/穿着/进食/如厕自理缺陷 与紧张性木僵状态、精神衰退导致生活懒散有关。

8) 不合作 与幻觉、妄想、违拗及自知力缺失等有关。

9) 社交障碍 与幻觉、妄想、情感障碍、言行紊乱及兴奋躁动等有关。

10) 便秘 与精神运动性抑制、精神衰退等活动减少及药物不良反应等有关。

（二）护理目标

1) 患者在住院期间不发生自伤、伤人及冲动毁物行为，能合理控制情绪。

2) 患者不发生自杀行为，在病情不稳定时处于工作人员严密监护中。

3) 患者的感知障碍等精神症状尽快控制，日常生活尽可能不被异常感知所左右。

4) 患者能接受治疗、配合护理，尽快控制精神症状，减轻病损。

5) 患者睡眠得到改善，能按时入睡，保证睡眠时间，并学会应对失眠的方法。

6) 患者能自行进食，保证机体需要量，对不能自行进食者协助进食，必要时给予鼻饲或静脉补液。

7) 患者保持衣物整洁，无异味，最大程度自理或在协助下完成卫生、穿着、进食及如厕等。

8) 患者能较快熟悉环境，愿意配合治疗及护理，主动服药，并能主动表达服药后反应。

9) 患者能表达内心感受，愿意参与社交活动，能主动与医务人员交谈。

10) 患者活动适宜，饮食合理，药物不良反应能及时处理，没有发生便秘或便秘后能及时正确处理。

三、护理措施

精神分裂症患者的护理措施包括一般护理、安全护理、用药护理、特殊症状护理、心理护理及康复护理等。

（一）一般护理

精神分裂症患者因各种精神症状影响而导致饮食、卫生和睡眠障碍，做好患者的饮食护理、生活护理及睡眠护理是基本要求。

1. 饮食护理

评估患者进食情况，对抢食、暴饮暴食者，需严防噎食，限制患者进食量。对于拒食患者，需分析原因，采取针对性护理。

1) 被害妄想患者 认为饭菜里有毒而不敢进食，用餐时允许患者先挑选或自己取食。必要时可用示范法，集体进餐，让患者看病友取食与进食过程；严重者可先吃一口患者的饭菜，确保"无毒"，患者有望安心进食。

2) 罪恶妄想患者 常认为自己犯了十恶不赦之罪，不配吃好饭好菜。可将饭菜拌在一起，让其感觉这是"剩菜剩饭"，必要时还可将饭菜放在地上，让其感觉这是"狗粮"或"猫食"，患者就有可能觉得自己有资格吃而进食。

3）过度兴奋、行为紊乱患者　他们常"忙忙碌碌"而无暇进食,安排其单独进食或有专人在旁监护,必要时可直接喂食。

4）虚无妄想患者　认为自己的胃或肠子没有了,甚至整个肚子都空了而不能进食,可尝试给予流质饮食,必要时行管饲或静脉补液肠外营养。

5）木僵患者　对于因木僵而不语不动不进食的患者,可以将饭菜放在床旁,以备其木僵缓解或在没人注意时自行进食。

6）吞咽困难患者　多由于药物不良反应或精神衰退引起,可导致长期进食困难、营养不良及抵抗力下降。需专人守护、耐心等待,不可催促。必要时,予半流质或流质食物,加强观察,防止噎食。

2. 生活护理

对意志减退、生活懒散的患者及受精神症状支配而生活无规律的患者,督促、训练、协助料理个人生活。帮助患者维持清洁舒适及社会适应能力;木僵患者需做好排泄护理及皮肤护理,预防压力性损伤及泌尿系统感染等并发症。

3. 睡眠护理

夜间加强巡视,适时评估患者的睡眠状况。对流涎明显的患者协助取侧卧位;对因药物不良反应所致身体不适影响睡眠者,给予对症处理及精神安慰;对因精神症状支配而影响睡眠的患者,仔细倾听,寻找适当的应对方式,转移患者的注意力;对康复期患者睡眠节律改变者,须警惕疾病复发可能,做好观察和记录。

（二）安全护理

在精神病区,由于患者受多种精神症状影响,可以导致暴力行为（伤人毁物）、自杀或自伤、外逃等多种意外,加强病房安全管理、合理安置患者、严密监护重点患者,有效预防并及时处理各种意外,是精神科护理工作的前提和基础。

1. 加强病房安全管理

精神科病房的安全管理是各项工作的前提,贯穿护理工作的始终。从病房设施设备的设计布局,到各项安全制度的制订和实施,一刻一处都不能松懈。封闭式管理的精神病区,门窗必须坚固,患者不能自行打开门锁,以防患者外逃。室内家具简洁牢固,不能被患者轻易移动或扔掷;病区中避免患者独自接触到带状物、尖锐物品、高温物品、带电物品、贵重物品与通讯设备等任何危险物品,严格执行安全检查制度。

2. 分类安置、重点监护

严格遵守精神科分级护理制度,对有暴力冲动、自杀自伤、外逃等行为者酌情予以一级护理或特级护理,安置在隔离间或精神科重症监护病房,工作人员每 15～30 分钟巡视一次,特级护理患者需 24 小时密切监护。护理人员须熟记重症患者的病情、诊断、治疗情况、姓名与面貌、行为特征等,加强监护,重点预防并观察、处理;对有严重消极、冲动、外逃言行的患者及伴有严重躯体疾病者,其活动范围必须严格控制在工作人员视线内,严密监护患者的病情动态,尤须加强进食及服药期间、夜深人静等特殊时段的监护。

阳性症状丰富、情绪不稳的患者应与木僵、痴呆等行动迟缓患者隔离，避免他伤。

（三）用药护理

1. 观察抗精神病药物的不良反应

服用氟哌啶醇、氯丙嗪等第一代抗精神病药物的患者，重点观察锥体外系不良反应和抗胆碱能作用（临床已很少用）。

服用阿立哌唑、喹硫平、利培酮、奥氮平及氯氮平等第二代抗精神病药物者，关注其体重、血糖、血脂及月经等变化，以及心血管系统不良反应和粒细胞改变。

2. 不同状态患者的用药护理

精神分裂症患者受精神症状影响易出现异常行为，常与药物不良反应所致躯体症状相似，如使用氟哌啶醇的患者常见静坐不能，烦躁不安、恐惧，甚至有激越行为，须与部分被害妄想患者的异常行为鉴别并予以重视。

部分长期服用多种抗精神病药物的精神分裂症Ⅱ型患者往往缺乏主诉，应严密观察药物的不良反应并记录，若发现患者有脸色苍白、脉速、流涎、吞咽困难及意识模糊等应及时处理。

3. 加强用药管理

缺乏自知力是多数精神分裂症患者的主要表现，严重影响患者的治疗依从性，易出现藏药、拒药等行为。因此，服药管理尤显重要。

1）建立信任感　护理人员主动与患者交谈，建立良好护患关系和信任感，把握患者的服药心理，及时疏导、解除顾虑，减轻精神症状对其治疗的影响，还可请预后良好的患者现身说法，提高患者服药主动性和依从性。

2）确保服药到胃　发药时需两位工作人员密切协作，确保发药到手、看药到口，服药后检查患者的指缝、口腔颊部及舌下等任何可能藏药之处。服药期间，护理人员还需密切关注卫生间内有无患者私自催吐等异常情况。监测患者服药后的不良反应，也是判断其是否服药到胃的方法之一。

4. 提高服药依从性

精神分裂症患者的服药依从性普遍不高，有多方面原因，护理人员须针对缺乏自知力、严重药物不良反应、受精神症状及经济条件影响、担心影响婚育等不同原因的患者开展健康宣教，切实提高患者服药的依从性和药物疗效。

（四）特殊症状护理

精神分裂症患者常见的特殊症状有幻觉、妄想、兴奋躁动、自伤自杀、外逃及木僵等，针对不同病情开展相应护理工作，是精神科护理的重点。暴力行为、自杀行为与外逃行为的护理，参见第十五章。

1. 幻觉状态的护理

1）观察病情　注意观察患者的表情、言语、情绪和行为表现，掌握幻觉出现的次数与时间及其规律性、幻觉内容，有冲动及外逃倾向者将其安置在重点观察室。

2）获取信任　耐心倾听，不急于纠正，不与患者争辩幻觉内容的可信度，给予共情与安慰，取得信任。

3）转移注意力　根据患者的兴趣爱好及特长，引导安排其参加看电视、玩扑克牌等温和的工娱治疗活动，转移注意力。

2. 妄想状态的护理

评估妄想的内容、出现频率与时间等规律；逐步诱导患者认识自己的思维特点，不与患者争辩妄想内容是否真实可信。针对不同妄想内容对症处理，如对有关系妄想的患者，接触时应言行谨慎，不要在患者身旁交头接耳、谈论其病情或发出笑声，以免患者认为护理人员也在背后说他坏话而影响信任度，且妄想内容易被强化；对被害妄想患者，设法了解嫌疑对象，若是同室病友应及时转移以防冲动报复；对受妄想支配产生自杀、自伤、冲动倾向的患者，安排在重症监护病房，外出检查等要严密监护，必要时暂缓非紧急的外出检查。

3. 木僵患者的护理

木僵患者由于完全丧失自我保护能力和自理能力，极易受到兴奋冲动病友的伤害，故应将患者分室管理，保持环境安静、安全。不在患者面前谈论病情，密切观察病情变化，防止患者突然由木僵转为紧张性兴奋而冲动。对于严重木僵有蜡样屈曲的患者，治疗护理后将其肢体置于功能位。保持呼吸道通畅，平卧时头偏向一侧。做好患者的清洁护理，加强口腔卫生、皮肤护理和排泄护理，预防压力性损伤和各系统感染。

（五）心理护理

对精神分裂症患者做好心理护理可有效增进护患了解和信任，提高患者的治疗依从性，改善预后。

1. 建立良好护患关系

护理人员对患者礼貌相待，保护隐私，言行中表现出对患者无条件的尊重与关爱。对患者的病态认知不敷衍，更不能讥讽、训斥，用真诚的表情与眼神、温柔的语调与举止表达对患者内心体验的理解。

2. 正确应用沟通技巧

与患者交谈时，鼓励患者表达内心感受，针对不同心理问题采用不同的沟通技巧。例如：针对反复住院、怕出院后疾病复发的患者，鼓励其回忆院外服药状况、生活规律性、人际关系及重大生活事件等，细致地找出导致疾病复发的相关因素，引导分析不足，激发改变动力。

3. 强化社会支持系统

护理人员主动与家属沟通，了解家属顾忌，促进其对患者采取正确态度，避免责骂、歧视患者，鼓励家属多探视、陪伴、理解、关心患者，从而提高患者的治疗信心和对未来生活的期待。

（六）康复护理

加强对精神分裂症巩固期患者的康复护理，丰富患者的住院生活，开展形式多样的康复训练能明显改善疗效及预后。

1. 丰富住院生活

鼓励患者参加集体活动,合理安排娱乐和医疗活动,酌情参与竞技类比赛。激发患者的兴趣、爱好,发挥其特长,满足自我实现的需要。同时可转移患者对幻觉、妄想等精神症状的注意力,减轻精神症状对患者的不良影响。

2. 开展康复训练

针对不同病情的患者,应采取形式多样的针对性康复训练。对于木僵等紧张型精神分裂症患者,以肢体放松训练为主,通过按摩、床上被动活动等,避免关节僵硬和肌肉萎缩。对于青春型、单纯型早期或紧张型康复期患者,可进行烹饪、园艺、绘画及书法等学习,开展工作能力训练和社交技能训练,促进患者恢复社会功能、早日回归社会。对残留型、单纯型晚期患者,重点进行日常生活及社会功能训练,以延缓或阻止其精神衰退进程。

(七) 健康指导

精神分裂症的康复是一个漫长甚至是终身的过程,出院后需要强有力的家庭支持及自我管理以巩固康复成果,预防复发。因此,对患者和家属进行有效的健康指导尤为重要。

1. 宣传用药知识

向患者和家属宣传疾病及药物知识,特别强调长期服药的极端重要性。鼓励患者坚持遵医嘱服药,不可漏服、自行减量或过量服药,指导其随身携带药物、采取每日设定手机闹钟等避免漏服药物的措施,切实指导家属做好药物的监管和督促服药。

2. 识别复发先兆

指导患者和家属识别疾病复发先兆,如烦躁易怒、焦虑及抑郁等情绪障碍,失眠、早醒、睡眠节律改变等睡眠障碍,幻觉或片段妄想再现,注意力涣散,生活懒散、不理家务、缺乏兴趣及反应迟钝等。做到早发现、早治疗,以有效减少复发。

3. 融洽家庭氛围

指导家属保持和谐的家庭氛围,多与患者沟通,多听取患者意见等。帮助患者养成良好生活习惯。多陪伴患者,丰富家庭及社会生活,采取购物、旅游及聚会等方式接触社会和人群。指导患者正确面对应激,提高心理韧性与社会适应能力。

四、护理评价

1) 患者是否学会控制情绪的方法、有无意外损害事件和护理不良事件发生。

2) 患者是否学会疾病及药物等各种治疗的基本知识,配合长期的治疗护理。

3) 患者清洁、营养、排泄及睡眠等最基本的生理需求是否得到满足。

4) 患者精神症状是否得到最大缓解,自知力有无恢复及其程度。

　　5）患者的生活技能和社会交往技巧等恢复情况,社会适应能力如何。

(杨慧兰)

🖥 PPT课件　　📝 复习与自测　　💻 更多内容……

第七章　心境障碍及其护理

章前引言

　　心境障碍又称情感性精神障碍，是一种持久的心境改变，可持续数周以上，常表现为一组相关的症状和体征，其主要表现形式是抑郁发作、抑郁与躁狂交替发作的双相障碍等，单纯躁狂发作少见。抑郁发作是情绪持续低落，并伴有思维迟缓和意志减退；躁狂发作是情绪持续高涨，并伴有思维奔逸和意志增强、活动增多。多数患者有反复发作倾向，多可缓解，部分可有残留症状或转为慢性。

　　对心境障碍患者的整体护理，首先须加强安全护理。抑郁发作患者重点预防自伤与自杀，躁狂发作患者预防冲动、伤人及毁物。此外，做好一般护理、用药护理及康复护理等，应用认知疗法等心理干预，纠正抑郁患者的歪曲认知，促使其早日康复、回归社会，维持良好的预后。

学习目标

　　(1) 培养强烈的安全意识，确保患者及其周围人员的安全。

　　(2) 理解心境障碍的常见类型、临床表现及护理措施。

　　(3) 认识心境障碍的概念与常用治疗方法、护理诊断。

　　(4) 懂得心境障碍的病因与发病机制、实验室检查。

　　(5) 学会应用问题解决的思维(护理程序)护理心境障碍患者。

　　(6) 初步学会应用抑郁自评量表、汉密尔顿抑郁量表、躁狂量表、简明精神病评定量表及生活事件量表等评估心境障碍患者。

　　(7) 学会识别自杀及冲动先兆，做到及时干预，降低损害。

　　(8) 借助沟通技巧与认知疗法等心理护理与治疗措施，改善患者的不良认知。

思维导图

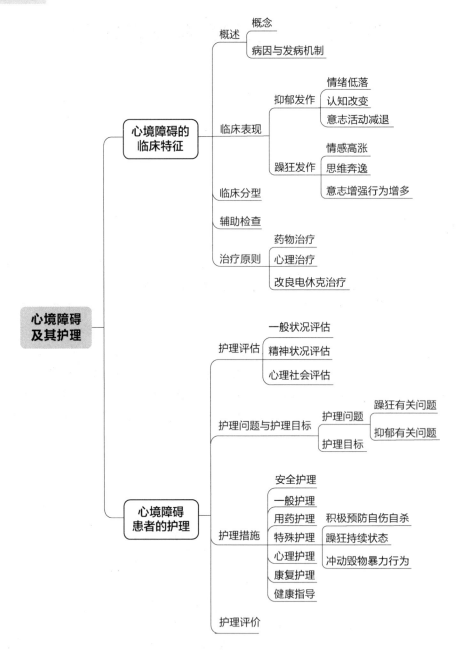

何女士,35岁,公司职员。情绪低落、兴趣减退,快感缺失,觉得自己一无是处,生活没有一点儿意义,将来没有希望,活着没有意思,早醒、纳差1个月,

消极厌世、割腕自杀1小时。总病程2年。

　　2年前由于工作岗位调整,逐渐出现眠少、眠浅、早醒、头痛,对坚持了5年的瑜伽也不再感兴趣,中断锻炼已近两年,做任何事情都感觉不到乐趣。生活懒散、纳差等,自行配服安定类药物助眠,睡眠有改善,但其他症状缓解不明显,因未严重影响工作质量和日常生活而未引起重视。近一个月来,无明显诱因下症状加重,对任何事情都不感兴趣,勉强做少数事情只是想打发时间,精力明显下降。家人跟她说话感觉反应迟钝,回答少而缓慢,声音低。总是说自己的将来毫无希望,生活毫无意义,自己一无是处,活着只能给家人添麻烦,没人能帮到自己,并流露出轻生念头,今晨醒后割腕自杀,幸被警觉的丈夫发现,紧急送来医院就诊,入院后躯体检查和神经系统检查均未发现异常。

　　问题：

　　(1)何女士可能的疾病诊断是什么?诊断依据有哪些?

　　(2)何女士存在哪些护理问题,应采取哪些护理措施?

第一节　心境障碍的临床特征

　　心境障碍是一组以显著而持续的情感低落或高涨为主要特征的临床综合征,常伴有相应的认知、行为改变和幻觉、妄想等精神病性症状。不同的心境障碍,其临床表现截然相反,是情绪的两种极端表现,其病因、治疗与预后等也有较大差异。

一、概述

(一)概念

　　心境障碍(mood disorder)又称情感障碍,既往称情感性精神病,是由多种原因引起的以显著而持久的心境或情感改变为突出临床特征的一组疾病。临床表现为抑郁发作和双相障碍(混合发作与躁狂发作),好发于青壮年,女性多于男性。其中抑郁状态患者自杀率高,约2/3的抑郁患者曾有自杀观念和行为,其中10%～15%自杀成功。因此,是精神科安全管理的重点关注对象。

(二)病因与发病机制

1. 遗传因素

　　家系调查、双生子调查以及寄养子调查等多项研究发现:遗传因素在心境障碍发病中占有重要地位,其影响远远大于环境等后天因素,尤其对双相障碍的影响较大。抑郁障碍是否发病,家庭环境与教养方式等后天因素影响较明显。

　　📖 **拓展阅读7-1　遗传因素在心境障碍发病中的作用**

2. 神经生化因素

某些中枢神经递质代谢异常,可能与心境障碍的发病有关。5 - HT、去甲肾上腺素(NE 或 NA)及多巴胺(DA)等生物胺功能低下导致抑郁,功能亢进可能与躁狂发作有关。此类生物胺再摄取抑制剂是目前临床最常用的抗抑郁药物,能增加突触内递质浓度。神经递质的相应受体功能改变和受体后信号转导系统功能的高低等也可能与情感障碍的发生有关。

3. 神经内分泌功能异常

下丘脑-垂体-肾上腺轴(HPA)、下丘脑-垂体-甲状腺轴(HPT)、下丘脑-垂体-促生长素轴(HPGH)功能异常,是心境障碍患者常见的神经内分泌改变,其中 HPA 改变最常见。

4. 心理社会因素

应激性生活事件与抑郁发作的关系非常密切。至少九成患者抑郁发作前有重大生活事件,尤其消极认知者更明显,丧偶、离婚、失业、严重躯体疾病及家庭成员重大变故等是常见的负性生活事件。经济状况差、社会阶层低下者更易患本病。亲子分离和幼年丧亲、儿童期受虐待等压抑体验等也是心境障碍的重要心理学因素。

二、临床表现

心境障碍典型表现有抑郁发作、躁狂发作和混合发作(双相障碍)。

(一) 抑郁发作

抑郁发作(depressive episode)大多数是急性或亚急性起病,好发于秋冬季,发作时间至少持续 2 周,并伴有不同程度的社会功能损害。其临床表现包括心理症状与躯体症状等。心理症状的特征为"三低"症状,即情绪低落、思维迟缓及意志活动减退,轻度抑郁障碍患者不一定出现全部典型症状。

1. 情绪低落

情绪低落是抑郁发作的核心症状,可从轻度心境低落到忧伤、悲观乃至绝望。患者感到无缘由的心情沉重,活着没意思,郁郁寡欢,度日如年,痛苦煎熬,难以自拔。

丧失兴趣与体验快感能力,是情绪低落的主要表现,也是部分轻度抑郁患者唯一或最主要的症状,患者对任何事情都缺乏兴趣,做事提不起兴致,没有精力做事情,对以前非常喜爱的各种活动或工作都不再有任何兴趣。体验不到日常活动中的乐趣,有时即使参与一些活动也只是为了"打发时间",常闭门独居,疏远亲友,回避社交。患者常主诉"没有感情了""情感麻木了""没有什么值得高兴的事情"。

多数患者也可伴有焦虑、易激惹、紧张不安等其他不良情绪,可以导致攻击行为。

2. 认知改变

思维迟缓和消极认知,是抑郁发作患者的主要认知改变。

1) 思维迟缓　思维联想速度变慢、数量减少和转换困难。主要表现为"小三低":缺乏主动语言(语量少)、语速慢、语音低。患者反应迟钝,思路闭塞,自觉"脑子像生了锈的机器",对问话拖延许久才缓慢、轻声地回答寥寥数语。患者自感记忆力减退,做事情没法集中精力,工作学习效率和能力明显下降。

2)消极认知　常表现为自我评价过低。患者往往过分贬低自己的能力与才智,以批判、消极和否定的态度看待自己的过去、现在和将来,常表现为"三无"认知和"三自"症状。

(1)"三无"认知:抑郁患者的消极认知主要包括无望、无助及无用的"三无"认知,临床将它们与无兴趣、无精力及无意义合称"六无"症状。①无望:患者表现为对前途感到渺茫,悲观失望,毫无根据地预见自己的将来会发生工作、家庭及健康等诸多不幸,认为自己毫无出息、没有出路。②无助:是在悲观失望的基础上产生的孤立无援之感,对自己的现状缺乏改变的信心和决心,认为治疗是不会有效的。③无用:是患者认为自己一无是处、毫无价值,生活充斥着失败,毫无意义;觉得自己连累了家人,自己活着带给他人的只有麻烦,没有任何帮助。

(2)"三自"症状:患者可因"三无"认知而出现"三自"症状。①自责:是患者对自己既往的轻微过失或错误明显夸大,愧疚不已、自我责备,认为给家庭、社会带来了巨大负担或损失。②自罪:患者甚至坚信自己犯了某宗罪,应该受到严厉惩罚,严重者达到罪恶妄想的程度。③自杀:自杀观念和自杀行为,是抑郁患者消极认知的产物,是病情严重的标志。抑郁患者中至少有25%的人有自杀企图或自杀行为。有自杀观念的患者感到生活中的一切都没有任何意义,深信死是最好的选择,但同时又想到家人离不开自己,若轻率自杀会使亲人感到伤心、难受,难以一死了之,内心挣扎导致痛苦不堪。有自杀行为的患者认为"结束生命是一种彻底解脱"或"我活在世上有百害无一利",可反复图谋自杀,其自杀行为具有冲动性,但并不是一时冲动,而是一个长期的计划。

部分患者以轻松愉快的外表掩饰内心的郁闷痛苦,称"微笑性抑郁",是容易忽视其自杀倾向的安全管理重点及疑难对象。少数患者会出现"扩大性自杀",患者认为活着的亲人也非常痛苦,故在杀死亲人后再自杀,导致难以弥补的伤害或损失,常见于产后抑郁等。

🔖 拓展阅读7-2　常见的消极认知方式

3)内省改变　多数轻症抑郁患者存在一定的自知力,知道自己不应该这样消沉,但难以自控,常归咎于"自作自受""天命难违"。严重抑郁患者常缺乏自知力,没有求治动机。

3. 意志活动减退

患者意志活动显著而持久地抑制,表现为疲乏无力,行动缓慢,日常生活被动、懒散,不修边幅,做小事也感到特别费劲,缺乏精力。患者常用"精神崩溃""泄气的皮球"来描述自己的状况。不愿与他人交往,常独坐一隅或整日卧床,不愿出门,回避社交。严重者可发展为不语、不动及不食,即"抑郁性木僵"。

4. 躯体与精神症状

抑郁患者常见食欲减退、体重减轻、睡眠障碍、性功能减退和心境明显的昼夜波动等生物学症状。重症者可表现精神运动性激越及幻觉、妄想等精神病性症状。

1）躯体与生物学症状

（1）食欲减退、体重减轻：多数患者有食欲不振、纳差等表现，茶饭不思或食之无味，常伴有体重减轻。少数患者可见食欲和体重反而增加。

（2）性功能低下：疾病早期即可出现性欲减退或缺失，男性可能出现阳痿，女性可出现闭经，性快感均可缺失。

（3）睡眠障碍：典型的睡眠障碍是早醒，比平时早醒 2～3 小时，凌晨醒后不能再入睡，陷入悲哀与思虑中。部分患者入睡困难或自觉睡眠不够深。少数患者可睡眠过多。

（4）晨重夜轻：半数抑郁患者心境有晨重夜轻的变化。一般清晨醒后即陷入心境低谷，下午或傍晚好转，可进行简短交谈、进餐等活动。晨重夜轻特点有助于诊断。

2）精神症状　部分抑郁发作患者，可伴有烦躁不安、紧张焦虑、来回踱步、用手指抓握、搓手顿足、坐立不安等精神运动性激越表现。严重的抑郁发作患者还可伴有幻听及妄想等精神病性症状，可出现嘲弄性或谴责性的言语性幻听，或有罪恶妄想、无价值妄想以及躯体疾病或灾难妄想等思维内容障碍。

（二）躁狂发作

躁狂发作（manic episode）多急性或亚急性起病，好发于春末夏初。发作时间至少持续 1 周，伴有不同程度的社会功能损害。可以一生仅发作 1 次，也可以多次发作，单纯躁狂发作少见，多为双相障碍。典型的"三高"表现为情感高涨、思维奔逸、意志增强及行为增多。

1. 情感高涨

躁狂患者自我感觉良好，轻松愉快、幸福无比，持续兴高采烈，洋洋得意，喜形于色，无忧无虑。其内心体验和周围环境相协调，具有较强感染力，言语诙谐幽默，能说会道、出口成章、妙语连珠，常能博得旁人的共鸣和喝彩，给不了解患者的人"非常聪明能干"的错觉。患者常自称"乐天派""我太开心了""生活如此美好"等。

躁狂患者情绪反应常不稳定、易激惹，可因要求未满足或细小琐事不如意及意见遭驳斥而暴跳如雷，出现冲动行为；部分患者躁狂期也可出现短暂心情不佳。

2. 思维奔逸

患者联想速度加快、数量增多且转换加速，表现为脑内信息喷涌而出，反应异常敏捷，说话声音大、语量多、速度快，高谈阔论、引经据典、信口开河、才思敏捷、一目十行。因主动注意难以持久，话题常随境转移，可出现意念飘忽，音联、意联等现象。

患者常有"舌头跟脑子赛跑""脑子开窍了""变聪明了"等主观体验，常导致自我评价过高，认为自己才智过人，地位不俗，可出现夸大观念，甚至有夸大妄想，也可感到身体从未如此健康、精力超级充沛。

3. 意志增强、行为增多

躁狂患者表现为协调性精神运动性兴奋,自觉精力异常旺盛,兴趣广泛,喜欢热闹,爱管闲事,好打抱不平,虽终日不眠不休,滔滔不绝,却毫无倦意;患者好打扮,但不得体,女患者可花枝招展;人际交往主动、顺畅,素昧平生之人也能一见如故;凡事缺乏深思熟虑,随心所欲,挥金如土,举止轻浮粗鲁,行为轻率冲动,不计后果。

4. 躯体或生物学症状

躁狂患者食欲、性欲多增强,睡眠需求减少,可有心率快、便秘等交感神经亢进表现,可引起脱水、消瘦等。躁狂发作无明显昼夜节律。

5. 轻躁狂状态

躁狂发作患者的临床症状较轻者称轻躁狂(hypomania),可连续数日情感高涨、思维奔逸、活动增多,多不伴精神症状。

▶ 在线课程 7-1　躁狂症及其治疗与护理

三、临床分型

(一)抑郁障碍

抑郁障碍(depressive disorder)以显著而持久的心境低落为主要特征。多数患者可反复发作,积极干预多可缓解;少数患者会残留部分症状或转为慢性抑郁。依据症状的数量、类型以及严重程度分为轻度、中度和重度抑郁。

(二)双相障碍

双相障碍(bipolar disorder)是指兼具抑郁发作与躁狂(或轻躁狂)发作的心境障碍。临床特点是反复发生心境和活动水平的显著改变,每日至少 2 次。抑郁发作时,心境低落、兴趣与精力减退和活动减少,躁狂发作时心境高涨、精力充沛和活动增加。发作间歇期一般完全缓解。典型表现是抑郁与躁狂交替发作。单纯躁狂发作极少见,也将其归入双相障碍。

▶ 在线课程 7-2　双相障碍及其治疗与护理

▤ 拓展阅读 7-3　ICD 和 DSM 对双相障碍的界定

(三)持续心境障碍

1. 环性心境

环性心境(cyclothymia)是一种慢性持续性心境改变,轻度的心境低落与高涨反复交替出现,每次心境波动都不符合抑郁或躁狂发作的诊断标准,社会功能轻度受损。心境波动与生活事件无直接关系,与人格特征关系密切。

2. 恶劣心境

恶劣心境(dysthymia)是以持久的心境低落为主的轻度抑郁,曾称抑郁性神经症,无躁狂发作,躯体症状明显而常见。一般形成于成年早期,可终身带病生活,能基本应付日常生活中的基本事务,晚年发病与丧偶及其他生活事件有关。

四、辅助检查

(一)心理测量

抑郁自评量表(Self-Rating Depression Scale,SDS)可自我评定抑郁及其程度。汉密尔顿抑郁量表(Hamilton Depressive Scale,HAMD)评定抑郁严重程度。倍克-拉范森躁狂量表(Bech-Rafaelsen Mania Rating Scale,BRMS)用于评定躁狂发作的病情严重程度及疗效。简明精神病评定量表(BPRS),评定心境障碍有无伴发精神病性表现。生活事件量表(Life Events Scale,LES)评估精神压力在心境障碍发生、发展及转归中的影响。

(二)实验室检查

患者抑郁发作时,脑电图(EEG)检查可见快速眼动睡眠潜伏期缩短,脑诱发电位波幅小,磁共振成像(MRI)检查显示海马、额叶皮质及杏仁核等出现萎缩。

五、治疗原则

(一)药物治疗

1. 抑郁发作

抗抑郁药物治疗主要用于中度以上抑郁发作。使用原则为:方案个体化、足量足疗程、用药宜单一、剂量渐增、停药不过早等。目前,常用的抗抑郁药物主要包括5-HT选择性重摄取抑制剂(SSRIs)、5-HT和去甲肾上腺素再摄取抑制剂(SNRIs)、去甲肾上腺素和特异性5-HT能抗抑郁药(NaSSA)等。难治性患者可以转换或合用不同机制的药物。

> 拓展阅读7-4　抑郁障碍的药物治疗

2. 双相障碍

双相障碍患者的药物治疗原则:综合治疗、个体化治疗、联合用药及长期治疗;以心境稳定剂为基础,定期检测血药浓度。最主要(首选)的治疗药物是心境稳定剂碳酸锂,其次为丙戊酸盐与卡马西平,抗癫痫药(拉莫三嗪、加巴喷丁)也可选用。临床采用心境稳定剂联合第二代抗精神病药物(齐拉西酮、阿立哌唑、奥氮平、喹硫平及利培酮等)治疗双相障碍躁狂发作比单一用药疗效可靠,两药联合应用也是治疗双相障碍抑郁发作的首选方案。

> 拓展阅读7-5　双相障碍的药物治疗

(二)心理治疗

心理治疗方法包括认知行为治疗、支持性心理治疗、精神动力学治疗、婚姻或家庭治疗等。

认知行为治疗是抑郁障碍患者最主要的非药物治疗方法,通过理性情绪疗法等纠正患者习以为常的歪曲认知,促进其情绪与行为改善的方法。

支持性心理治疗主要通过倾听、解释、指导、安慰和鼓励等帮助患者正确对待自身疾病,积极主动配合治疗。

精神动力学治疗通过让患者自由联想和畅谈、自我感悟和修通,发现问题并重点解决。这种人际心理治疗可识别抑郁促发因素,处理人际交往问题,提高社会适应能力。

婚姻或家庭治疗可以改善康复期抑郁障碍患者的夫妻、家庭关系,促进家庭成员良性互动,提升家庭应对功能,增加家庭环境对康复的正性影响。

(三)改良电休克治疗(MECT)

MECT可单独使用或合并药物治疗,用于有严重消极自杀企图或行为、急性躁狂发作以及药物治疗无效的心境障碍患者。对于有强烈自杀观念及药物治疗无效的重度抑郁患者有立竿见影之效。一般隔日一次,8~12次为一个疗程。治疗后仍需药物维持治疗。

📖 拓展阅读7-6 心境障碍的其他治疗方法

第二节 心境障碍患者的护理

▶ 在线课程7-3 心境障碍患者的护理

护士应按照护理程序,对心境障碍患者进行全面的护理评估,做出护理诊断,制订护理目标,实施相关护理措施并评价护理效果。

一、护理评估

(一)一般状况

1. 健康史

评估家族史、躯体情况、药物过敏史与用药史,患者的合作程度,此次发病的时间、表现、有无重大生活事件,就医过程,既往有无自伤、自杀或冲动等行为。

2. 生理功能

评估生命体征、营养状况、食欲与体重、睡眠、大小便、皮肤及生活自理能力,女性患者还要评估有无月经紊乱等症状。

(二)精神状况

1. 认知

评估患者有无感知觉障碍,思维形式和内容有无异常,如有无思维奔逸、思维迟缓、自责自罪及夸大妄想等,注意力和认知范围有无异常等。

2. 情感情绪

评估患者情绪的稳定性和协调性、情绪改变的时间及强度等,如情绪高涨、低落、焦虑及无助等情况。

3. 意志行为

评估患者有无自伤、哭泣、自杀意念和行为,有无冲动、伤人、毁物,行为与周围环境是否协调,语言、活动量及速度有无异常,有无兴趣减退等。

4. 自知力

评估患者对疾病和治疗的认识程度,有无治疗的要求等。

(三)心理社会评估

1. 心理功能

评估患者的病前人格特征、兴趣爱好、学习与工作能力等,自我评价,病前半年内有无重大生活事件,患者的反应与应对方式及效果,患者对住院与治疗的配合程度等。

2. 社会功能

评估患者的相关社会文化背景,经济状况与医疗费用支出方式,病前工作学习环境与性质、强度、习惯等,了解患者的社交能力及社会支持系统情况。

二、护理问题

(一)抑郁发作

1) 有自伤/自杀的风险　与情绪低落、自我评价过低、悲观绝望等情绪有关。

2) 卫生/穿着/进食自理缺陷　与精神运动性抑制、兴趣降低、意志减退等有关。

3) 睡眠型态紊乱/早醒或入睡困难　与情绪低落、过分思虑有关。

4) 营养失调/低于机体需要量　与负性情绪导致食欲下降、消化不良及自罪妄想有关。

5) 自我认同紊乱　与绝对化、灾难化、过分概括、贴标签等消极或歪曲认知导致的自我评价过低有关。

6) 个人应对无效　与思维迟缓、情绪低落及意志减退有关。

7) 焦虑　与过度担心导致的紧张不安有关。

8) 便秘　与精神运动性抑制、日常活动减少及胃肠蠕动缓慢有关。

9) 社交孤立　与抑郁情绪、兴趣降低及人际交往意愿不足等因素有关。

(二)躁狂发作

1) 有对他人施行暴力行为的风险　与易激惹、好挑剔、过分要求受阻有关。

2) 卫生/穿着/进食自理缺陷　与活动增多,无暇料理个人生活有关。

3) 营养失调/低于机体需要量　与过度兴奋、能量消耗过多及进食无规律有关。

4) 睡眠型态紊乱/入睡困难/易醒　与神经生化与内分泌改变导致精神运动性兴奋有关。

5）有外伤的危险　与易激惹、活动过多、行为冲动及不计后果有关。

6）不依从行为　与自知力不足、情感高涨及易激惹有关。

7）自我认同紊乱　与夸大妄想等思维内容障碍有关。

8）便秘　与生活起居无规律、饮水不足及饮食无规律有关。

三、护理目标

（一）抑郁发作

1）患者抑郁情绪得到改善，学会采用适当的方式排解抑郁，能正确评价自我，住院期间不发生自杀行为。

2）患者能够自理日常生活，衣着、洗漱及进食等自护能力提高。

3）患者能维持营养、水分、排泄、休息与睡眠等生理功能。

4）患者的人际关系融洽，能主动与工作人员或病友互动，愿意参与各类社交与娱乐等康复活动。

5）患者能叙述与抑郁相关的知识，对自身疾病有一定内省能力，积极配合治疗护理。

（二）躁狂发作

1）护患关系良好，患者的治疗护理依从性增高。

2）患者妥善控制自己的情感和行为，不发生伤害他人或自伤的行为。

3）患者情绪高涨、思维奔逸、意志增强及活动增多等症状得到基本控制。

4）患者生活起居逐渐规律，生活自理能力显著提升，摄水充足，便秘缓解或消失，睡眠改善。

5）患者活动量减少，机体消耗与营养供给达到动态平衡。

6）患者了解躁狂发作的相关知识，对自身疾病有一定内省能力，积极配合治疗护理。

四、护理措施

（一）安全护理

1. 抑郁发作

抑郁发作患者多有负性情绪，部分患者可产生消极悲观意念或行为。护士应真诚、主动地与患者及家属沟通，适时陪伴和倾听；及时巡视、细致观察，如发现有自杀意念的患者情绪"突然好转"，应提高警惕，重点交接班及严密观察；定期安全检查，去除刀剪、玻璃制品及绳索等危险物品；在患者情绪稳定时，鼓励患者主动参加各类工娱疗集体活动，转移和淡化对疾病和痛苦体验的关注；一旦发现有自杀行为，抢救成功后实施一对一的 24 小时监护，要求家属陪伴，重点床头交接班，护理记录及时、准确。

2. 躁狂发作

躁狂发作患者易受周围环境影响，可提供陈设简单安全、环境温馨、色调柔和的房间,以保证患者的安全和情绪稳定。

(二)一般护理

1. 饮食护理

对于极度兴奋的躁狂患者应避免外界干扰,可安排单独进餐,控制进食速度。抑郁常会导致食欲不振,甚至可因自责自罪而拒食。对此,首先进行健康教育,让患者明确营养摄取对身体恢复的重要性。同时,创造良好的就餐环境,监督患者规律饮食,提供易消化饮食,进食过程中加强观察。胃部不适患者需少食多餐,食欲不佳患者需与家属一起制备患者喜爱的食物,特殊饮食患者须严格按医嘱执行,必要时鼻饲或静脉供给营养。

2. 睡眠护理

躁狂发作及抑郁发作的患者常存在失眠。对此需创造安静、舒适的睡眠环境,指导其养成规律作息和良好睡眠习惯,必要时遵医嘱给予助眠药物。

3. 生活护理

躁狂发作患者往往精力充沛,过分关注自己的形象。护士应耐心指导患者,保证仪容仪表得体。对生活懒散、自理能力下降者,护士应助其养成良好生活习惯,鼓励其自行保持衣物、床铺整洁,注意个人卫生与形象。

(三)用药护理

向患者解释药物的作用、疗效、不良反应及注意事项,告知药物起效需要一定的时间,以消除患者疑虑,提高服药依从性。对服用药物剂量较大或同时患有躯体疾病者,重点关注耐受性和药物不良反应,认真听取主诉,及时记录和汇报。躁狂发作使用锂盐治疗者,注意早期识别中毒先兆,严密监测血锂浓度,一旦出现中毒反应及时妥善处理。

(四)特殊护理

1. 自伤、自杀行为

通过随时观察情感与行为,可识别抑郁发作患者的自伤、自杀倾向,早期辨别自杀意念及可能采取的方式,协助认清自杀行为所带来的后果,讨论生活目标和计划,激发其积极、正向的生活态度,指导其积极应对压力的方法和技巧。

谨慎安排患者起居环境,严加防范,重点观察,禁止患者单独活动及在危险场所逗留,确保在护理人员的视线范围内活动;对有严重自杀企图者24小时专人监护,持续追踪并及时干预反常言行,善于识别假睡等为达到自杀目的而伪装的行为。

一旦发生患者自杀、自伤等意外,应立即将其与其他患者隔离,配合医生实施有效的抢救措施(参见第十五章第二节)。

2. 躁狂持续状态

患者极度兴奋、活动过多,声嘶力竭、睡眠减少却不知疲倦等,易导致脱水虚脱,甚至衰竭死亡。故应将患者隔离在重管室内,限制其活动范围及活动量,必要时遵医嘱给予药物控制或约束性保护,并确保营养及水分摄入,保证充足的睡眠。病情稳定后引导患者参加适宜的活动,助其宣泄过剩精力。

3. 冲动、毁物和暴力行为

躁狂发作患者以易激惹、愤怒和敌意为特征,出现冲动、毁物及伤人等激越行为。护士一旦发现患者的无理要求增多、情绪易激动、挑剔、质问,出现辱骂性语言、动辄暴跳如雷等迹象,应及时采取有效措施,稳定患者情绪。一旦发生冲动、攻击行为时,医护人员应冷静处置,尽快采用语言或制暴行动终止暴力行为,减轻损害,预防再发。参见第十五章第一节。

(五)心理护理

1. 抑郁发作

在与抑郁发作患者交流时,积极共情、无条件接纳与支持是取得信任的前提。沟通时放慢语速,允许患者有足够的反应和思考时间,适当采用真诚的表情、坚定的目光,必要的身体触摸、沉默等非语言沟通技巧,鼓励其慢慢倾诉内心的痛苦体验,允许适当的宣泄。

鼓励患者多活动,详细记录患者每天的活动时间与活动量,让其看到自己活动的动态变化,树立"一分耕耘就有一分收获"的成就感。

针对患者的悲观厌世念头,护士先详细讲解抑郁相关知识,设法纠正患者对疾病的负性认知,进而扩展到正确认知生活中的多数事物。首先,找出患者的主要歪曲认知,帮助其采用合理情绪疗法、ABCDE技术等与以往习以为常的负性认知争辩,逐渐以积极认知替代消极认知,多看到生活中美好的一面,每天都心向阳光,预防抑郁复发,提升幸福感。

> 📖 拓展阅读7-7 ABCDE技术

2. 躁狂发作

与躁狂发作患者交流需讲究接触技巧,不与其争辩,更切忌讽刺和嘲笑。告知患者切实可行的控制情绪方式,取得患者的信任。指导患者识别紧握拳头、咬牙切齿等不良情绪即将发作的身体信号。必要时,理智地"逃避",深呼吸三分钟放松身体肌肉,暂压怒火,再仔细回想情绪将失控的原因,采用换位思考、与他人交流等积极的解决问题方式,设法提高患者自身对情绪的掌控能力,最终养成智慧的思维与行为习惯。

另外,对躁狂状态患者采用团体心理辅导的方式,用正向激励与理智分析,引导其正确评价自己,并带动抑郁状态的病友共同享受阳光心态带来的快乐。

(六)康复护理

1. 丰富康复生活

强化并鼓励患者参加各种社交技能训练,合理安排工作和治疗。帮助躁狂患者监控自己的情绪,识别不当言行。沟通时学会耐心倾听,用容易被人接受的方式表达情感诉求。帮助抑郁患者改变认知方式,学会倾诉和拒绝的艺术,不过分要求和苛责自己,尝试独立自主解决各种心理社会问题,充分调动可利用的资源帮助自己应对身心压力。

2. 强化康复训练

根据患者心境障碍特点开展针对性康复训练。早期抑郁患者兴趣缺失、行为活动减少,训练计划以恢复患者的日常活动和增强其对事物的兴趣为主,关注康复中的微小进步,及时肯定和鼓励,提高其自我认同感和价值感。指导和帮助恢复期患者正确评价和认识自我,学习各种放松训练方法,主动调控情绪;培养各种修身养性的兴趣爱好,提高社会功能,加速回归社会的步伐。

（七）健康指导

1. 提供心境障碍信息

向家属和患者讲解心境障碍的相关知识及特点、自我护理方法及家庭融洽对患者疾病康复的重要性。

2. 宣传正确用药知识

告知家属和患者药物的疗效和不良反应、注意事项、遵医嘱服药的重要性。指导家属妥善管理和使用药物,及时识别睡眠差、情绪波动等疾病复发征兆,必要时及时就诊。

3. 树立终生成长信念

抑郁障碍患者的康复是一个漫长的过程,临床痊愈后仍可复发,所以做好患者的家庭长期护理非常重要。

指导家属营造良好的家庭氛围,理智回应患者的某些负性情绪,避免过多的情绪介入。多鼓励、督促患者自行料理个人生活,积极支持或陪伴患者参加散步、球类运动等安全、简易的运动,提高患者的身心抗挫能力。

为患者创造充分的人际沟通机会,引导其主动与亲人、朋友交往,增强社交技巧,提高自尊心。对于患者的进步,家属要及时给予正向的肯定和鼓励,增强回归并适应社会的信心。

五、护理评价

（一）抑郁发作

1）患者抑郁情绪是否改善,能否采用适当的方式排解抑郁,是否正确评价自我,住院期间有无自杀行为。

2）患者能否自理日常生活,衣着、洗漱、进食等自护能力有无提高。

3）患者能否维持营养、水分、排泄、休息与睡眠等生理功能。

4）患者的人际关系是否融洽,能否主动与工作人员或病友互动,愿意参与各类社交与娱乐等康复活动。

5）患者能否叙述与抑郁相关的知识,对自身疾病有无内省能力,能否积极配合治疗护理。

（二）躁狂发作

1）患者能否良好地控制自己的情感和行为,有无伤害他人或自伤的行为。

2）患者情绪高涨、思维奔逸、意志增强及活动增多等症状是否得到基本控制。

3）患者生活起居是否规律,生活自理能力有无提升,摄水是否充足,便秘是否缓解或消失,睡眠有无改善。

4）患者活动量有无减少,机体消耗与营养供给是否达到动态平衡。

5）患者是否了解躁狂发作的相关知识,对自身疾病有无内省能力,能否积极配合治疗护理。

（朱世敏）

　　🔲 PPT 课件　　🔲 复习与自测　　🔲 更多内容……

第八章 神经症性障碍及其护理

章前引言

神经症性障碍是一组发病率较高的精神障碍的总称,主要表现为焦虑、抑郁、强迫、恐惧、疑病症状或各种躯体不适感。根据其主要症状分别归入焦虑障碍、强迫及相关障碍等。尽管各类神经症性障碍在病因、发病机制、临床表现和治疗预后方面有着各自不同的特点,但仍可表现出明显的共同特征。神经症性障碍的治疗通常联合采用心理治疗、药物治疗和物理治疗等多种疗法。

护士应加强对神经症性障碍患者的整体护理,在充分评估病情的基础上,做好一般护理、安全护理、用药护理及心理护理等,以确保患者的安全及心身早日康复。

学习目标

(1)培养良好的职业素养,保护患者的自尊和隐私,理解、体谅患者失控的痛楚与无助,积极向社会宣传,促进社会对患者的包容关爱。

(2)理解神经症性障碍的常见类型、表现及护理措施。

(3)认识神经症性障碍的概念与常用治疗方法、护理诊断。

(4)懂得神经症性障碍的病因与发病机制、诊断标准。

(5)学会应用问题解决的思维(护理程序)护理神经症性障碍患者。

(6)初步学会应用汉密尔顿焦虑量表、汉密尔顿抑郁量表、利博维茨社交焦虑量表、90项症状自评量表、艾森克人格问卷及生活事件量表等评估神经症性障碍患者。

思维导图

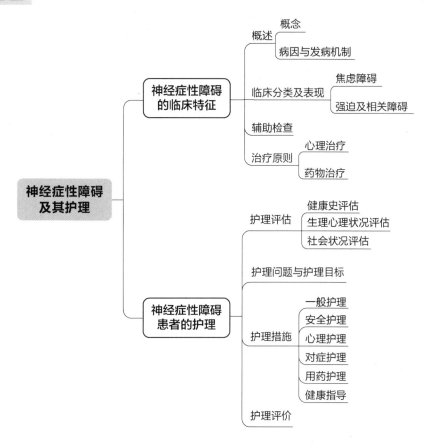

案例导入

　　患者季女士,40岁,公司职员。主诉"感到非常紧张,胸闷透不过气来,失眠、食欲缺乏"而来院就诊。患者今年初开始发生工作性质改变及工作压力加重,经常加班,半年前开始出现紧张、易怒的表现,失眠并逐渐加重。三个月来有时出现颤抖、心悸加重,认为家人和同事都不能理解她。近半个月不能集中注意力工作,担心有不祥的事情发生,总是害怕工作会出错,为此寝食难安,体重下降。今在丈夫陪同下来院就诊。入院后躯体检查和神经系统检查未发现异常。

　　问题:

　　(1)季女士可能的疾病诊断是什么?诊断依据有哪些?

　　(2)季女士存在哪些护理问题,应采取哪些护理措施?

第一节　神经症性障碍的临床特征

▶ 在线课程 8-1　神经症性障碍的临床特征

神经症性障碍旧称神经官能症或神经症,临床表现复杂多样却又有共同之处。2018 年,国家卫生健康委员会发布国际疾病分类第十一次修订(ICD-11)中文版,将神经症性障碍分为焦虑障碍和强迫及相关障碍两大类。

📖 拓展阅读 8-1　神经症性障碍的前世今生

一、概述

(一)概念

神经症性障碍(neurotic disorder)是一组没有任何可证实的器质性病变的临床常见精神障碍的总称。主要表现为精神活动能力下降,烦恼、紧张、焦虑、抑郁、恐怖、强迫症状及疑病症状等心理障碍和心悸、胸闷、头晕、多汗乏力等躯体不适症状。神经症性障碍的患病率为重性精神障碍的 5 倍。好发于 40～50 岁的女性,且神经症性障碍各亚型之间共病率高达近二成。

(二)病因与发病机制

1. 生物因素

1)遗传因素　双生子研究和家系调查发现,神经症性障碍患者有家庭聚集倾向。

2)生理生化改变　神经症性障碍可能与神经系统的某些神经递质和化学物质的改变有关,如焦虑障碍患者与其肾上腺素能神经活动增加、5-羟色胺(5-HT)释放过多、γ-氨基丁酸(GABA)释放不足等有关。

3)脑器质性损伤　儿童早期脑损伤(如脑炎、外伤及癫痫等)可促使神经症性障碍的形成,使神经生理功能发生一定变化,致使对事物的认知、环境适应、克服生活中的冲突等能力下降。

2. 心理社会因素

1)心理应激　研究发现,多数神经症性障碍患者发病前有明显的应激事件,如遭受工作调动、人际关系紧张、亲人离世、创业失败、生病住院等挫折。这些应激事件会导致患者出现明显的心理冲突和行为反应。

2)人格特点　神经症性障碍患者多有某些人格特质。焦虑障碍患者有敏感、怯懦、易紧张和自责的特点;强迫障碍患者有思虑过度、要求过高等"完美主义"特质;恐怖性焦虑障碍患者有胆小、被动依赖等特点;神经衰弱患者有自卑多虑、情绪不稳及优柔寡断等人格特质。

二、临床分类及表现

神经症性障碍的临床表现复杂多样,主要表现为各种情绪障碍(如焦虑、抑郁、恐惧、强迫及易激惹等)、脑功能失调症状(如精神易疲劳、注意力不集中及联想回忆增多等)、不同程度的睡眠障碍和各种躯体不适,这些症状可在不同的神经症性障碍类型中混合存在,也可单独存在。

各型神经症性障碍的共同特点有:患者病前多有某些特定的人格特质,发病常与心理社会因素有关,未发现明确器质性病变,自知力完整,感到痛苦而主动求治,社会功能无明显障碍,一般无精神病性症状,病程多迁延难愈或呈发作性。但各型又有不同的临床特点。

(一)焦虑障碍

焦虑障碍(anxiety disorder)是一种以广泛且持久的焦虑情绪或反复发作的惊恐不安为特征的神经症性障碍。患者多伴有心悸、胸闷等自主神经功能失调症状和运动性不安,其紧张程度与现实处境很不相称。临床主要表现为广泛性焦虑障碍、惊恐障碍和恐怖性焦虑障碍三种形式。

1. 广泛性焦虑障碍

广泛性焦虑障碍(generalized anxiety disorder)也称慢性焦虑障碍,是最常见的焦虑障碍。起病缓慢,女性患者是男性患者的2倍,以经常或持续的精神性焦虑及躯体性焦虑为主要表现,伴有自主神经功能失调症状。

1)精神性焦虑　精神上的过度担心是焦虑障碍的核心症状,患者常难以明确意识到他担心的对象或内容,或担心程度与现实中可能会面临的挫折明显不符,过于敏感,杞人忧天,常处于提心吊胆、惶恐不安的精神体验中难以自拔。注意力障碍和睡眠障碍是常见伴随症状。

2)躯体性焦虑　表现为小动作多、不能静坐、捶胸顿足、来回踱步等运动不安和自感全身战栗乃至肌肉紧张性疼痛等躯体症状。

3)自主神经功能失调症状　表现为头晕、心悸、胸闷、呼吸急促、出汗、口干、尿频与尿急、便秘或腹泻等症状。

4)其他症状　常合并疲劳及不同程度的抑郁、强迫及人格解体等症状。

2. 惊恐障碍

惊恐障碍(panic disorder)又称间歇性阵发性焦虑或发作性阵发焦虑。没有任何诱因突发惊恐,自行缓解,伴濒死感和明显的自主神经功能失调症状。发作后一切正常,能回忆发作过程,有预期焦虑,部分患者因担心再发而有回避行为。

1)惊恐发作　患者在日常活动中突然发生强烈的恐惧感,感到马上就要失控(失控感)和即将死去(濒死感),痛苦万分,难以承受。发作时明显的躯体不适,如胸闷、心悸、胸痛、呼吸困难或过度换气,冷汗、全身发抖、胃肠道不适等自主神经功能紊乱症状。患者会呼救、惊叫或逃离所处环境。部分患者有人格或现实解体。历时5~20分钟,一般 10 分钟内达高潮,发作不超过 1 小时,发作时意识清晰。

2)预期焦虑　间歇期仍心有余悸、高度警觉,常担心再次发作,此时的焦虑体验虽不再突出,但虚弱无力,恢复期需数小时至数天。

3)回避行为　约六成患者持续性担心会再次发作,且发作时无人在旁或被众人围观产生尴尬,因而采取回避行为,不敢独处或单独出门,不敢去人多热闹的公共场所,甚至不敢乘坐公共交通工具,回避行为成为广场恐怖障碍的心理学基础之一。

3. 恐怖性焦虑障碍

恐怖性焦虑障碍(phobia disorder)以恐怖症状为主要临床表现,其特征是患者对外界某种特定的客观事物或情境产生强烈且持续的恐惧,明知不合理、不必要但无法自控,常伴头晕、气促、心慌、颤抖、面色惨白(赤面恐怖症除外)、大汗淋漓等显著的自主神经功能失调症状,严重者可出现血压下降、意识障碍等休克表现。因此,患者极力回避恐惧对象,或无助地忍受恐惧。依据患者所惧怕对象,分为以下三种类型。

1)广场恐怖症(agoraphobia)　又称场所恐怖症或旷野恐怖症,在恐怖性焦虑障碍中最常见。好发于中青年,女性多于男性。对特定的场所或环境产生恐惧并回避,害怕到电影院、餐馆、商场、学校、公交站等人多拥挤的场所;也害怕单独外出,怕去空旷的原野或公园等。当患者进入难以迅速逃离的场所或情景,便会出现紧张不安、头晕心悸、胸闷出汗等反应,严重者可出现晕厥、休克症状,还可伴有抑郁、强迫及人格解体等症状。既怕外出又怕独处,出行要人陪,甚至常年闭门不出而又需要人陪伴。

2)社交恐怖症(social phobia)　也称社交焦虑障碍,表现为对一种或多种人际处境持久的强烈恐惧和回避。多起病于青少年期,男女发病率接近。患者在社交活动时常常感到害羞、脸红、动作笨拙和局促不安等。说话不流利,甚至说不出话来,伴有心跳呼吸加快、颤抖出汗等自主神经系统兴奋症状,可发生与陌生人、熟人、异性、上司或长辈的交往恐怖,伴自我评价过低和害怕批评等。根据社交恐怖症的主要表现分为赤面恐怖、视线恐怖、表情恐怖、异性恐怖和口吃恐怖等。

3)特定恐怖症(specific phobia)　又称单纯恐惧症或单一恐怖症,以惧怕某一特定的物体或情境为主。大多发生在儿童早期,女孩多于男孩,重者可迁延至成年。最常见的恐惧对象有蜘蛛、蜜蜂、蛇、老鼠及狗等特定的动物,风暴、雷电及黑暗等自然环境,登高、坐飞机等特定的场合,外伤或出血、打针及手术等伤害现象,艾滋病、癌症等特定的疾病。

(二)强迫及相关障碍

强迫及相关障碍(obsessive-compulsive and related disorders)是以反复出现强迫观念和强迫动作为主要特征的神经症性障碍。起病于青少年,男女发病率接近,无诱因慢性起病。特点是有意识的自我强迫和反强迫并且强烈对抗,使患者感到极度焦虑和痛苦,明知不合理且无意义,但无法靠自我努力控制和摆脱强迫症状。

1. 强迫观念

强迫观念(obsession)最常见,是强迫及相关障碍的核心症状。表现为某些强迫思想、强迫意向等在患者的意识中反复而持久地出现。

1）强迫性怀疑 患者难以确定自己已经做过的事、已经说过的话是否正确，反复产生怀疑，从而导致反复检查的行为。

2）强迫性穷思竭虑 患者难以自控地揪住某些自然现象或日常生活中的某些琐事不放，反复思索，刨根问底，如"先有鸡，还是先有蛋？"

3）强迫性意向 即强迫冲动，患者反复体验到要实施某种违背自己意愿的非理性行为的冲动，但一般不会转变成实际行动。因为清楚这种冲动是荒谬且有害的，故而极力克制，但内心的冲动仍无法抑制。如一想到要去抱孩子，就想到要去掐死他，或把他扔下楼去。

4）强迫性回忆 患者对经历过的某些场景或事件不由自主地反复回忆，总是无法摆脱其中一些毫无意义的细节，挥之不去，如影随形。

5）强迫性对立思维 患者头脑中出现一个观念或看到（听到）一句话，便不由自主地联想到与其对立的观念或词句。如只要一想起（看到、听到）"高山、和平及快乐"时，就难以自控地联想到"深渊、战争及悲伤"。

2. 强迫动作

强迫动作（anancasm）是指为减轻强迫观念所致的焦虑而实施的不自主的顺应行为或屈从行为。

1）强迫检查 为减轻强迫怀疑引起的焦虑不安而做出的行为。如出门后反复返回并检查门窗是否锁好；护士反复检查患者的药物是否正确，检查次数远超操作规程要求，不检查就感到极度焦虑不安，难以自控；学生考试时涂卡后反反复复检查，不这么做就感到焦虑难受。

2）强迫洗涤 为了缓解害怕受到病菌污染而得病这一强迫观念所致的焦虑，患者反复洗手、洗澡、洗衣物、消毒擦拭家具等。明知其不必要，内心非常痛苦，却难以自拔。严重者虽已因过度洗涤而造成手部皮肤破损或冻疮，还是被迫继续洗涤，因为不洗会更痛苦。"洁癖"者轻度的超时超量洗涤会带来愉悦体验，不属于强迫洗涤范畴。

3）强迫计数 不自主地计数一些物品，如骑自行车时数路边的树或电线杆，上下楼梯时数台阶，走路时数自己的步数或身旁驶过的车辆等。若稍有偏差或被打断，必须重新计数。患者为此常耽误了正事而痛苦不堪。

4）强迫询问 为了消除穷思竭虑带来的焦虑，患者常要求得到他人的证实，如反复询问身边可信之人，以获得进一步的解释和保证。

5）强迫性仪式动作 患者为了对抗某种强迫观念带来的焦虑而逐渐产生的一种行为仪式或程序。如每次进门时必须先进两步再退一步，早上起床后必须先穿左脚鞋子，再穿右脚鞋子等，甚至逐渐发展为更加复杂且有固定模式的行为组合。这些仪式动作在他人看来滑稽可笑，但是患者若不如此做就会感到焦虑不堪、寝食难安，导致行为迟缓，严重影响生活、社交和学习工作效率。因此，也被称为强迫性迟缓。

三、辅助检查

（一）心理测量

汉密尔顿焦虑量表（Hamilton Anxiety Scale，HAMA）和焦虑自评量表（Self-Rating Anxiety Scale，SAS）可评定患者的焦虑水平，鉴别焦虑障碍和神经衰弱，总分越高焦虑越严重。汉密尔顿抑郁量表（HAMD）和抑郁自评量表评定患者的抑郁严重程度。利博维茨社交焦虑量表（Liebowitz Social Anxiety Scale，LSAS）评定社交焦虑/社交恐惧，可以有效地区分广泛性和非广泛性社交焦虑性神经症亚型。90 项症状自评量表（Symptom Checklist 90，SCL-90）能较准确评估患者自觉症状特点，总分变化反映患者病情演变。艾森克人格问卷（Eysenck Personality Questionnaire，EPQ）可分析患者的个性特点。生活事件量表（LES）可反映患者承受的精神压力，总分越高，承受的压力越大。

（二）实验室检查

经颅多普勒超声（TCD）可见颅内动脉血流动力学较正常人高。脑部磁共振成像（MRI）检查可见强迫障碍患者双侧尾状核体积缩小。

四、治疗原则

神经症性障碍的治疗原则为心理治疗与药物治疗并重。

（一）心理治疗

认知疗法、行为疗法等心理治疗可与药物合用，轻症患者也可单独使用。

1. 认知疗法

帮助患者改变扭曲的认知并重建正确的认知，从而改变行为。

2. 行为疗法

通过呼吸训练、放松训练及焦虑控制训练等方法缓解焦虑；对于恐怖性焦虑障碍，可采用系统脱敏疗法或暴露疗法；森田疗法主要适用于强迫及相关障碍、社交恐怖与广场恐怖和惊恐发作的治疗，还用于治疗广泛性焦虑、疑病等神经症、抑郁发作等。生物反馈疗法可用于治疗焦虑症、恐怖性焦虑障碍、失眠及偏头痛等心身障碍。

（二）药物治疗

神经症性障碍治疗以抗焦虑、抗抑郁药物为主。临床往往选用起效较快的 5 - HT 选择性重摄取抑制剂（SSRIs）、苯二氮䓬类药物（benzodiazepine，BDZ）、5 - HT 和去甲肾上腺素重摄取抑制剂（SNRIs）。SSRIs 是目前治疗抑郁症状、强迫障碍和焦虑障碍的一线药物。

第二节　神经症性障碍患者的护理

按照护理程序,对神经症性障碍患者进行全面护理评估,作出护理诊断,制订护理目标,实施护理措施后进行护理评价。

一、护理评估

患者病史资料的主要来源是对患者的精神检查、躯体检查,以及最了解患者情况的亲属朋友等人的陈述。神经症性障碍患者常常过度关注自身的不适感受,在评估时予以注意。

(一)健康史评估

1. 现病史

本次就诊的原因,以及此次发病的病因、诱因(有无应激性事件)、发病时间、特征性表现及就医经过等。

2. 既往史

有无躯体疾病或精神疾病。

3. 个人史

评估生长发育过程,包括母孕期健康情况,幼年生活环境,家庭教养方式与成长经历、所受教育程度,就业与婚姻情况,有无烟酒嗜好,女性患者需评估月经史和生育史。

4. 家族史

评估家族成员中有无患精神疾病者。

(二)生理心理状况评估

1. 生理评估

有无脑力和躯体疲劳、睡眠障碍及自主神经紊乱表现。

2. 心理评估

评估人格特点以及有无突出的人格缺陷,思维有无强迫观念等,情绪、情感有无焦虑、恐怖、易激惹等,意志行为有无回避或强迫动作等,自知力是否完整,是否主动求治,对治疗的配合度等。

(三)社会状况评估

1. 社会支持系统

评估有无宗教信仰和参加社会组织、人际交往(包括与亲朋好友、同事或其他人员相处情况,有无回避、恐惧等)、经济收入及医疗保障情况等。

2. 社会功能

评估患者生活、学习、工作及社交等有无受损。

二、护理问题与护理目标

（一）护理问题

1）焦虑　与过度紧张和担心疾病预后有关。

2）恐惧　与惊恐或恐怖状态有关。

3）社交障碍　与各种情绪障碍导致回避社交活动有关。

4）个人应对无效　与心理冲突或缺乏社会支持有关。

5）睡眠型态紊乱　与焦虑、恐惧及强迫等症状有关。

6）有皮肤完整性受损的危险　与强迫洗涤可能损伤皮肤有关。

7）有受伤的危险　与焦虑、惊恐发作或药物不良反应等有关。

8）活动无耐力　与惊恐发作及恐怖状态导致的疲乏等有关。

9）知识缺乏　患者和家属缺乏相关神经症性障碍的治疗和护理知识。

（二）护理目标

1）患者的焦虑、恐惧及强迫等症状减轻或消失。

2）患者惊恐发作时无受伤等危险发生。

3）患者熟悉森田疗法、暴露疗法及系统脱敏疗法等并进行练习，减轻焦虑、强迫及恐怖等体验。

4）患者能以良好心态理性面对疾病，积极培养爱好，家庭及社会支持提高，抱有终身成长的信念，社会功能基本恢复。

5）患者睡眠得到改善，学会应对失眠的非药物方法。

6）强迫洗涤患者皮肤无破损、感染等发生。

7）患者能理解运动对身心健康的意义，养成适合个体的锻炼习惯。

8）患者和家属能理解神经症性障碍相关治疗及自我护理等知识。

三、护理措施

神经症性障碍患者的护理措施包括一般护理、安全护理、用药护理、对症护理及心理护理等。

（一）一般护理

1. 饮食护理

伴有胃肠功能紊乱的患者应及时了解患者的饮食习惯，为患者提供营养丰富、易消化、色香味俱佳的饮食，少食多餐，保证身体所需的能量摄入。

2. 生活护理

对部分精神易疲乏、生活自理能力下降的患者，督促、协助料理个人生活，帮助患者保持舒适、整洁的状态。有条件的病区可组织慢跑、快走、体操、打太极拳、八段锦、瑜伽等集体锻炼活动，引导患者培养兴趣爱好，结交朋友，开阔眼界，启迪智慧，减少病态体验。

3. 睡眠护理

夜间加强巡视，及时评估患者的睡眠状况。对于黑暗恐怖患者，开启小夜灯，适当陪伴和安抚，协助入睡。对于过度关注失眠的患者，告知失眠是一种常见的临床症状，属于正常生理反应，可顺其自然。白天尽量减少卧床时间，指导或鼓励患者进行呼吸或姿势放松训练、精油按摩、睡前阅读、听故事以及放松音乐，喝一杯温热牛奶，洗温水浴、热水泡脚等。

（二）**安全护理**

神经症性障碍患者多伴有焦虑、抑郁等负性情绪和躯体不适，少数患者可产生消极意念或厌世行为。心身障碍病区的安全管理，与重性精神障碍病区的侧重点有所不同，在确保环境、物品安全的前提下，心理治疗与疏导的作用比部分强制措施作用更明显。

（三）**心理护理**

做好心理护理，可有效增进护患了解和信任，提高患者的治疗依从性，改善预后。

1. 建立良好的护患关系

护理人员对患者礼貌相待，保护隐私，言行中表现出对患者无条件的尊重与关爱。对患者的病态认知不敷衍，更不能讥讽、训斥，用真诚的表情与眼神、温柔的语调与举止表达对患者内心体验的理解。与患者交谈时，鼓励患者表达内心感受，针对不同心理问题采用相应的沟通技巧。

2. 强化社会支持系统

护理人员主动与家属沟通，了解家属顾虑，引导其对患者采取正确态度，避免责骂、歧视患者，鼓励家属多探视，陪伴、理解、关心、包容患者，减轻病耻感，从而提高患者治疗信心和对未来生活的期待。

（四）**对症护理**

对于各种神经症性障碍，护士应根据其主要症状做好针对性护理。

1. 惊恐发作的护理

1）发作期　护士应冷静、沉着、和蔼，立即帮助脱离应激源或改变环境，尊重患者，倾听患者主诉，全程陪伴。如患者表现为敌意和挑衅，应适当采取保护性措施；同时及时疏散其他患者和家属，避免围观和议论，保护患者的尊严和隐私。

2）间歇期　关注患者思想动态，允许其适当发泄，帮助患者识别并设法规避可能诱发惊恐发作的因素，教会其控制过度换气、深呼吸与渐进性肌肉放松术或参加体力活动等方法减轻恐惧。

2. 强迫及相关障碍的护理

1）评估病情　倾听患者对疾病的诉说，观察患者的症状，和患者一起探讨，助其对现实有客观的评判。

2）化解强迫　当患者出现强迫行为时及时给予负强化，强迫行为减少时及时给予正强化。针对强迫怀疑和强迫检查行为，可用拍视频、录音等客观记录消除怀疑。

3）应对洗手　对反复洗涤的患者,督促其参加工疗活动,转移注意力,减少在水旁停留的时间,选择温和、刺激性小的洗涤剂;冬天控制水温,以减少冻疮的发生,多使用护手霜,必要时限定活动范围和实施必要的保护。

3. 恐怖性焦虑障碍的护理

1）帮助患者分析恐惧的对象和原因,给予针对性支持和理解。

2）出现恐怖情绪时,鼓励患者倾诉、宣泄,及时给予陪伴、支持和安慰,允许其在屋内来回走动,指导患者运用深呼吸、正念冥想等方法减轻紧张不安和恐惧。

3）引导患者正视和接纳恐怖和害怕的事物或情景,如对轻度社交恐怖障碍患者,引导接纳自身的不完美,不过分关注自己的言行,客观评价自我,做出更适宜环境的行为。

（五）用药护理

对服用SSRIs的患者,告知应餐后服用,起效需耐心等待几天;对服用苯二氮䓬类药物的患者,警惕过度镇静和肌松作用导致跌倒等意外的发生,避免长期服药导致药物依赖。

（六）健康指导

向家属和患者讲解相关神经症性障碍的特点、药物的疗效和不良反应、自我护理的方法以及社会支持系统对康复的重要性。鼓励患者积极参加各种活动,多途径学习相关知识,努力自我修复、终身成长。

四、护理评价

1）患者是否学会控制情绪的方法,有无焦虑、恐惧、强迫、紧张等不良情绪。

2）患者能否正确面对应激事件,学会正确的应对方法。

3）患者的安全感和营养、睡眠等生理需求是否得到满足。

4）患者是否接受自我,能够顺其自然带着症状生活。

5）患者的社会适应能力是否得到提高。

（沈剑飞）

🖥 PPT课件　　🖥 复习与自测　　🖵 更多内容……

第九章 分离（转换）性障碍及其护理

章前引言

近年来，人们在社会生活中面临的各种生活事件与内心冲突日益增多。同时，又由于溺爱或被迫留守等儿童教养方式的普遍性，自我中心、富于幻想、情绪化及缺乏主见等人格缺陷的儿童或年轻人较常见。他们面对挫折，应对无效导致分离（转换）性障碍者有增无减。

本章主要阐述分离（转换）性障碍的临床特征及其护理。其临床特点是患者部分或完全丧失了对过去的记忆、身份意识、即刻感觉及身体运动控制4个方面的正常整合。其中解离症状主要表现为丧失对自我身份识别和对过去记忆等；转换症状表现为在遭遇无法解决的问题和冲突时所产生的不快心情，以转化为躯体症状的方式出现，但症状与患者的现实不相符，也无可证实的器质性病变。

对暗示性较强的分离（转换）性障碍患者给予及时的暗示与催眠，治疗效果可靠；做好心理护理，避免过于关注患者导致给予其消极暗示。另外，应做好一般护理、安全护理、用药护理、特殊症状护理及康复护理等，确保患者的身心早日康复。

学习目标

（1）培养良好的职业素养，保护患者的自尊和隐私，理解、体谅并适度关爱患者。

（2）理解分离（转换）性障碍的常见临床表现及护理要点。

（3）认识分离（转换）性障碍的概念与常用治疗方法、护理诊断。

（4）懂得分离（转换）性障碍的病因与发病机制。

（5）学会应用问题解决的思维（护理程序）护理分离（转换）性障碍患者。

（6）初步学会应用暗示与催眠等疗法及时干预分离（转换）性障碍各种急性发作患者。

思维导图

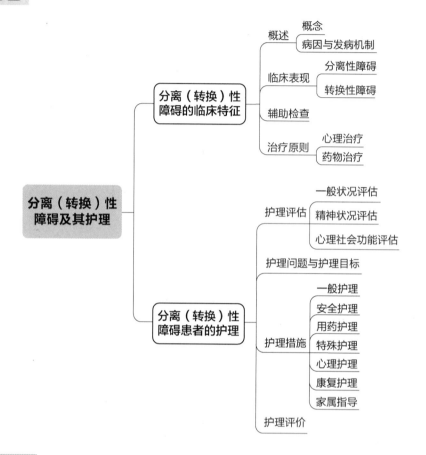

案例导入

余女士,32岁,初中文化,某山区村干部。平时争强好胜,容不得别人与她争辩,受不得委屈。一年前的夏天因拆迁赔偿问题与村民发生争吵,当时出现表情僵硬而茫然,全身僵直,肢体抖动,继而缓慢倒地,四肢抽搐,表情痛苦,呼之不应。围观人数及议论越多,患者抽搐越厉害。患者经常去看病的中年村医赶到后劝走围观人群,给患者肌内注射2 ml生理盐水,并用坚定的语气严肃地说"我是陈医生,已经给你打了特效药,余主任你马上就会没事的!"将患者独自留在屋内,自己在窗外观察,约2分钟后自行缓解,能回忆发病的过程,称发作时"脑子清楚",无大小便失禁。村医为其进行体格检查:神经系统检查无特殊发现。病情缓解后去乡卫生院行影像学检查:头颅CT和24小时心电图检查均未发现异常,未进行动态脑电图检查。此后常有类似发作,每次均因家庭及村委工作琐事争吵。

> 问题：
> （1）余女士可能的疾病诊断是什么？诊断依据有哪些？
> （2）余女士存在哪些护理问题，应采取哪些护理措施？

第一节　分离（转换）性障碍的临床特征

▶ 在线课程 9-1　分离（转换）性障碍及其护理

分离（转换）性障碍［dissociative（conversion）disorders］又称游离转换障碍，是以解离症状和转换症状为主的精神症状，过去称癔症或歇斯底里症。此病曾归类于神经症，由于其症状与神经症明显不同，近年将其划归为单独疾病单元。

患者表现为分离性症状或各种形式的躯体症状，但症状和体征缺乏相应的器质性损害的病理学依据。症状具有强烈的情感色彩，常为患者无法解决的内心冲突和愿望的象征性转换。

一、概述

（一）概念

分离（转换）性障碍是由生活事件与强烈内心冲突等精神因素作用于易感个体引起的心因性精神障碍，常由暗示或自我暗示诱发或消失。好发于文化程度较低的女性。他们往往具有封闭的同源文化环境，如某些宗教色彩浓厚的农村地区，发病情况受个体的教育程度、社会文化、生活环境等影响。

（二）病因及发病机制

1. 个性基础

分离（转换）性障碍的患者多数具有表演型人格特征，常表现为暗示性强，表情夸张、言行做作；自我中心，强烈寻求关注；富于幻想，理想替代现实；过于情绪化，情感反应肤浅、情感脆弱。

2. 精神刺激

患者遭受某些程度不一的生活事件后，精神紧张、恐惧无助等情绪体验常是本病首次发作的直接诱因，之后发病情景的再现或以前发病经历的再体验，均可诱导患者再次发病。

3. 其他因素

遗传及家庭教养方式、脑外伤及某些躯体疾病等可能与本病的发病有关。家长的过于宠溺或长期缺乏关爱（留守儿童），对于个体健全人格和道德品行的养成都是一剂毒药。

二、临床表现

（一）分离性障碍

分离性障碍（dissociative disorder）的起病常与生活事件与内心冲突密切相关，多数患者暗示性较强。其症状虽是无意识的，但常给人一种通过患病有所收益之感，如获得同情与帮助、摆脱困境等。

1. 分离性遗忘

分离性遗忘（dissociative amnesia）是在没有器质性病变或损伤的基础上，突然丧失对自己的职业、家庭甚至姓名等重要事件或信息的记忆，被遗忘的事件往往以精神创伤为核心，遗忘内容和程度每天都不完全相同，范围较广，不能用一般的健忘解释。

2. 分离性漫游

分离性漫游（dissociative fugue）常发生在觉醒状态下，也称神游。患者突然离开日常生活及工作的环境，去另一城市旅游（目的地可能是患者熟悉或有特殊情感意义之地），深入接触可以发现其意识范围缩小，自我身份识别障碍等，但能自我照顾，进行简单的人际交往，有明确的目的地，能购票、乘车等。持续几十分钟到数天，突然结束，事后不能完全回忆。

3. 分离性身份识别障碍

分离性身份识别障碍（dissociative identity disorder）的患者表现为两种或两种以上的人格交替出现，首次发作常与精神创伤密切相关。不同人格间突然转换，对以往身份完全遗忘，以另一身份进行日常活动，每种人格都较完整，各有其记忆、爱好和思维与行为方式，完全独立，互相之间毫无联系。以两种人格交替出现者称为双重人格或交替人格。

4. 分离性精神障碍

分离性精神障碍（dissociative mental disorder）包括分离性（亚）木僵和分离性附体障碍。

1）分离性（亚）木僵　多发生于精神创伤或创伤性体验后，呈亚木僵甚至木僵状态，长时间维持固定姿势，不语、不动、不食，但肌张力无明显异常，数十分钟后可自行缓解。

2）分离性附体障碍　发病时患者意识范围缩窄，往往只局限于当前工作生活的个别方面，处于自我封闭状态。常见亡灵、鬼神附体，患者声称自己是某某大神或已去世的某人在说话，表现酷似迷信活动的"巫婆"作法。但其言谈举止似被外力操控，而非患者自行转换，这是两者的区别。

（二）转换性障碍

转换性障碍（conversive disorder）患者的转换症状主要表现为个体在遭遇无法解决的问题和内心冲突时产生的不悦，转化为躯体症状的方式出现，但找不到任何可以证实的相应器质性改变及生理或解剖学基础。给人的感觉是其症状带有明显的情绪性与目的性。如逃避冲突、获得欲求或宣泄怨恨、减免责任等，但患者自己并未意识到。转换症状有时还会伴有不同形式与数量的寻求他人关注的行为。

1. 分离性运动障碍

分离性运动障碍（dissociative dyskinesia）临床可表现为肢体"瘫痪"或震颤、起立或步行失常、缄默症或失音症。

1）肢体"瘫痪" 可以是单瘫、截瘫或偏瘫，没有其他任何神经系统阳性症状与体征，久"瘫"可见肌肉失用性萎缩等废用综合征表现。

2）肢体震颤、抽动或肌阵挛 多为肢体肌肉粗大阵挛或不规则抽动似舞蹈样动作。

3）站立或行走不能 部分患者出现上肢震颤，下肢不能站立或行走，偶见麻雀式并足跳行或摇摆步态，但在暗示下患者可伴乐起舞。

4）发音不能 缄默症患者不能用语言而用手势或文字表达；失音症患者想说话但不能发声，或只能用嘶哑的声音通过耳语交谈，检查未发现发音系统及相关神经的损害。

2. 分离性抽搐

分离性抽搐（dissociative convulsion）也称假性癫痫发作。一般在受到暗示或情绪激动时突然发作，表现类似癫痫大发作，但无意识完全丧失所致一系列临床特征，也无脑部电生理变化。患者常缓慢倒在安全之处，不语不动或翻滚扭动，捶胸撕衣或揪发咬人，历时数十分钟。患者发作后神情基本正常，无入睡，但可有不同程度木僵或意识改变。

📖 **拓展阅读9-1 分离性抽搐发作与癫痫大发作的区别**

3. 分离性感觉障碍

分离性感觉障碍（dissociative sensory disorder）临床可表现为感觉缺失、感觉过敏、感觉异常、视觉障碍或听觉障碍。

1）感觉缺失 可表现为半身痛觉缺失、手套或袜套式部分感觉消失，其范围与神经分布不一致。

2）感觉过敏 局部皮肤特别敏感，轻微的触摸都会使患者感到疼痛不堪。

3）感觉异常 在咽部检查无异常的情况下，患者主观感觉到咽部有明显的异物感或梗阻感，即"癔症球"。

4）视觉障碍 患者可主诉"失明"、弱视、管状视野及单眼复视等，但日常活动能力却几乎不受影响，步行时能绕过障碍物。患者的视觉障碍可突然发生，也可突然恢复；但视觉诱发电位检查正常。

5）听觉异常 常表现为听觉突然消失（俗称"失聪"），而电测听和听觉诱发电位检查并无异常。

📖 **拓展阅读9-2 分离（转换）性障碍的其他表现形式**

三、辅助检查

（一）实验室检查

实验室检查一般无异常发现。

（二）其他

各项辅助检查主要用于与内科疾病的鉴别诊断。动脉血气分析、肺功能等检查可鉴别肺性脑病引起的谵妄状态；出现转换障碍时需根据患者的运动或感觉障碍进行相应的神经系统检查。

四、治疗原则

（一）心理治疗

分离（转换）性障碍患者首选暗示与催眠治疗，也可选用其他治疗，如解释性心理治疗、分析性心理治疗、行为治疗与家庭治疗等。

（二）药物治疗

根据病情对症治疗，紧张、失眠可用抗焦虑药，情感爆发、朦胧状态可选用地西泮或抗精神病药注射给药。

第二节　分离（转换）性障碍患者的护理

一、护理评估

（一）一般状况评估

1. 健康史

询问患者既往健康状况、用药史及药物过敏史等；家族成员中是否有类似情况及精神障碍患者。

2. 生理功能

生命体征，营养状况，睡眠及饮食状况、排泄状况，生活自理能力等。

（二）精神状况评估

有无幻听、幻视等知觉改变；有无思维形式及内容障碍，如智力与记忆损害，注意力、定向力、自知力障碍；有无恶劣心境，如兴奋、吵闹、易激惹和情绪不稳、情感爆发等；有无冲动、伤人或自伤等行为。

（三）心理社会功能评估

1. 心理功能

患者近期有无生活应激事件及强烈的内心冲突；有无兴趣下降、木僵及发作性动作等；比较患者发病前后人格，了解有无人格改变；是否具有暗示性强、自我中心、富于幻想、情感肤浅、言行做作等表演型人格特征。

2. 社会功能

患者的工作与学习能力及效率是否降低，人际交往能力、生活自理能力有无改变；评估患者的家庭教育方式、学习工作环境、经济社交及社会支持状况等。

二、护理问题与护理目标

1. 护理问题

1）有外伤的危险 与分离（转换）性情感爆发、感觉障碍及神游等有关。

2）躯体活动障碍 与分离（转换）性瘫痪、肌张力下降有关。

3）有皮肤完整性受损的危险 与分离（转换）性瘫痪、长期卧床有关。

4）有废用综合征的危险 与分离（转换）性瘫痪、长期卧床有关。

5）感知觉紊乱 与感觉过敏或减弱、感觉异样有关。

6）自我认同紊乱 与多重人格或人格转换有关。

2. 护理目标

1）患者无抽搐、感觉障碍等导致的外伤发生。

2）患者的瘫痪症状好转，能自如活动身体。

3）患者皮肤保持完整，未因瘫痪卧床导致压力性损伤。

4）患者未发生废用综合征，肢体活动恢复。

5）患者感觉恢复正常，无感觉过敏或减弱等。

6）患者自我认同恢复唯一角色，无多重人格和人格转换。

三、护理措施

（一）一般护理

鼓励、督促患者料理生活。由于患者暗示性强，不安排其与症状丰富的患者同室，以免增加新症状或强化原有症状。

（二）安全护理

按精神科"三防"常规护理，加强环境等不安全因素和危险物品的管理。

（三）用药护理

遵医嘱予抗焦虑、抗抑郁等药物对症治疗。

（四）特殊护理

1. 适度保护，避免不良暗示

分离（转换）性障碍发作时采取保护措施，同时将患者分开管理。不过分关注，也不轻视，镇定处之，避免围观，以免不良暗示加重症状。在发作间歇期教会患者自我放松技术。

2. 急性发作，独处确保安全

将情感爆发或痉挛发作患者安置在单间，确保安全。

3. 多重人格，强化唯一身份

加强意识朦胧、多重人格等患者的生活护理，防止意外，强化其原来身份，促使自我定向的恢复。

4. 失明失聪，积极自我暗示

利用各种证据，帮助"失明""失聪"患者科学分析、积极自我暗示症状是否存在事实依据，从而相信功能障碍的短暂性。

（五）心理护理

为患者提供安静舒适的环境，减少外界刺激。暗中观察和关心患者，不对其表现出过多的关注。

1. 正确沟通，协助解决问题

护患沟通时态度和蔼、注意倾听、提问扼要，关注当下，焦点解决，接纳感受，与患者共同寻找、分析、解决问题。

2. 关心支持，鼓励点滴进步

帮助患者认识到对自身病症的过度关注和忧虑无益于恢复健康。应用支持性语言帮助患者度过困境，提示其自身具备的能力和优点，不关注其缺点和功能障碍。及时肯定其进步，巩固疗效。

3. 消除疑虑，健全心理人格

利用检查的正常结果，帮助患者相信其症状并非器质性病变所致，积极配合治疗。针对患者个性特点，加强心理疏导，促进心理健康与人格健全。

（六）康复护理

康复期帮助患者认识和正确对待心理应激，学会应对创伤性体验和挫折，克服个性缺陷。积极参加各种社会活动，体现自身价值，放宽眼界，提高格局，利于康复，促进全面自主成长。

（七）家属指导

帮助家属熟知分离（转换）性障碍的相关知识，创造适宜的家庭情感氛围与成长环境，强化家庭功能，促进家庭成员与患者的精神同步成长。

四、护理评价

1）患者有无抽搐、感觉障碍等导致的外伤发生。

2）患者的瘫痪症状是否好转，能否自如活动身体。

3）患者皮肤是否保持完整，有无因长期瘫痪卧床导致的压力性损伤。

4）患者有无发生废用综合征，肢体活动是否恢复。

5）患者感觉是否恢复正常，有无感觉过敏或减弱等。

6）患者自我认同是否恢复唯一角色，有无多重人格和人格转换。

拓展阅读9-3　躯体形式障碍

（陈海勤）

PPT课件　复习与自测　更多内容……

第十章 睡眠障碍及其护理

章前引言

睡眠是人体生理节律的重要组成部分,是一种周期性的自动和可逆的静息现象,受生物钟支配,与觉醒交替出现,有利于消除疲劳、恢复体力、增强抵抗力,是人体最基本的生理需要,对维持身心健康举足轻重。

睡眠障碍是常见精神疾病和躯体疾病的共同症状,其中失眠是除疼痛之外临床最常见的症状,发病率逐年增高,是严重影响个体生活质量的身心障碍。睡眠障碍大致可以归纳为睡不着、睡不好、睡太多(入睡困难与睡眠维持障碍、24 小时睡眠—觉醒周期紊乱、白天过度睡眠、睡眠中的异常行为和活动等),表现为失眠、嗜睡症及睡眠—觉醒节律障碍、睡行症等。

早期评估与识别睡眠障碍对疾病的诊断、治疗与护理具有重要意义。护士应善于观察患者的睡眠情况,找出主要问题,制订相应的护理目标与护理措施,加强睡眠护理及安全、心理、症状、康复等护理,帮助患者早日重拾"一觉睡到自然醒"的幸福。

学习目标

(1)培养良好的职业素养,强化共情能力,深刻体会失眠患者的痛苦。

(2)理解各类睡眠障碍的临床表现和护理措施。

(3)认识各类睡眠障碍的概念与常用治疗方法、护理诊断。

(4)懂得失眠的病因与发病机制。

(5)能利用所学的睡眠障碍知识,对睡眠障碍人群开展睡眠知识的健康宣教。

(6)初步学会利用睡眠干预技术帮助患者改善睡眠,提升生活质量。

思维导图

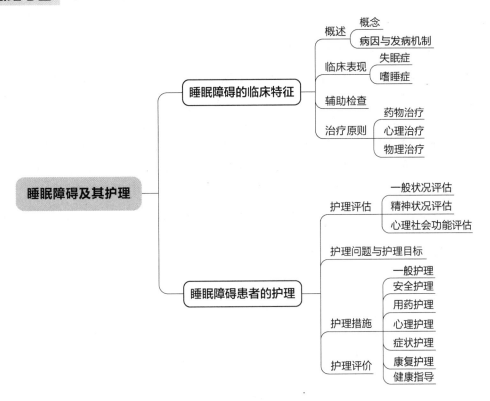

　　楚奶奶,女,65岁,已婚。因"睡眠差、乏力6年,加重1年"入院。患者6年前无明显诱因下渐出现睡眠差,表现为入睡困难、眠浅易醒,有时彻夜不能入睡,白天精神萎靡、容易烦躁,总是关注自己的睡眠问题。曾在药店自行购药服用,期间不规律间断服药,睡眠时好时坏,不能彻底缓解,后自行停药。期间未正规诊治。1年前无明显诱因下病情加重,夜间入睡困难,凌晨1、2点钟即醒。睡眠时间明显减少,夜间多梦、噩梦,晨感全身乏力,工作能力下降,做事不感兴趣,影响日常生活。检查未见明显异常。抑郁量表(HAMD)评分12分,焦虑量表(HAMA)评分9分。

　　问题:

　　(1) 楚奶奶可能的疾病诊断是什么?诊断依据有哪些?

　　(2) 楚奶奶存在哪些护理问题,应采取哪些护理措施?

第一节 睡眠障碍的临床特征

▶ **在线课程10-1 睡眠障碍及其护理**

人的一生约有1/3时间在睡眠中度过,平均每天睡眠时间新生儿及婴儿超过16小时、儿童约10小时、成人6~8小时。睡眠是人类不可缺少的生理过程,有着复杂的节律性生理周期,是机体修复、代谢与神经发育等的重要环节,是健康和生命活动、成长所必需的过程。睡眠能促进个体恢复体力、消除疲劳、调节情绪、保护大脑、提高记忆,是人体恢复精力与体力的最佳休息方式。睡眠不仅仅要时间充足,更在于质量。高质量的睡眠是健康的基石,当正常睡眠的启动、维持和调节发生障碍,就会出现各种睡眠异常。

📖 **拓展阅读10-1 世界睡眠日与正常生理性睡眠**

一、概述

(一)概念

睡眠障碍(sleep disorder)指在各种因素影响下,睡眠的质或量发生异常,导致人体睡眠—觉醒系统发生紊乱,以及各种相应异常行为。睡眠障碍多发生于成人,儿童也可出现,女性中老年人群最好发,脑力劳动者多于体力劳动者。

(二)病因与发病机制

非器质性睡眠障碍的原因有多种,主要是遗传因素、生物因素、心理社会因素等。

1. 遗传因素

遗传因素在睡眠中的作用已被证实,睡眠时长和节律被许多基因调控和遗传。患者父母一方有睡眠障碍,则其同胞中约有1/2易患病,并且可延续几代。

2. 生物因素

睡眠和觉醒是一个由多种神经调节系统参与调控的过程。中枢神经系统的抑制性介质是5-HT,兴奋性介质是儿茶酚胺。目前,不少研究证明褪黑素可缩短入睡潜伏期,有助于睡眠。

3. 心理社会因素

日益激烈的社会竞争、工作与生活重大改变、人际冲突和突然遭遇的生活事件等已成为失眠最常见的应激因素,可引发个体出现抑郁、紧张、焦虑等情绪改变,导致不同程度地影响睡眠质与量。神经质、内化性、完美主义等人格特征的个体较易罹患睡眠障碍。精神障碍患者常在各种精神及躯体症状等影响下出现明显的睡眠障碍。

4. 其他因素

不固定的睡眠时间,如夜班和白班的变动会引起睡眠节律异常,睡眠环境改变会影响睡眠的质和量。另外,某些药物和饮料也会引发睡眠异常,如甲状腺激素、咖啡、浓茶、药物依赖戒断反应等。

二、临床表现

精神科常见的睡眠障碍主要是由心理社会因素引起的非器质性睡眠与觉醒障碍。临床表现形式多样,常见四种类型:①睡眠启动和维持障碍,常见失眠;②24 小时睡眠—觉醒周期紊乱,如睡眠—觉醒节律障碍;③白天过度睡眠,多见嗜睡症与发作性睡病;④睡眠中的异常行为和活动,如睡行症、梦魇与夜惊。

(一)失眠症

1. 概念

失眠症(insomnia)最常见,又称入睡困难和维持睡眠障碍,指各种原因引起的反复入睡困难、睡眠维持困难、续睡困难,致使睡眠时间短,睡眠质量不能满足个体身心需要,影响白天生活与工作质量。

2. 临床表现

失眠症的表现形式多样,最常见入睡困难型(就寝后 30 分钟不能入睡),多见于近期发生重要生活事件者;凌晨三四点醒来后无法再入睡的早醒型,多见于抑郁患者;睡眠表浅,夜间多梦易醒,多见于紧张性个体。失眠患者常陷入过度担心与失眠的恶性循环,白天精神萎靡、憔悴不堪、疲乏困倦,导致学习或工作效率下降,甚至影响其社会功能。长期失眠可致情绪不稳、性格改变、免疫力下降,诱发各种心身疾病。

> 📖 拓展阅读 10-2　原发性失眠的诊断要点

(二)嗜睡症

嗜睡症(narcolepsy)是以白天过度思睡和夜间睡眠时间延长为主要特征的睡眠障碍,常与心理因素有关。患者常在单调的工作学习过程中以及安静的环境下出现难以克制的睡眠发作,并可不分时间、地点、场合,甚至需要十分清醒的情况下出现不可抗拒、不同程度的非恢复性小睡,影响工作、学习和生活,患者为此感到无比苦恼。

> 📖 拓展阅读 10-3　睡眠障碍的其他表现

三、辅助检查

(一)心理测量

匹兹堡睡眠质量指数量表(Pittsburgh Sleep Quality Index,PSQI)是目前应用最广泛的睡眠障碍评估量表之一,睡眠状况自评量表(Self-Rating Scale of Sleep,SRSS)可了解患者一个月内的睡眠状况,爱泼沃斯嗜睡量表(Epworth Sleepiness Score,ESS)用于评估患者最近两周的白天嗜睡程度。

(二)实验室检查

常用的实验室检查方法为多导睡眠监测(PSG),被称为诊断各种睡眠障碍的“金标准”,能客观和标准化地分析睡眠结构与效率等各项参数,量化评估睡眠情况与睡眠障碍的严重程度。

四、治疗原则

根据不同的症状、严重程度、是否共患疾病、对药物不良反应的耐受程度,采取不同的治疗方法。首先治疗原发疾病,消除诱发因素,建立正常睡眠模式,摆脱失眠困扰。

(一) 药物治疗

睡眠障碍的表现形式不同,药物的选择也不同。药物治疗原则为个体化、适量给药、合理撤药。抗焦虑药苯二氮䓬类,是最常用的助眠药,由于易产生药物依赖,故应严格遵医嘱短期用药,根据患者睡眠障碍不同选用适宜的药物。伴有抑郁症状的失眠症患者,可低剂量选用具有镇静作用的曲唑酮等抗抑郁药。伴有精神病性症状或难治性失眠,可选用喹硫平、奥氮平等镇静类抗精神病药物。

褪黑素是目前常用的新型助眠药,可有效缩短入睡时间,提高睡眠质量(减少浅睡眠时间,增加深睡眠时间),且在睡醒后能保持较清醒的状态。

(二) 心理治疗

睡眠卫生教育、认知行为治疗、放松疗法、睡眠限制疗法等,可改变睡眠障碍患者的不良心理及行为因素,恢复正常的睡眠质与量。

(三) 物理治疗

音乐治疗、生物反馈治疗、针灸推拿、光照疗法、重复经颅磁电刺激等对睡眠障碍均有一定疗效。

第二节　睡眠障碍患者的护理

一、护理评估

睡眠障碍患者的评估包括主观评估和客观评估,重点应放在患者的心理、生理、家庭以及环境等方面。

(一) 一般状况评估

1. 健康史

评估患者的睡眠、饮食状况、生活习惯、对周围环境的感觉、是否有家族遗传史、以往的用药情况。评估、分析实验室及各种辅助检查结果,是否有其他器质性躯体疾病。

2. 生理功能

评估患者有无自主神经症状、睡眠异常的表现、多导睡眠监测仪对睡眠质量、时间、效率、睡眠各期的记录情况,内分泌情况、有无疲劳感。

(二) 精神状况评估

1. 认知

了解、患者对睡眠的认知,评估患者有无感知觉障碍,患者的思维、记忆、注意力等状况。

2. 情绪情感

评估患者有无焦虑、恐惧、抑郁等情绪或其他精神症状。

3. 意志行为

评估患者有无冲动、消极、意志减退等病理性意志行为。

（三）心理社会功能评估

评估患者有无诱导失眠的社会事件及其应对方法，特别注意评估患者的人格特征。评估患者的学习与工作能力、人际关系、婚姻与家庭、子女情况以及社会支持系统。

二、护理问题与护理目标

（一）护理问题

1）睡眠型态紊乱　与社会心理因素刺激、焦虑、睡眠环境改变等有关。

2）疲乏　与睡眠障碍引起的不适状态引起白天精力不足有关。

3）焦虑　与睡眠型态紊乱有关。

4）恐惧　与睡眠和情绪障碍引起的幻觉、梦魇有关。

5）绝望　与长期失眠及其引起的一系列不适有关。

（二）护理目标

1）患者睡眠改善，入睡困难、早醒、睡眠浅等症状明显好转或消失。

2）患者白天精力充足，夜间睡眠正常。

3）患者情绪平稳，没有因睡眠障碍及其所致不适导致的各种不良情绪。

三、护理措施

1. 一般护理

改善睡眠环境，创造良好的睡眠氛围。加强病区管理，保持病房安静、安全、舒适、整洁、空气清新、温湿度适宜，夜间光线柔和。患者衣着宽松舒适，以纯棉病服为佳。统筹安排护理操作，减少医源性睡眠干扰。睡前2小时避免看刺激紧张的电视，不交谈过久及进食，不喝咖啡、浓茶等兴奋性物质。观察记录患者的睡眠时间、质量、节律及伴随症状等。

2. 安全护理

医护人员对患者应态度热情、亲切，主动介绍病区环境，恰当安排床位，尽量按其年龄、病情、嗜好、睡眠有无鼾声等情况安排房间，避免相互冲突和矛盾。对因环境陌生而夜间有恐惧感的患者，告知会有护士巡视，不必担心；对伴有抑郁、激越等情绪的患者做好"三防"护理。

3. 用药护理

用药前护士应严格查对，告诉患者合理用药能帮助其重建正常的睡眠规律。做好用药宣教，告知患者滥用药物的危害性，避免自行带药入病区和擅自服用助眠药，切忌自行改变药量和随意停药,避免耐受、成瘾或依赖。并告知服药的最佳时间、常见不良反应,减轻患者的心理负担,从而提高药物治疗的依从性和有效性。

4. 心理护理

多数非器质性失眠的发生与心理因素有关,医护人员应设法帮助患者避免应激长期存在而导致慢性失眠。帮助患者认识失眠,共同分析并排解心理症结。善于应用沟通技巧,建立良好护患关系,运用心理支持技术,通过倾听、同理、陪伴等助其宣泄内心苦恼、满足合理需求,使其感到被接纳、被理解,消除负性情绪与失眠的诱因。

对于情绪焦虑、过分担心失眠并对睡眠有不合理观念与态度的患者,可使用认知疗法。分析患者对睡眠的不合理认知,纠正其负性观念和不良信念与态度,代之以健康的观念、情感和行为,使其消除对失眠的顾虑与恐惧。

5. 症状护理

对嗜睡症、发作性睡眠等患者,避免从事开车、高空作业、操作机器等危险性操作,避免因突然进入睡眠而导致意外发生;加强患者和家属的安全教育。对于睡行症患者,须确保夜间睡眠环境安全;给门窗加锁以防梦游时外出、走失,避免在房间内放置危险物品及障碍物,以防发作时伤害自己或他人。

6. 康复护理

指导患者进行音乐放松疗法、渐进式肌肉松弛法等促进睡眠的放松训练,通过音乐或冥想的诱导,使患者学会有意识地控制身心活动,尽快进入放松睡眠状态。指导患者减少床上的非睡眠时间,每天早上固定起床时间,建立良好的睡眠习惯。老年患者对环境改变较年轻人敏感,常因不适应病房环境而失眠,不宜随意更换睡眠环境及寝具等。

7. 健康指导

营造轻松、融洽的家庭氛围,创造安静、舒适的睡眠环境,消除各种不良刺激。告知患者严格遵医嘱服药的重要性,用药过程中避免饮酒。养成良好的饮食习惯,避免晚饭过饱、过晚。保持健康的生活方式,制订作息时间表,有规律地体育锻炼,鼓励户外活动。白天定时小睡,避免过度疲劳和紧张,以减轻心理压力。

四、护理评价

1) 患者睡眠是否改善,入睡困难、早醒、睡眠浅有无明显好转或消失。
2) 患者白天精力是否充足,夜间睡眠是否正常。
3) 患者情绪是否平稳,有无因睡眠障碍及其所致不适导致的各种不良情绪。

(沈忠娟)

📀 PPT 课件　　📀 复习与自测　　🖥 更多内容……

第十一章 应激相关障碍及其护理

章前引言

随着经济社会不断快速发展,人们在日常生活中难免遇到各种生活事件(如离异、变迁、失业等)甚至突发战争、火灾、地震、传染病流行、重大安全事故等应激源。机体在应激状态下会产生各种相应的身心变化与损害。若应激反应超出一定强度和(或)持续超过一定时间,可导致个体不能有效应对重创,社会功能受到不同程度的影响,甚至出现明显的精神行为异常。

本章主要阐述急性应激障碍、创伤后应激障碍和适应障碍三类应激相关障碍的临床表现、治疗原则与护理要点。指导护士对患者加强心理危机干预,帮助其战胜挫折,修复心理创伤,尽快重返社会。

学习目标

(1) 培养良好的职业素养,保护患者的自尊和隐私,爱护、尊重患者,树立"非病理化"工作理念,积极做好危机干预,帮助患者安度危机、重返社会。

(2) 理解应激相关障碍的基本概念、临床常见表现及其主要护理措施。

(3) 认识应激相关障碍的心理干预策略。

(4) 懂得应激相关障碍的病因、发病机制与辅助诊断。

(5) 学会应用护理程序护理应激相关障碍患者,帮助患者抵御危机冲击、解决心理问题。

(6) 初步学会应用积极认知疗法、动眼脱敏与再加工疗法等,对各阶段应激相关障碍患者进行危机干预。

思维导图

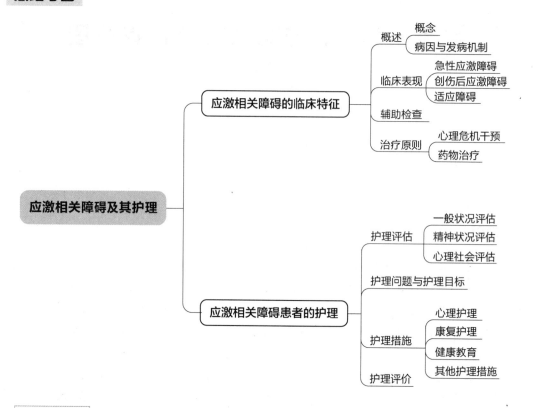

应激相关障碍及其护理
- 应激相关障碍的临床特征
  - 概述
    - 概念
    - 病因与发病机制
  - 临床表现
    - 急性应激障碍
    - 创伤后应激障碍
    - 适应障碍
  - 辅助检查
  - 治疗原则
    - 心理危机干预
    - 药物治疗
- 应激相关障碍患者的护理
  - 护理评估
    - 一般状况评估
    - 精神状况评估
    - 心理社会评估
  - 护理问题与护理目标
  - 护理措施
    - 心理护理
    - 康复护理
    - 健康教育
    - 其他护理措施
  - 护理评价

案例导入

洪阿姨,56岁,农民,小学文化。某个傍晚,其3岁的孙子浩浩不慎溺水身亡,当晚患者亲眼目睹孙子的尸体被打捞上岸,当场哭晕过去。数分钟后醒来,出现意识清晰度下降,不认识亲人,拒绝承认尸体是自己的孙子。反复念叨:"浩浩去外婆家了,浩浩去外婆家了……"指着同样痛不欲生的儿媳笑嘻嘻地问:"你是谁? 你在这里做啥? 这是哪里?"亲朋见其异常,将其送到当地医院治疗,给予静脉输注安定镇静,逐渐安静下来,醒后又阵发性号啕大哭,不断自责:"我要是管牢浩浩就好了! 我要是管牢他就好了……"容易被激怒,对别人的疏导劝告反感,神色紧张,坐立不宁,定向力障碍,检查不配合,很难建立正常交谈。检查未见中枢神经系统器质性改变。

问题:

(1)洪阿姨发生了何种情况? 可能的原因有哪些? 诊断依据是什么?

(2)洪阿姨存在哪些护理问题? 应采取哪些护理措施?

第一节　应激相关障碍的临床特征

▶在线课程 11－1　应激相关障碍及其护理

一、概述

应激(stress)是加拿大著名病理学家汉斯·塞里(Hans Selye)提出的概念,心理应激与人的健康密切相关。应激反应是当个体遭遇到生活事件时引起的身心紧张状态,表现为一系列生理、心理和行为改变,部分个体应激反应过度可出现精神障碍或引发躯体疾病。

(一)概念

应激相关障碍(stress related disorder)是一组主要由心理、社会(环境)因素所致异常身心反应而产生的精神障碍,又称反应性精神障碍或心因性精神障碍。好发于战后复员军人、天灾人祸中的幸存者及目击惨状者,女性高发,遭受性侵的女性多发。一般发生于车祸、战争、地震、重大灾难性事件等严重创伤应激事件之后,临床表现与创伤事件密不可分。

(二)病因与发病机制

1. 心理社会因素

应激源的相对强弱和个体易感性是应激障碍发生的主要原因。强烈的精神创伤性生活事件及持久的困境是本病发生的直接原因,个体对应激的认知评价和应对方式、能否应用心理防御机制应对应激反应也有不同程度的影响,D 型人格的个体创伤后应激障碍发病率较高。

2. 神经生化因素

去甲肾上腺素活性增高、下丘脑—垂体—肾上腺轴被激活等神经生物因素,均可影响应激相关障碍的发生与发展。

3. 遗传因素

有精神障碍家族史的个体,应激相关障碍的发病率较高。

二、临床表现

应激相关障碍的临床特点是:心理和社会因素是发病的直接原因;临床表现内容多与精神刺激因素密切相关,相应情感体验强烈而富有感染性;当病因消除或外界环境改变后,多数患者的精神症状会逐渐消失;及时治疗,预后一般较好,无明显人格缺陷。临床根据发病时间或病程长短分为急性应激障碍、创伤后应激障碍和适应障碍三类。

(一)急性应激障碍

急性应激障碍(acute stress disorders,ASD),也称急性应激反应(acute stress

reaction)，是突如其来、异乎寻常的重大精神刺激引起的一过性精神障碍，患者在受刺激后常常数分钟至数小时发病，几天或一周左右（一个月内）恢复。多表现为伴有强烈恐惧体验的精神运动性兴奋，意识恍惚或朦胧，意识范围狭隘，定向障碍，如注意力涣散、言语紊乱、对周围事物反应迟钝、表情茫然、目光呆滞、情感麻木、烦躁不安、惊恐焦虑及肌肉颤抖等。木僵等精神运动性抑制较少见。

（二）创伤后应激障碍

创伤后应激障碍（post traumatic stress disorder，PTSD）是个体遭受异常严重的创伤性事件后延迟出现的一类症状突出、严重损害机体心身健康的应激相关障碍。常在应激事件发生后数周内（不超过半年）发病，一般在1年内逐渐恢复正常，少数患者可迁延多年，甚至终身难愈。临床常见三大核心症状。

1. 闯入性再体验

创伤体验反复重现是PTSD最常见、最典型的临床特征。患者难以自控地以各种形式反复体验曾经的重创，内容清晰而具体，随时随地可能发生，引发强烈的痛苦体验，严重者可伴错觉、幻觉。有时甚至出现"症状闪回"：患者处于意识清晰但"人格分离"的状态，仿佛穿越回创伤当时的情境，再现事件发生时的各种情感与生理反应，发作短则数秒，长则数天。此外，多数患者频现与创伤事件相关的梦魇，是闯入性再体验在睡眠中的表现形式。

2. 警觉性增高

创伤后1个月内最普遍、最严重，患者不断寻找环境中与创伤相关的威胁性信息，对与失去之人或物相关的声音反应过敏，注意力不集中，易惊吓、易激惹，多伴有睡眠障碍、焦虑恐惧和各种躯体不适症状。

3. 保护性回避

患者对周围多数事物反应迟钝，情感淡漠，行为退缩，失去兴趣。回避与他人交往，回避创伤事件相关的人和事，甚至出现相关的"选择性失忆"。适度的回避，是对遭受重创个体的某种心身保护。

📖 在线案例 11-1　创伤后应激障碍

（三）适应障碍

适应障碍（adjustment disorder）是易感个体在应激事件后出现的反应性适应不良性行为障碍和社会功能受损。好发于新生和新兵中。成年人多见抑郁或焦虑症状伴躯体不适，青少年可有品行障碍表现，儿童可有遗尿、吮手指等退化行为。

三、辅助检查

（一）心理学检查

事件冲击量表修订版（Impact of Events Scale-Revised，IES-R）用于PTSD的筛查，临床用创伤后应激障碍诊断量表（Clinician-Administered PTSD Scale，CAPS）来评估

PTSD症状严重性和干预及治疗的效果，创伤后应激障碍检查表（PCL）用于PTSD的筛查和评估其症状严重性。

（二）实验室检查

MRI显示杏仁核、海马及前额叶皮质等边缘系统"情绪脑"体积减小。

四、治疗原则

（一）心理治疗（心理危机干预）

心理危机干预（psychological crisis intervention）应迅速确定需要干预的主要问题，并立即采取相应措施。

1. 心理—环境治疗

为避免患者触景生情、睹物思人，尽可能去除应激事件相关事物或脱离引起精神创伤的环境，如清理逝者遗物、搬家、旅游、参与社交等。再通过疏导、支持、鼓励、解释、指导等帮助患者面对现实，摆脱痛苦。

值得注意的是，在灾后心理危机干预中必须杜绝以关爱、援助之名，反复让幸存者回忆并诉说危机情境及其细节，这是不断地迫使患者重复极度痛苦的情感体验。

2. 心理治疗技术

应激相关障碍的常用心理治疗技术有认知行为治疗、眼动脱敏与再加工疗法、催眠治疗等。通过心理疏导、系统暴露、认知重建、放松技术等方法达到尽快摆脱困境，建立新的适应性应对方式。

（二）药物治疗

针对患者的主要伴发症状，应用抗抑郁及抗焦虑药物，宜短期、小剂量使用，根据疗效调整用药量。

第二节　应激相关障碍患者的护理

一、护理评估

（一）一般状况评估

1. 健康史

评估患者的成长史、家族史、既往疾病史等，既往是否有精神科就诊或心理咨询史，详细了解本次应激发生的事件起因、经过、精神状态表现以及用药情况等。

2. 生理功能

评估患者的生命体征、躯体营养状况、饮食排便等一般情况，尤其是睡眠情况，如有无易惊醒、梦魇等，评估患者既往的生活习性和行为模式是否发生改变，有无生活作息规律紊乱，能否独立完成进食、如厕、盥洗、行走等个人生活。

（二）精神状态评估

1. 认知

评估患者的意识状态，有无意识模糊、清晰度下降、反应迟钝等，有无定向力改变；患者有无感觉异常、错觉、幻觉，如有幻觉，内容与精神心理创伤有无关系；有无注意力及记忆力障碍，如注意固定或涣散、选择性失忆等。

2. 情绪情感

评估患者有无惊恐不安、胆小害怕、易激惹、哀伤、情感暴发、焦虑、抑郁、愤怒等。

3. 意志行为

评估患者有无意志行为改变，如对周围事物感知迟钝、目光呆滞、木僵等精神运动性抑制，或坐立不安、无目的徘徊、活动过多、兴奋、躁动等精神运动性兴奋；有无潜在或现存的冲动伤人、自伤自杀等行为。

4. 自知力

评估患者对自己目前的心理状态有无现实检验能力（内省力）。

（三）心理社会评估

1. 心理功能

评估患者近期有无发生重大生活事件，或异乎寻常的精神刺激，应激源发生的原因、强度、持续时间，患者的主观感受及评价：对应激事件的认知水平与态度、处理方式、应对所需时间；评估患者的个性特征，包括患者的认知方式及结构、情感表达和行为模式等。

2. 社会功能

评估患者的职业状况、教育程度、社会文化背景、经济状况等，有无日常生活能力、工作与学习能力下降等；有无回避社交；患者的社会支持系统。

二、护理诊断和护理目标

（一）护理诊断

1）创伤后综合征　与所发生的事件超出一般人承受范围，遭受躯体和心理重创有关。

2）急性意识障碍　与强烈的应激创伤以及应对机制不良有关。

3）有自杀自伤的危险　与创伤事件引起的抑郁、焦虑情绪有关。

4）有暴力行为的危险　与应激事件引起的兴奋状态、激越行为有关。

5）有外伤的危险　与意识范围狭窄、兴奋躁动、行为紊乱有关。

6）个人应对无效　与应激持续存在、个体消极认知有关。

7）焦虑　与应激事件的打击未能消除、主观感觉不安、无法停止担心有关。

8）恐惧　与经历强烈的应激、反复出现闯入体验有关。

（二）护理目标

1）患者不发生自杀自伤、冲动伤人等行为,未造成走失、跌伤等后果。

2）患者情绪稳定,焦虑、恐惧、紧张等不良情绪明显缓解或消失。

3）患者能积极认知应激事件,学会有效应对方法。

三、护理措施

（一）心理护理

1. 支持性心理护理

在取得患者充分信任、建立良好护患关系的前提下,尝试运用叙事疗法、焦点解决疗法等帮助患者疏泄负性情感,赋能积极情绪,给予患者支持性心理护理。

1）接纳感受　与患者交流时应态度和蔼,理解并无条件接纳患者的感受,善于倾听并捕捉患者应对创伤事件中的积极信息,给予肯定,帮助患者树立信心。

2）规避诱因　用支持性言语,谨慎地引导患者用语言描述、联想回忆,表达和重新体验创伤性经历等。了解能引起患者高度警觉或回避的情境,避免应激源反复闯入患者意识。

3）肯定应对　鼓励患者倾诉症状发作时的感受和应对方式,并理解其感受和体验是正常现象。

4）引导宣泄　及时帮助患者宣泄负性情绪,允许自我发泄;有条件的可在安全可控前提下提供呐喊仪、沙包、宣泄人等情绪宣泄器具。

5）分散注意　鼓励患者多参加团体活动与社交,酌情写日记,一起探讨出院后的安排,以分散对创伤的注意力,减轻孤独感和回避他人的行为。

2. 认知疗法护理

心理危机干预者应理性地帮助患者纠正负性认知,努力用积极认知解释世上事物的两面性,帮助患者正视"丧失"已经无法挽回的现实,只能通过调整自己的看法,改变原有的消极、歪曲认知,建立积极的认知方式,帮助患者自我疗愈、自我成长。也可适度采用升华等积极的心理防御机制应对精神创伤。

（二）康复护理

1. 叙事疗法助力放松训练

持续放松训练对应激后期的康复及预后有重要价值,能帮助患者学习应对技能,增强应对能力。进行放松训练时,应避免随意评判,不能操之过急,采取无条件接纳包容的态度。

在患者情绪稳定且已掌握放松技术的前提下,谨慎尝试触及创伤体验。根据不同的应激事件与患者过去的情绪反应,可以选用叙事疗法,从讲述别人的故事开始,细致观察患者的情绪反应,据此把握暴露节奏,宁缓勿急,避免引发次生伤害。

2. 积极心态开创幸福生活

指导患者采取多种应对应激的积极心态。

1) 无视痛苦　有意识地不去注意自己的挫折和痛苦,对创伤性事件不去感知、不接触、不回忆,此即"选择性忽视"。

2) 转移刺激　鼓励患者尽可能多地参加文化体育活动、书法绘画艺术等集体活动,选择性参加集体心理治疗等,减轻其孤独感,转移对精神创伤的注意力。

3) 积极认知　重视自己的优势和资源,着眼事物的积极面,用积极认知战胜绝对化思维的消极模式。也可采用"向下比较"等策略自我安慰。

4) 智慧舍得　以平常心看待世事,顺其自然,不过分计较得失成败,学会舍与得的智慧,尝试与生活和解。

5) 阶段进取　建立近期和长远生活目标,并制订分阶段实施计划,增加行动的可行性和目标的可及性。

（三）健康教育

1. 关注共病症状

向伴有某些共病症状的患者和家属介绍可能会出现的抑郁、焦虑、失眠、物质依赖等,使其了解情绪与症状之间的关系以及可逆的预后。

2. 重建健康生活

建议患者出院后坚持定期复诊,接受专业指导,巩固积极思维模式和应对技巧。尝试培养广泛的兴趣爱好,拓宽朋友圈,养成健康的生活方式与运动习惯,避免酗酒等不良嗜好,逐步完成心理创伤的修复和健康生活的重建。

3. 建构支持系统

协助患者建构可靠的家庭与社会支持系统,发动和指导家属去理解和接纳患者的应激改变,看到患者努力应对的不易,为其身心安全、顺利康复保驾护航。全社会关爱灾后幸存者的身心健康,避免语言暴力等伤害。

（四）其他护理措施

1. 一般护理

根据患者的身心情况,给予护理补偿,酌情落实生活护理、饮食护理与睡眠护理等一般护理措施。

2. 安全护理

按精神科安全护理常规确保患者身心安全,根据患者主要情绪障碍和伴随症状,落实抑郁、焦虑等症状的安全管理措施。

3. 用药护理

对于使用药物辅助治疗的患者,做好用药护理,及时疏泄抑郁等负性情绪,控制精神症状。

四、护理评价

1）患者有无自杀自伤、冲动伤人等行为，是否走失、跌伤。

2）患者情绪是否稳定，焦虑、恐惧、紧张等不良情绪是否明显缓解或消失。

3）患者能否积极认知应激事件，是否学会有效应对方法。

（褚雪芳）

PPT 课件　　复习与自测　　更多内容……

第十二章 儿童青少年精神障碍及其护理

章前引言

本章主要介绍精神发育迟滞、儿童孤独症、注意缺陷与多动障碍(多动症)三类最常见的儿童青少年精神障碍,这些疾病均表现为儿童的认知、情感、行为等心理过程及人格的异常,需要运用心理、行为和药物等综合治疗与康复训练,预后多数并不乐观,会不同程度地影响儿童及其家庭的生活质量和幸福感。

对儿童青少年精神障碍患者应加强整体护理,强化个人生活自理能力培养、饮食、活动与休息等一般护理,落实各项确保患儿安全的护理措施,针对患儿身心特点给予适当的心理与药物护理,家庭、医院与(特殊教育)学校多方携手,持之以恒地抓实教育与康复训练,和善而坚定地进行正面管教,以确保其身心健康得到最大程度的恢复,社会适应能力与智能得到最充分的发展。

·学习目标·

(1) 培养良好的职业素养,保护患儿的自尊和隐私,爱护、尊重患儿,积极向社会宣传,杜绝歧视现象,促进全社会关爱、包容患儿,多方支持患儿家庭。

(2) 理解精神发育迟滞、儿童孤独症、注意缺陷与多动障碍等儿童青少年常见精神障碍的主要临床表现及护理措施。

(3) 认识精神发育迟滞、儿童孤独症、注意缺陷与多动障碍的概念、治疗原则、护理诊断。

(4) 懂得常见儿童青少年精神障碍的病因与发病机制、辅助诊断。

(5) 学会应用问题解决的思维(护理程序)护理各种儿童青少年精神障碍患儿。

（6）初步学会应用各种量表协助诊断精神发育迟滞、儿童孤独症、注意缺陷与多动障碍等,利用语言、生活与社交技能训练、感统训练、行为治疗、理性情绪疗法、正面管教、舒尔特方格训练法等教育与康复技术有针对性地提升患儿的认知、情感与行为水平,训练其语言与社交等社会适应能力。

思维导图

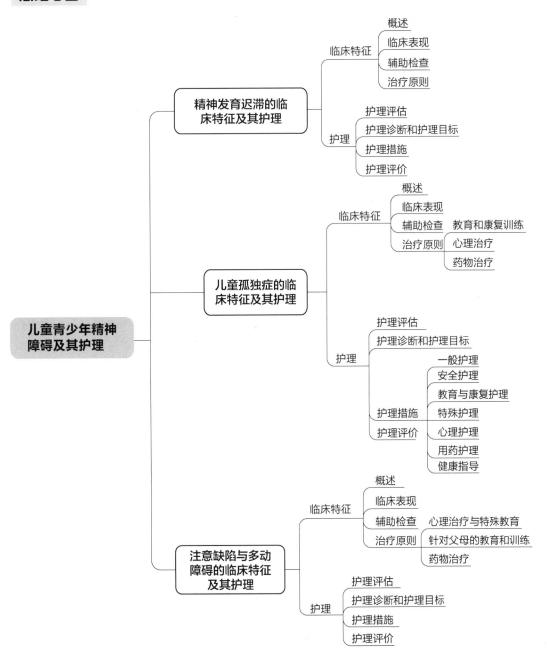

案例导入

患儿小轩,男性,9岁,小学三年级学生。因学习困难就诊。患儿7岁入小学,老师发现他上课时能安静听讲,但反应慢、记忆力差,经常不能独自完成作业,需要老师和家长辅导。每学期门门功课都不及格。在学校遵守纪律,从不惹事。在家性格温顺、很听话,能整理被子、扫地等。患儿系第一胎,母亲孕期正常,分娩时曾行产钳术。2岁后开始学步,2岁半开始学喊"爸、妈"。5岁进幼儿园,但自理能力明显不如其他小朋友。过去无重大疾病史。无精神与神经疾病家族史。父母非近亲结婚。躯体检查无阳性体征。精神检查安静、合作,能回答简短问题。韦氏儿童智力测验提示:智商62,言语智商60,操作智商63。

问题:

(1) 小轩可能的疾病诊断是什么?诊断依据有哪些?

(2) 小轩存在哪些护理问题?应采取哪些护理措施?

第一节　精神发育迟滞的临床特征及其护理

儿童青少年期处于人生发展的关键阶段,其身体和心理都在快速地生长发育、发展成熟,具有顺序性、连续性和阶段性、稳定性与可变性、不均衡性、个体差异性等特点,若错过了某一阶段的身心发展,将永远无法弥补。儿童心智发展易受生物遗传、家庭教育及社会环境等多种因素的综合影响,导致各种发育障碍、行为偏异或精神心理障碍,但表现常不典型,易被家长忽视或否认而错过及时诊治时机。若不能普及儿童青少年心理障碍防治知识,会在一定程度上影响国家民族的人口质量,因此其精神心理问题正受到日益广泛的关注。提高全社会对此类疾病的认知水平与重视程度,做好孕期与围产期病因预防及患儿的早发现、早诊断、早治疗、早康复是提高患儿生命质量的关键。

一、精神发育迟滞的临床特征

(一) 概述

精神发育迟滞(mental retardation)是目前临床使用的世界卫生组织(WHO)出版的ICD-10中的诊断名称,是指一组起病于神经系统发育成熟(18岁)以前,以智力发育低下和社会适应能力发育迟缓,未能达到相应年龄最低水平为临床特征的心智发育障碍。在美国精神病学学会出版的《精神障碍诊断与统计手册》第五版(DSM-5)称为智力发育障碍。

精神发育迟滞的病因复杂多样,有出生前、出生时和出生后等多种因素。

1. 出生前因素

1）遗传因素　可致精神发育迟滞的常见染色体与基因异常有唐氏综合征（Down syndrome，又称 21 -三体综合征，先天愚型）、先天性卵巢发育不全（Tuner syndrome/congenital ovarian hypoplasia）、先天性睾丸发育不全（Klinefelter syndrome/congenital hypoplasia of testis）、脆性 X 染色体综合征（fragile X chromosome syndrome）、苯丙酮尿症（phenylketonuria，PKU）、半乳糖血症（galactosemia）等。

2）宫内不良因素　常见胎儿期感染、药物（毒物）或化学毒素损害、妊娠期放射性损害或健康状况差、胎盘功能低下等。

3）先天性中枢神经畸形　常见家族性小头畸形、先天性脑积水、神经管闭合不全等。

2. 出生时因素

精神发育迟滞常见的出生时因素有胎位异常、难产、早产及极低体重儿等，可造成胎儿宫内窘迫、新生儿缺氧缺血性脑病、新生儿颅内出血等，这些因素均可不同程度损害胎儿中枢神经系统。

3. 出生后因素

精神发育迟滞常见的出生后因素有新生儿核黄疸，严重营养不良，脑炎、脑膜炎等中枢神经系统感染，以及颅脑外伤、高热惊厥、甲状腺功能低下、铅中毒等。此外，听觉或视觉障碍、贫困、与社会隔绝等后天不良的心理社会因素，可使儿童接受文化教育或人际交往机会不足，也会在一定程度上影响智力发育，"狼孩"是最典型的例子。

（二）临床表现

精神发育迟滞主要表现为不同程度的智力低下和社会适应困难。WHO 根据智商（intelligence quotient，IQ）将精神发育迟滞分为四个等级。

1. 轻度

智商介于 50～69 之间，在全部精神发育迟滞患者中占 75%～85%，成年后可达到 9～12 岁的心理年龄。患儿一般在幼儿期即表现出智力发育较同龄儿童延迟，如抽象思维能力不强，理解能力和分析能力差；语言发育迟缓，词汇不丰富。小学以后学习明显困难，经常不及格甚至留级，常难以完成小学的学业。患儿能进行日常基本的语言交流，但对语言的理解和使用能力差。一般是在上小学以后教师发现患儿异常后被医院确诊。患儿通过职业训练能从事简单的非技术性工作，可学会简单家务劳动和谋生技能。

2. 中度

智商介于 35～49 之间，在全部精神发育迟滞患儿中占 10%～20%，成年以后只能达到 6～9 岁的心理年龄。一般从幼儿即开始智力和运动发育明显迟于正常儿童，计算能力为个位数加减法的水平；语言发育差，表现为口齿不清，只能勉强使用日常生活用语，词汇贫乏、不能完整、确切地表达意思，不能完成普通小学的学业；情感肤浅，不能建立正常人际关系；能勉强从事简单劳动，质量差、效率低。在接受特殊教育和反复训练后可自理简单日常生活,成年后可在监护下从事简单体力劳动。

3. 重度

智商介于 20~34 之间,在全部精神发育迟滞患儿中占 7%~8%,成年以后只能达到 3~6 岁的心理年龄。患儿多因脑部损伤及躯体畸形而导致出生后即表现明显的精神及运动发育迟缓,动作笨拙、协调性差,语言发育水平低下,经过长期训练最终虽能学会简单词句,但不能进行有效的语言交流。不会计数与劳动,日常生活需成人照料,无学习和社会行为能力。

4. 极重度

智商 0~19,在全部精神发育迟滞患者中占 1%~5%,即使能活到成年也难以达到 3 岁的心理年龄,常合并严重脑部损害和躯体畸形而夭折。患儿完全没有语言和计算能力,不能积累任何生活经验,对危险不会躲避,不认识亲人及周围环境,以哭闹、尖叫等原始情绪表达需求。生活完全无法自理,大小便无法训练而"失禁",无任何社会功能。

部分精神发育迟滞患儿可共病其他精神障碍,或伴随注意缺陷、易激惹、刻板及强迫行为等精神症状,部分患儿伴有癫痫发作等。

(三)辅助检查

1. 心理测量

韦氏儿童智力量表(Wechsler Intelligence Scale for Children,WISC)可评估 6~16 岁儿童少年的智力水平。它是美国心理学家韦克斯勒编制的一组采用个别施测的方法实施智力测验的工具,包括 6 个言语分测验和 6 个操作分测验,《韦氏儿童智力量表(R)-第四版中文版》2008 年修订完成,一般智商低于 70 可诊断为精神发育迟滞。

阿肯巴克儿童行为量表(CBCL)可筛查 4~16 岁儿童少年的社交能力和行为问题,以此判断患儿是否存在社会适应困难。

2. 其他检查

CT、MRI、EEG、染色体与基因检查、内分泌与代谢检查等有助于分析判断精神发育迟滞。

(四)治疗原则

精神发育迟滞重在预防,尽量做到早发现、早诊断、早治疗、早干预。做好围产期保健、监测遗传性疾病、避免围产期并发症、防止中枢神经系统畸形和尽早治疗中枢神经系统疾病是预防精神发育迟滞的重要措施。

精神发育迟滞的治疗原则是以教育和康复训练为主,心理治疗为辅,少数伴有精神症状的患儿需药物对症治疗。

1. 教育和康复训练

家长和教师的任务是使患儿掌握与其智力水平相当的日常生活技能、社会适应技能和文化知识。临床心理治疗师的任务是针对患儿的异常情绪和行为采用相应的心理与行为治疗来矫正患儿的异常行为,职业康复师负责对患儿实施语言、技能等康复训练。

1)轻度精神发育迟滞 患儿可在普通小学或特殊教育学校接受教育,采用生动有趣、直观形象的教育方法并反复强化效果较好。日常生活能力和社会适应能力的培养和训练包括辨认钱币、打电话、公交出行、外出购物、去医院看病、基本的劳动技能、回避危险等。少年期应开始职业训练,助其成年后独立生活、自食其力。

2)中度精神发育迟滞 重点训练患儿生活自理能力与社会适应能力,如洗漱、更衣、进食,基本社交礼仪,用语言正确表达意愿等。

3)重度精神发育迟滞 主要训练患儿与照料者及护理者之间的协调配合,以及基本的生活和自卫能力,如自主进食、定点排泄、简单语言交流等,可采用步骤分解、逐个强化的训练方法。对极重度精神发育迟滞患儿无法实施任何教育与训练。

2. 药物治疗

1)病因治疗 对病因明确的患儿可实施病因治疗,如给予先天性甲状腺功能低下患儿甲状腺激素替代治疗,给予苯丙酮尿症和半乳糖血症患儿相应的饮食治疗,对先天性脑积水、神经管闭合不全等患儿可酌情外科治疗;还可遵医嘱使用吡拉西坦等促进和改善脑细胞功能的药物。

2)对症治疗 精神发育迟滞患儿常伴有精神症状,导致难以配合各种教育与训练。因此,可根据不同的精神症状选用氟哌啶醇、氯氮平、奋乃静等药物治疗,可给予伴有癫痫的患儿卡马西平等药物治疗。

二、精神发育迟滞患者的护理

(一)护理评估

1. 一般情况评估

1)健康史 询问患儿既往躯体健康状况,有无家族遗传性与代谢性疾病等;有无药物过敏史;母孕情况,是否存在早产、难产等。

2)生理功能 评估患儿的生长发育情况,如身高、体重等;生命体征、营养状况、面容、步态、饮食与排泄状况、睡眠等。

2. 精神状态评估

1)认知水平 评估患儿有无感知觉改变及智力水平,有无语言能力、抽象思维能力、记忆力、理解力、分析力、注意力等改变。

2)情感情绪 评估患儿面部表情,有无兴奋、吵闹、易激惹和情绪不稳等。

3)意志行为 评估患儿有无接触不合作、重复刻板或强迫行为;对危险的辨别能力;有无冲动、伤人及自伤等行为。

3. 心理社会功能评估

1)心理功能 评估患儿的个性特征与心理状态、自我意识、应激能力和应对水平等。

2）社会功能 评估患儿的自理能力依赖程度、人际交往与社会适应能力；有无学习能力；评估家属对疾病认知和治疗依从程度、家庭养育方式等。

（二）护理诊断和护理目标

1. 护理诊断

1）有受伤的危险 与认知功能障碍，无法判断潜在危险有关。

2）营养失调/高于(低于)机体需要量 与智力水平低下所致贪食、食欲低下或消化不良等有关。

3）进食/卫生/穿着/如厕自理缺陷 与认知和行为能力低下，自理能力训练困难有关。

4）语言沟通障碍 与语言中枢受损有关。

5）社会交往障碍 与脑组织受伤，丧失语言能力及缺乏社会行为能力等有关。

2. 护理目标

1）患儿能维持正常营养状态，体重等生理指标维持在正常范围。

2）患儿未发生任何意外伤害。

3）患儿的自理能力依赖程度逐步降低。

4）患儿的语言、社交与学习能力逐步改善。

（三）护理措施

1. 一般护理

根据患儿的病情严重程度做好分级护理，督促轻度患儿料理个人生活，如按时起床、洗漱等；协助或代替中、重度患儿料理个人卫生，严重者训练大小便。保证患儿充足的营养和睡眠，陪伴或协助患儿进食，避免抢食、进食过快、突发癫痫等所致误咽、误吸、噎食甚至窒息；限制苯丙酮尿症患儿进食小麦、蛋乳类、鱼、肉、虾等富含苯丙氨酸的食物摄入。

2. 安全护理

密切观察患儿的情绪与行为变化，做好"三防"护理，经常帮患儿剪平指(趾)甲以免抓伤自己或他人。训练患儿识别自身行为和周围环境危险的能力，避免攀爬、打闹等危险行为与活动。患儿的房间合理布局，物品陈设简洁、安全，家具边角宜软包防止碰伤；避免细小零件、尖锐边角、明火带电等高危生活用品或玩具。

3. 用药护理

由于患儿语言表达能力及对药物耐受性较差，护士在用药过程中要仔细观察患儿面色、表情、行为及精神状态等；采取鼓励、奖赏等方式劝不合作患儿用药，切勿粗暴灌服，以免引起呛咳或窒息。

4. 特殊护理

精神发育迟滞患儿常共病其他精神障碍，以孤僻、易激惹、恐惧、刻板、冲动等情感与行为障碍为主，部分患儿可伴幻觉或妄想等，需加强护理。

1）及时了解不良情绪行为 当患儿出现愤怒、恐惧、冲动等情绪和行为时，分析其频次与情境,是否伴自语,有无特别的针对对象,及时判断精神症状,酌情对症处理。

2)适当处理不良情绪行为　针对患儿的负性情绪和行为,用温和的话语轻声安慰患儿,适当转移其注意力。若实施约束性保护,要规范并知情告知,做好安全巡视。

3)鼓励表达　对轻度智力损害患儿,教会其使用适当的语言表达思想情感与需求,以便及时得到必要的帮助。

5. 心理护理

1)亲情呵护　儿童精神障碍病区的医护人员需要极强的母(父)爱,才可能像对待孩童时代的自家子女那样关爱患儿。与患儿交流时语调亲和温柔,并考虑到患儿的语言发展阶段和语言运用能力,用讲童话故事、打比方等患儿熟悉且易理解的富有温度的语言与非语言方式传递信息,减轻患儿的焦虑和恐惧,杜绝任何训斥、嘲讽等歧视患儿的言行;给患儿创造温馨、童趣的成长与休养环境;掌握患儿非语言行为的意义,以及特殊嗜好与生活习惯,善于察言观色,尽量满足其合理需求。"家"一般的温暖与呵护是使患儿信任、依恋医护人员的前提。

2)行为强化　注意患儿的身心特点,充分理解患儿的缺陷是疾病所致,而非不道德行为,保护患儿的人格尊严。不随意批评,多鼓励和肯定,用正性奖励与某些否定性语言的负性"惩罚"相结合的方法,帮助患儿了解"哪些事情可以做,哪些事情不可以做",耐心训练并逐步规范患儿的言行,使其最大程度适应社会生活。

6. 康复护理

帮助家属认识疾病的原因和特征,了解正常儿童的生理、心理发展规律及患儿与正常儿童的差距,调整心态,客观预期患儿的康复训练目标,科学设计康复训练方案,遵守从单一到多样、从简单到复杂、持之以恒的原则。

1)语言功能训练　根据患儿的智力水平及语言障碍的程度,制订个性化的语言训练方案与措施。通过反复语言模仿并配合实物与动作,循序渐进地使患儿掌握词汇;寻找日常生活与集体活动中患儿的兴趣点,启发、鼓励其开口说话,反复、耐心地重复训练,巩固患儿对词汇的运用,强化对语言的理解。

2)劳动技能和社会适应能力　按照患儿疾病严重程度确定不同的教育与训练目标。轻度患儿在培养生活自理能力的基础上,重点在于文化知识和谋生技能的学习,为成年后的独立生活奠定基础;中度患儿重点培养生活自理能力;引导重度患儿家属做好"打持久战、攻坚战"的思想准备,坚持不懈地帮助患儿学习基本的生存技能和料理简单的个人卫生等。对于伴有感觉和运动障碍的患儿,可开展感觉统合训练,重点提高患儿的皮肤触觉、前庭感觉和本体感受,实现大脑与身体各种机能的联系与协调,寓训于乐,强身健脑。

7. 健康指导

向家属讲解疾病相关知识,鼓励其自学相关训练技能,使其对疾病有客观的认知,接受孩子先天不足的现实,做出最大的努力,做好最坏的打算。避免过高期望和彻底绝望两极心态,提高治疗依从性和康复主动性。不歧视、打骂甚至遗弃患儿,用爱心守护生命之花。指导家属观察药物的不良反应,严格管理药物,按时按量服药,避免患儿误服、漏服。鼓励家属在院外主动承担患儿的康复训练,带患儿多与外界接触,训练其生存技能与社会适应能力。

（四）护理评价

1) 患儿能否维持正常营养状态,体重等生理指标是否维持在正常范围。

2) 患儿有无发生意外伤害。

3) 患儿的自理能力依赖程度有无逐步降低。

4) 患儿的语言、社交与学习能力是否逐步改善。

第二节　儿童孤独症的临床特征及其护理

一、儿童孤独症的临床特征

儿童孤独症俗称自闭症,在我国儿童精神残疾中最常见,婴幼儿期发病,男童多见。主要表现为社会交往与语言交流障碍、兴趣范围狭窄和行为刻板重复。

（一）概述

孤独症(autism)属于广泛性发育障碍,是主要损害语言、行为以及社交功能的一类精神发育性迟缓。儿童孤独症一般在3岁之前发病,患病率为0.3‰～0.4‰,男童的发病率为女童的4～7倍,约3/4的患儿伴有明显的精神发育迟滞,部分患儿可见某种特殊能力相对较好或非常好。病因及发病机制尚不明确,可能与遗传基础及其后天的遗传表达有关,还可能与某些孕期或围产期并发症、神经生化与解剖、免疫学等因素有关。

（二）临床表现

儿童孤独症的典型表现为社会交往与语言交流障碍、兴趣范围狭窄和行为方式刻板,也可伴有智能与感知觉等精神障碍。

1. 典型症状

1) 社会交往障碍　患儿不能与他人建立正常的人际交往。婴儿期表现出与别人相处时缺乏目光对视,表情单一,不仅没有期待父母和他人拥抱、爱抚的表情或动作,而且得到爱抚时也无相应的愉快表现,甚至拒绝拥抱与爱抚。患儿对待父母、亲人与陌生人的态度无异,不能与抚养人建立正常的依恋关系;不参与伙伴的游戏,没有被动或主动的交往,与同龄儿童之间难以建立正常的伙伴友谊。

2) 语言交流障碍　多数患儿就诊的主要原因是语言发育明显落后于同龄儿童,2～3岁时还不能说出有意义的单词和最简单的句子,几乎完全不会使用语言进行人际交流。4～5岁时患儿才开始说单词及简单句子,但是仍然不会正确使用"你、我、他"等代词。患儿有时会突然讲出一些与周围环境毫不相关的语句,语气单调平淡,不会主动找人交谈,也很少与对方有眼神等非语言交流,多采用动作表达自己的愿望或要求。患儿可能有模仿语言或刻板重复语言。

3）兴趣范围狭窄和刻板行为方式　患儿对于正常儿童热衷的游戏、活动、玩具等不感兴趣,却喜好持久地玩一些非玩具性的物品,尤其是圆形物体,如观察转动的电风扇等;多对玩具本身不感兴趣,却十分关注玩具的某些非主要特征;常固执地要求保持日常活动程序不变,否则会非常不愉快或焦虑不安,甚至反抗;常见的重复刻板动作有转圈、跺脚、拍手、敲打等。

2. 其他精神和神经症状

1）智能障碍　七八成孤独症患儿伴有不同程度的特征性智力低下,操作性智商较言语性智商高且差距大,某些患儿的机械记忆、空间视觉能力发育非常好,甚至可以对日历、火车时刻表等过目不忘,被称为"半个天才半个傻子"。根据孤独症患儿的智力发育水平,可划分为高智能型与低智能型孤独症。

2）感知觉障碍　患儿对痛觉的感受普遍迟钝,有的对声音的感受奇特,对很强烈的声音刺激反应迟钝,但对某些特定的声音又很敏感。很多患儿喜欢观看发光或旋转的物体。有的患儿不愿意用手脚接触泥沙与水,喜欢用手触摸或揉搓毛毯类物品。还有的喜欢用舌舔某些物品,或可闻到某种特殊臭味。

3）伴发症状　多数孤独症患儿合并注意缺陷与多动障碍,少数伴有抽动秽语综合征或癫痫发作。患儿可有恐惧,甚至惊恐发作以及幻觉等症状,部分可伴有强迫症状、睡眠障碍、偏食、拒食及异食等进食问题,自伤、冲动、攻击等行为也不鲜见。

　在线案例 12-1　儿童孤独症

（三）辅助检查

1. 心理测量

克氏行为量表（Clancy Behavior Scale，CBS）用以筛选儿童的异常行为表现。孤独症行为评定量表（Autism Behavior Checklist，ABC）可评定孤独症患儿的感觉、交往、躯体运动、语言及生活自理等能力。儿童孤独症评定量表（Childhood Autism Rating Scale，CARS）评定其人际关系、言语、行为、感知觉等方面的表现,可评估严重程度和治疗效果。

2. 其他检查

脑电图（EEG）检查显示,患儿多个脑区的功能连接失调,皮质功能连接下降,常能发现异常脑电波。患儿额叶-丘脑-纹状体系统、额颞叶环路等脑区磁共振成像（MRI）检查显示异常影像。

（四）治疗原则

教育和训练是儿童孤独症最有效、最主要的干预方法,药物可用于辅助治疗。

1. 教育和康复训练

儿童孤独症教育与训练的目标是促进患儿的语言发育,提高社会交往能力,掌握最基本的生活与学习技能。部分患儿由锲而不舍、不离不弃的家长(久病成良医的"星爸、星妈")亲自实施个性化的教育和训练,多数患儿在特殊教育学校或康复机构中接受系统化的通识教育和康复训练,由特殊教育教师、职业康复师和护士共同承担。经过艰苦、科学的训练,部分学龄期以后患儿的语言和社交能力得到提高,甚至可以适应普通学校的学习和生活,部分病情过于严重或训练不力的患儿预后不良,特殊教育学校和福利院成了主要归宿。

2. 心理治疗

行为治疗的主要目的是强化已经形成的良好行为,矫正自伤与自残行为、攻击性行为等干扰训练和危害自身的异常行为。认知疗法适用于智力损害不太严重、年龄较长的患儿,目的是帮助患儿认识自身存在的问题,激发自身的潜力,发展有效的社会技能。家庭治疗是患儿康复的前提和保障,可以使患儿的父母了解孤独症的主要问题与预后,发挥其能动性,主动配合、全力参与康复与治疗。

3. 药物治疗

药物治疗无法改变孤独症的病程,但可消除患儿的某些精神症状,有利于保护患儿及他人安全,顺利实施教育与康复。

1)中枢兴奋药物 适用于合并注意缺陷与多动障碍者,常用哌甲酯或苯异妥因。

2)抗精神病药物 小剂量、短期谨慎使用,可有效改善患儿的精神症状,常用氟哌啶醇、利培酮等。

3)抗抑郁药物 能减轻抑郁强迫症状与刻板动作,改善抑郁情绪,提高社会交往技能,对退缩、迟发性运动障碍与抽动等也有效,常用氟伏沙明、舍曲林等。

4)其他 苯巴比妥、卡马西平等抗癫痫药物用于合并癫痫发作者,对惊恐发作、情绪激动者可短期选用丁螺环酮等抗焦虑药物。

二、儿童孤独症患者的护理

(一)护理评估

1. 一般情况评估

1)健康史 评估患儿既往健康状况,家族成员中有无类似病史,有无家族遗传性疾病、代谢性疾病及先天性疾病等;有无药物过敏史。

2)生理功能 评估患儿的身高、体重等生理指标是否达标;有无运动功能障碍、精细动作及协调能力异常;有无睡眠障碍;有无躯体畸形与功能障碍。

2. 精神心理评估

1)认知状况 评估患儿感觉是否过敏或迟钝,有无听而不闻、视而不见;有无痛觉迟钝或消失;有无嗅觉、味觉、触觉、视觉及听觉异常;评估患儿的智力及抽象思维能力等。

2)情感情绪 评估患儿情感发展水平,有无焦虑、兴奋、易激惹、喜怒无常等异常情绪。

3)意志行为 评估患儿是否对某些特别的非玩具物品感兴趣或过度依恋某物品;

有无特别的爱好、兴趣或能力;有无多动、冲动攻击、重复刻板、固执违拗等行为;有无刻板的生活习惯。

3. 社会功能评估

1）语言交流与非语言交流　评估患儿的语言水平,何时发现患儿语言交流异常,能否主动交谈,能否使用代词及辅助语言,是否有自言自语或重复刻板言语;是否可以目光对视,以及面部表情、体态语言表达、人际互动水平等情况。

2）社会交往与学习　评估患儿对抚养人是否依恋,对亲人的爱抚有无相应情感反应,对亲人与陌生人态度有无亲疏不同,有无正常的人际交往,对环境改变的反应、接受新知识的兴趣与能力、家庭支持系统如何等。

3）生活自理情况　评估患儿自理个人生活能力,能否自行进食、穿衣、如厕等。

（二）**护理诊断和护理目标**

1. 护理诊断

1）营养失调/低于机体需要量　与进食等自理能力不足有关。

2）有自伤的危险　与认知功能障碍、难以识别危险情境有关。

3）有对他人/自己施行暴力行为的危险　与情绪情感发育不全、情绪不稳有关。

4）社会交往障碍　与心智发育不全、语言与社交功能缺陷有关。

5）语言沟通障碍　与先天及后天言语发育障碍有关。

6）卫生/穿着/进食/如厕自理缺陷　与心智发育障碍、动作协调性差或重复刻板等有关。

7）家庭应对无效　与家属缺乏康复知识及对患儿的教育恒心与信心有关。

2. 护理目标

1）患儿的饮食摄入均衡,营养供给良好。

2）患儿未发生任何躯体受伤现象。

3）患儿不发生伤害他人、毁坏物品等现象。

4）患儿的社交能力、学习能力得到最大程度改善。

5）患儿的语言水平得到最大程度发展。

6）患儿的个人生活自理能力达到最好的训练效果。

7）家长掌握与患儿沟通技巧及教育策略,树立训练患儿社交、学习等各方面能力的信心,家长的角色冲突减轻或消除。

（三）**护理措施**

1. 一般护理

根据患儿的生活自理能力,督促、协助或代为进食、洗漱、穿衣、如厕等。注意饮食卫生,控制饮食量,对异食患儿应积极训练、逐步纠正,并避免异食物品被患儿获取。保持良好卫生状况,对于洗漱及大小便不能自理的患儿,在训练的同时保持患儿皮肤及衣裤清洁。给患儿创造熟悉、安静的睡眠环境,不要随意打破其睡眠程序,如睡同一张床上的同一个位置、穿同一件衣服、用同一个枕头等,避免干扰其睡眠。

2. 安全护理

对于情绪不稳、易激惹、有伤人毁物倾向的患儿,应专人护理,置于安全、安静的环境,避免言语等刺激,帮助其参与有益活动,必要时予以保护。定时排查环境中的安全隐患,房间窗户确保限位器坚固,房间物品简洁、安全,无珠子、硬币等患儿易吞食的物品。对疼痛和外界刺激不敏感的患儿,在参加集体活动和技能训练时由专人陪护,避免受到伤害。密切观察患儿的言行,对异常行为心中有数,及时发现并制止其拔发、异食、自伤等行为,经常帮患儿剪平指(趾)甲,避免抓伤自己或他人。

3. 教育与康复护理

在教育与训练过程中,首先与患儿建立积极可靠的情感联结,选择患儿易接受的训练材料,训练内容由浅入深,从实际出发,不断强化并增进正性言行,促使负性行为逐渐消退,努力达到训练目标。

1) 日常生活能力训练　将每一个日常生活技能分解成患儿能理解并接受的小单元,遵循"指令—反应—结果—反馈"四个步骤,由简到繁,反复训练。训练内容包括洗漱、穿脱衣裤、进食、大小便等。一般患儿每天只能训练一项任务中的某个小单元,其余单元可代办,不可操之过急。例如:在穿衣训练中,在患儿自行套上衣袖后及时帮助其扣上扣子,以免着凉。

2) 语言能力训练　对没有任何语言能力的患儿,语言训练先从模仿口型和发音开始,配合夸张的身体语言和患儿偏爱的食物奖励,激发学习兴趣,学会发音后逐渐过渡到卡片与发音结合。有一定语言能力的患儿要训练从简单的音节到完整的句子,多给予讲故事、看动画片等语言刺激,帮助他们把现实生活和语言表达联系起来,训练对语言的正确理解和运用。多采用患儿感兴趣的游戏活动训练语言能力,用传话训练练习患儿用语言表达自己的需求和传递信息的能力。平时多接触社会与自然,在不同的环境中体会不同的感官刺激,强化患儿的语言能力。

3) 社交能力训练　训练患儿与他人说话时注视对方的眼睛,从扶住头部或用患儿感兴趣的玩具吸引其注意力辅助注视开始,逐渐过渡到不用辅助也能目光对视。鼓励患儿将口头语言与躯体语言配合使用以表达内心需求,训练患儿主动联系他人,寻求帮助或帮助别人等社会功能。对有一定语言与社交功能的孤独症患儿,多让其参与购物、乘车、游公园等假想性游戏或真实的社交活动,增加人际交往体验,提高社会适应能力。

4. 特殊护理

1) 控制不良情绪和行为　孤独症患儿常见好发脾气、自伤、尖叫、刻板、强迫等情绪和行为,护士应妥善处理。

(1) 发怒患儿:当患儿尖叫发脾气时,护士应保持镇静,寻找原因,安慰患儿,用做游戏或听音乐等稳定情绪,转移其注意力,或暂时脱离给他造成不愉快体验的环境。

(2) 自伤患儿:对于拔头发等自伤、自残行为须立即制止,可立即抓住患儿的手,拿走其喜欢的物品等以示"惩罚";当患儿停止自残行为时,及时给予食物或玩具正性强化,并配合语言肯定与鼓励。赏罚分明的行为疗法有助于患儿自伤、自残等不良行为的逐渐消退。

(3) 刻板强迫:对于患儿的刻板、强迫等行为不要无原则迁就,可有意识地做一些小的变动,使其在不知不觉中习惯生活的变化。将患儿的注意力引导到画画、写字、做家务等有益活动上,有助于改善其刻板、强迫行为。

2) 纠正孤独行为　康复人员应与患儿父母密切合作,熟悉患儿的喜好和需求,设法融入患儿的生活,进入患儿的内心,引导其与症状较轻的患儿交流、做游戏,鼓励患儿主动表达情感与需要。在条件允许时,建议家属常安排比患儿大 3 岁左右的正常儿童引领患儿,建立友谊、以强带弱,配合语言及社交技能训练,帮助患儿接受来自外部世界的信息与情感,逐步走出自己的封闭世界。

5. 心理护理

康复人员要耐心、细心地对待患儿,采取其易接受的沟通方式。根据患儿的病情轻重选择适宜的接触方式,引导患儿用正确的方式表达自己的内心感受。在患儿吵闹、哭泣、拒绝家长离开及医务人员接近时,要尽量安抚患儿,给其家中熟悉的玩具,可鼓励抚养人陪伴,并做好其心理支持,同时应避免或减轻心理健康不佳的抚养人对患儿的负面影响。

🔲 拓展阅读 12-1　孤独症儿童父母的个性特征

6. 用药护理

医护人员耐心告知家属药物的疗效及不良反应,帮助其了解用药的重要性,提高治疗依从性。服药时要耐心劝导患儿,避免强行灌药,服药后要检查口腔。服用抗精神病药物的患儿,应观察有无流涎、易激惹等药物不良反应,并鉴别是药物所致还是疾病本身症状。

7. 健康指导

帮助、鼓励家属学习儿童孤独症治疗、康复等相关知识,减少家属对该病的恐惧、绝望心理和对孩子现状的自责与内疚感,鼓励家属主动承担患儿长期的教育与康复训练;告知家属坚持康复训练的可能预后,帮助家属掌握训练方法与注意事项,使其能独立操作并反馈效果。

鼓励家属为患儿创造良好的家庭氛围,避免互相埋怨与指责,冷静理智地面对现实、接纳患儿,树立良好的榜样。引导家属多陪伴患儿,多做游戏,常外出活动,训练患儿适应环境的能力。指导家属做好与老师或其他亲友等相关人员的交流,齐心协力帮助患儿提高语言沟通、学习知识、社会交往等能力。

(四) 护理评价

1) 患儿的饮食摄入是否均衡,营养供给是否良好。

2) 患儿有无发生躯体受伤的现象。

3) 患儿有无发生伤害他人、毁坏物品等现象。

4）患儿的社交能力和学习能力是否得到最大程度的改善。

5）患儿的语言水平有无得到最大程度的发展。

6）患儿的个人生活自理能力是否得到最好的训练效果。

7）家长有无掌握与患儿沟通技巧及教育策略，是否树立训练患儿社交、学习等各方面能力的信心，家长的角色冲突有无减轻或消除。

第三节　注意缺陷与多动障碍的临床特征及其护理

> ▶ 在线课程12-1　注意缺陷与多动障碍患儿的护理

一、注意缺陷与多动障碍的临床特征

注意缺陷与多动障碍俗称多动症，在儿童中较常见，主要临床特征是明显的注意力难以集中且持久、活动过多和冲动任性，常伴有学习困难或品行障碍。

（一）概述

注意缺陷与多动障碍（attention deficit and hyperactivity disorder，ADHD）是发生于儿童时期，与同龄儿童相比，以明显注意集中困难且持续时间短暂、活动过度或冲动为主要特征的综合征。患病率为3%～5%，男童为女童的4～9倍。

ADHD病因和发病机制目前尚未明确，可能为遗传、神经解剖与神经生理异常、不良的家庭心理与社会环境等多种因素相互作用所致。另外，部分患儿可能与血铅水平升高、血锌水平降低等有关。

（二）临床表现

ADHD的症状一般在学龄前期出现，小学低年级最突出，注意障碍和活动过多导致明显的学习困难。部分患儿随着年龄增长可明显好转，但若治疗和干预不及时或疗效不佳，症状可能持续到成年期，出现人格障碍、物质滥用、违法犯罪等诸多心理行为问题。

1. 主要症状

1）注意障碍　是本病最突出的症状。表现在听课、做作业或其他活动时注意力难以集中，更难以持久，外界微小刺激或无刺激均可使其分心，或不断转变活动。患儿在活动中难以注意到细节，交谈时心不在焉，不能完成需要集中精力较久的任务，做事常虎头蛇尾、半途而废，完成作业时间需同伴的数倍。患儿常丢三落四、遗失文具等随身物品，忘记作业等日常活动是家常便饭。

2）活动过多且冲动任性　患儿活动明显增多，且冲动不羁，难以约束自我行为、遵守社会规则，表现像典型的"熊孩子"。

患儿整天像上足了发条的陀螺，难以片刻安宁，手足的小动作不断，在需要静坐的场合不停地在座位上扭动或站起，甚至擅自离开座位，到处乱跑或爬上爬下，难以从事一切需要安静的活动。在任何场合均话多,爱插嘴或打断别人的谈话,课堂上常在老师尚未说完问题时就迫不及待地抢先回答,也会轻率地扰乱小伙伴的游戏,不能耐心地排队等候。

患儿的情绪极不稳定,常过度兴奋,受挫后易情绪低落甚至反抗和攻击他人。自己的要求必须立即满足,否则就哭闹耍泼。做事不顾后果、不经过思考,意气用事,常出现破坏性行为且事后不能吸取教训。常与同伴无故激烈打斗造成严重后果,且屡教不改、屡罚屡犯。

3) 学习困难 注意缺陷和活动过多严重影响了患儿的听课效率和效果,不能保质保量地及时完成任何作业,写字颠三倒四,分不清形近字和音近字,学习成绩无法达到其智力所能达到的水平。

2. 其他症状

1) 神经和精神发育异常 患儿的动作协调性和精细程度均较差,笨手笨脚,难以胜任跳舞或做操等活动,对指运动、系鞋带和扣纽扣都不灵活,走路常摔得青一块紫一块。空间位置觉发育较差,写字常超出格子或大小不均,左右分辨困难。少数多动症患儿伴有语言发育延迟及表达困难、智力低下等问题。

2) 人格与品行障碍 ADHD多伴发人格与品行与障碍,表现为攻击性暴力行为及其他不符合道德规范与社会准则的行为,如辱骂、伤人、毁物、虐待动物、性攻击,以及说谎、逃学或四处流浪、纵火、偷盗、抢劫、诈骗以及猥亵异性等。

(三)辅助检查

1. 量表测定

康氏儿童行为量表(Conners Child Behavior Scale)包括3部分:康氏儿童行为量表父母问卷(PSQ)、康氏儿童行为量表教师问卷(TRS)和康氏症状简明问卷(ASQ),用于ADHD儿童的筛查,分数越高越可疑。康氏儿童行为量表主要用于评定儿童的社会能力和行为能力。凯里儿童气质问卷(MCTQ)可评估多动症患儿的气质特征。

2. 其他检查

EEG检查多显示慢波增多。血液检查主要检测血液中的锌、铅、铁等微量元素,ADHD儿童常见血铅水平偏高或血锌水平偏低。

📖 在线案例12-2 多动症儿童

(四)治疗原则

需根据患儿及其家庭特点制订以心理治疗与家庭治疗为主的综合治疗方案,可辅以药物治疗,有助于短期缓解部分症状。

1. 心理治疗与特殊教育

ADHD患儿通常缺乏社会交往技能,同伴关系不良,对别人有攻击性言行,自我控制能力差等,对其适用的心理治疗方法主要有行为治疗和认知行为治疗等。

1) 行为治疗 利用斯金纳的操作性条件反射原理,及时对患儿的良好行为予以正性强化,病态行为给予负性强化(消退),纠正不良行为模式,使其逐渐适应社会生活。

2) 认知行为治疗　利用在艾利斯"理性情绪疗法(情绪 ABC)"理论基础上建立起来的"ABCDE 理论"帮助患儿解决冲动性行为。引导患儿预先估计自己的行为可能带来的后果→克制自己的冲动行为→识别自己的行为是否恰当→选择恰当的行为方式,以此学习正确思辨与解决问题的方法。

特殊教育学校的教师可利用行为治疗与认知行为治疗的原理,针对 ADHD 患儿的特点进行正面管教,在患儿的行为符合规范时及时鼓励和肯定,以提高其自信心和自觉性(正性强化);在患儿发生冲动任性等不良言行时,通过和善而坚定的语言或中断活动等方式及时否定乃至给予一定"惩罚"(负性消退)。这种"正面管教"充分发挥鼓励在养成儿童良好行为习惯中的正向作用,坚决摒弃歧视、体罚等简单粗暴的教育方法,以此培养儿童的自律性、责任感、合作精神以及自主解决问题的能力,学会使他们受益无穷的生活技能、社会技能和终身学习能力。

2. 针对父母的教育和训练

适用于伴有品行障碍或其他心理问题、父母教育方式不当又不同意接受药物治疗的患儿。针对父母的教育和训练多以单个家庭为单位,帮助父母学会解决家庭问题的技巧,学会与孩子共同制订奖惩协定并有效实施,避免亲子矛盾和冲突;指导父母正确使用正性强化方式鼓励孩子的合规行为,使用适当的惩罚方式消除孩子的不良行为;给父母提供良好的支持性环境。

3. 药物治疗

药物可适度改善活动过多和注意缺陷,提高学习能力,短期内改善亲子关系,最常用哌甲酯、苯异妥因等中枢兴奋剂,有助于改善注意力、多动、冲动症状,减少行为问题。因可能影响生长发育,故仅限于 6 岁以上患儿间断服用。

二、注意缺陷与多动障碍患儿的护理

(一) 护理评估

1. 一般情况评估

1) 健康史　评估患儿有无其他躯体与心理疾病或家族史;既往病史及以往治疗情况等;有无围生期疾病等;评估药物过敏史。

2) 生理功能　评估患儿的身高、体重等是否达标;评估饮食情况,有无厌食或贪食;评估睡眠情况;评估运动情况,有无大运动功能障碍、精细动作及协调能力障碍;有无躯体畸形及功能障碍。

2. 精神状态评估

1) 认知情况　评估患儿有无感觉过敏或迟钝,患儿注意力能否集中及持续时间,是否易受干扰,评估记忆和智能水平,作业是否粗心,写字是否经常颠倒笔画,分不清音近字与形近字。

2) 情感情绪　评估患儿是否喜怒无常、兴奋、好发脾气。

3）意志行为　评估患儿是否过分好动,有无小动作多,做事拖拉且丢三落四,自控力差,随时随地制造麻烦;是否有冲动行为,做事鲁莽、不计后果;遇到困难时是否退缩、依赖他人。

3. 心理社会功能评估

1）心理功能　评估患儿的兴趣爱好与个性特点等;评估患儿的自我认知及自尊水平,有无自卑心理;评估应激能力和应对水平,了解患儿的处事方式;有无偷窃、撒谎、逃学等品行问题。

2）社会功能　评估患儿能否自理个人生活,适应新环境能力,人际交往能力及伙伴关系;有无语言表达及沟通障碍、学习困难、自控力差、防卫能力下降等;评估患儿和父母的关系、家庭环境、父母个性特征及教养方式、父母对患儿疾病的认知有无偏差。

（二）护理诊断和护理目标

1. 护理诊断

1）营养失调/低于机体需要量　与活动增多所致能量消耗过多有关。

2）有对自己/他人施行暴力行为的危险　与情绪不稳、自尊低下、易激惹有关。

3）卫生/穿着/进食/如厕自理缺陷　与活动过多、注意缺陷、动手能力较差有关。

4）社会交往障碍　与注意缺陷、喜怒无常、活动过多且自控能力差等有关。

2. 护理目标

1）患儿的饮食摄入适量,营养供给均衡。

2）患儿未出现对他人及自身的严重伤害行为,未发生躯体损伤。

3）患儿的个人生活自理能力得到最大程度的提高。

4）患儿的社交能力得到明显提高。

（三）护理措施

1. 一般护理

鼓励、督促患儿积极主动料理进食、洗漱、更衣等个人事务,保持皮肤、头发、衣服等整洁,适时剪短指(趾)甲,勤洗手。给患儿创造安全、安静、舒适的饮食环境,规范饮食行为,养成良好的饮食习惯,按时进食,固定就餐位置,不抢食、不挑食、不偏食,细嚼慢咽。白天尽量满足患儿的活动需求,可酌情多参加球类等运动;睡前避免看刺激性的电视、听恐怖故事和节奏感太强的音乐,不喝兴奋性饮料,活动要适度,避免影响夜间睡眠。

2. 安全护理

1）防止躯体损伤　房间的物品尽量安全、简单,排除病房安全隐患,避免患儿接触尖锐、易损坏的玩具。禁止患儿参与攀爬、打闹等危险的游戏或活动,防范患儿动作笨拙而受伤。适度满足患儿的要求,避免同伴挑衅,以免诱发攻击毁物行为。患儿卧床时及时拉起床栏。

2）减少铅的摄入　日常生活中,孩子的生活习惯、家庭生活环境以及生活方式等都可能影响儿童的铅摄入量,某些高危因素直接导致儿童慢性铅中毒,诱发多动症等身心障碍。

(1)远离容易导致铅中毒的高危因素:避免使用有花纹的餐具,避免进食用锡箔纸包装的食物或锡壶盛装的饮料;不用含红丹粉、黄丹粉或宫粉的痱子粉止痒;不在车流量较大的马路上及铅作业工厂附近、使用锡箔纸的祭祀场所行走或逗留,因大量的铅粉尘集中在儿童呼吸带高度;避免居住在工业区;居住房屋楼层越低,儿童吸入铅粉的量越大。

(2)避免可能增加铅中毒风险的因素:嗜食大量爆米花、薯片等膨化食品、罐装饮料、松花蛋(皮蛋)等含铅量较高的食物;经常接触有锡箔纸或油漆、彩绘的玩具与文具;刚装修的新居通风3～6个月以上再居住较安全;适时剪短指(趾)甲、勤洗手,避免指甲缝中蓄积的大量铅粉被患儿摄入;吃水果前最好去皮,防止残留农药中的铅被摄入。

3. 用药护理

向家属介绍用药的目的与方法、注意事项、疗效和不良反应,消除家属对药物治疗的顾虑,提高服药依从性;严格执行用药规范,对拒药、不合作的患儿做到心中有数、严加监管;掌握盐酸哌甲酯控释片的特殊用法,必须整粒吞服,服药过程中关注患儿的食欲,监测身高与体重。家庭康复患儿需加强药物管理。

4. 特殊护理

掌握患儿病情,针对患儿的冲动、攻击倾向,及时预测其先兆,一旦发现患儿有相应行为举止,避免激惹,耐心疏导患儿以正当方式宣泄情绪,也可鼓励患儿用其他活动转移和分散注意力。对已发生冲动行为的患儿,要重点监护,在工作人员的视线下活动,尽量避免约束性保护。

5. 心理护理

尊重患儿人格尊严,沟通接触时下蹲平视、面带微笑、态度亲切,取得患儿信任。针对患儿因住院而可能产生的被父母遗弃感,护士应向患儿耐心解释;在游戏、讲故事、读书等活动中根据患儿的表现及时鼓励或批评,运用正性强化和负性消退的行为疗法,帮助患儿规范言行。在治疗护理操作前用患儿容易理解的语言做好解释,耐心亲切地讲明道理,力争患儿主动配合。不在患儿面前讨论病情,以免引起恐慌,诱发情绪波动和冲动行为。

6. 康复护理

根据患儿的心理特点制订科学、合理、可行的康复训练方案,并随时调整,以改善患儿的注意力、提高自我控制及社会适应能力。

1)注意力训练　可采用舒尔特方格训练法等游戏训练患儿注意力,还可用逐渐增加作业量及作业时间的方法培养患儿的时间观念和注意力持久性。

2)社交技能训练　找出患儿的主要社交缺陷,通过示范演示、角色扮演等方式,帮助患儿理解和掌握交流技巧、处理矛盾及交友约会技能等。鼓励患儿参加集体活动,在活动中及时指出患儿的不恰当交往方式并引导纠正,以期患儿尽快灵活应用各项社交技能。

🔲 拓展阅读 12 - 2　舒尔特方格训练法

7. 健康指导

ADHD 患儿的全面康复,需要家庭、学校、社会三方的密切配合,综合运用心理、行为与药物等治疗与康复手段。指导家属提高自身修养,改进育儿理念,给患儿营造和谐、宽松的家庭氛围,增进亲子沟通。要善于发现患儿的闪光点及微小进步,充分鼓励与肯定;针对患儿的病态言行,避免使用刺激性语言伤害其自尊心,更不可纵容患儿,应和善而坚定地告知其正确做法,严正指出其不当行为,多用正强化巩固患儿的正确言行。

（四）护理评价

（1）患儿的饮食摄入是否适量,营养供给是否均衡。

（2）患儿有无出现对他人及自身的严重伤害行为,是否发生躯体损伤。

（3）患儿的个人生活自理能力有无得到最大程度的提高。

（4）患儿的社交状况是否得到明显改善。

（张　骏）

🔲 PPT 课件　　🔲 复习与自测　　🔲 更多内容……

第十三章 精神科常用治疗方法及其护理

章前引言

精神障碍的发生、发展与生物因素、心理社会因素密切相关，因此其治疗需要综合考虑躯体治疗、心理治疗和心理社会康复整体医疗的概念，使患者从生理—心理—社会不同的角度得到康复。

目前，精神障碍患者的主要治疗方法包括药物治疗、心理治疗、物理治疗和康复治疗等。药物治疗是改善精神障碍尤其是严重精神障碍的基本措施，对控制急性期丰富的精神症状起主要作用。在重性精神障碍稳定期和康复期患者以及应激相关障碍、儿童青少年心理障碍、精神活性物质所致精神障碍、神经症性障碍等患者中，心理治疗对于改善认知、情绪和行为具有不可替代的作用。物理治疗在精神障碍治疗中也起了重要的作用，如改良电休克治疗，由于其适应证广、安全性高、并发症少而广泛应用。康复治疗通过系统训练住院或社区中的康复期精神障碍患者，避免其生理、心理和社会功能的全面衰退，促进社会交往、职业技能等全面提升，提高生活质量和生命价值，重返社会生活。

学习目标

（1）培养良好的职业素养，在各种治疗中保护患者的自尊和隐私，理解、体谅患者，确保患者身心安全。

（2）理解各类精神药物的主要治疗作用及常见不良反应、药物治疗的护理措施、改良电休克治疗的适应证和禁忌证。

（3）认识精神药物的分类及其常用药物、心理治疗的护理、改良电休克治疗的护理及康复治疗的护理。

（4）能区分第一代抗精神病药物与第二代抗精神病药物的异同点，理解各种心理治疗的原理与方法、改良电休克治疗的原理。

（5）能运用护理程序,为精神障碍患者提供精神科常用治疗的护理;初步学会应用认知疗法、行为疗法等心理治疗方法解决各种心理问题。

思维导图

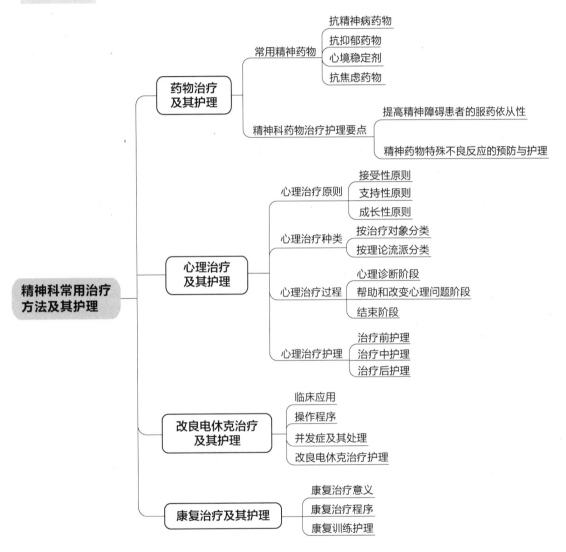

案例导入

　　患者,男性,52岁,农民。患者1月前因不规律服药,病情复发,表现为整晚在屋子里走来走去,自言自语,自笑,经常和家人发脾气,把药和家里的纸都烧掉,几次险些酿成火灾。家人无法管理,再次送其至精神科住院治疗。患者住院期间,某日突然出现眼球上翻,脖子扭向一侧,静坐不能。

问题：

（1）该患者最有可能服用的抗精神病药物是什么？

（2）该患者出现的药物不良反应是什么？应如何处理？

（3）患者住院期间，除药物治疗外，还可采取哪些治疗方法？

（4）患者恢复期，如何开展康复治疗与护理？

第一节　药物治疗及其护理

药物治疗的护理是精神科临床护理工作中非常重要的一项内容。由于精神障碍患者缺乏自知力和其他原因导致服药依从性差，护士必须掌握精神药物的用法、疗效及不良反应，熟悉药物中毒的临床表现与应急处理，有针对性地做好患者及家属的健康知识宣教，从而提高患者的服药依从性。

一、常用精神药物

精神药物（psychotropic drugs）指主要作用于中枢神经系统而影响精神活动的药物。精神障碍的药物治疗目前是以化学合成药物为主，药理作用是修复患者紊乱的大脑神经生化过程，缓解精神病性症状，改善和矫正思维、情绪和行为等障碍，预防复发、促进恢复社会适应能力并提高生活质量。

常用精神药物有抗精神病药物、抗抑郁药物、心境稳定剂和抗焦虑药物等。

（一）抗精神病药物

1. 抗精神病药物分类

1）第一代抗精神病药物　又称传统抗精神病药、典型抗精神病药物，或称多巴胺受体阻滞剂。其主要药理作用为阻断中枢多巴胺 D_2 受体，可明显改善精神分裂症患者的阳性症状，椎体外系不良反应较常见。代表药物有氯丙嗪、硫利达嗪（甲硫达嗪）、奋乃静、氟哌啶醇、五氟利多、三氟拉嗪、舒必利等，其中舒必利主要改善阴性症状。因其不良反应较多而明显，目前已较少使用。

2）第二代抗精神病药物　又称非传统（新型）抗精神病药物、非典型抗精神病药物。对多数精神分裂症患者的阳性和阴性症状都有明显效果，但改善阴性症状优于第一代抗精神病药物，且不良反应较少，故目前临床应用广泛。按其药理作用可分为4类：①5－HT 和多巴胺受体拮抗剂，代表药物有利培酮、齐拉西酮、舍吲哚等；②多受体作用药，代表药物有喹硫平、氯氮平、奥氮平等；③选择性多巴胺 D_2/D_3 受体拮抗剂，代表药物是如氨磺必利；④多巴胺受体部分激动剂，主要代表药物是阿立哌唑。

📖 **拓展阅读 13-1 常用抗精神病药物的分类和剂量范围**

2. 临床应用

1）适应证 主要用于治疗精神分裂症和预防精神分裂症的复发、控制躁狂发作，也可用于其他伴有精神病性症状的非器质性或器质性精神障碍。

2）禁忌证 严重心血管疾病、严重肝肾疾病、血液病、严重感染、意识障碍、甲状腺功能减退和肾上腺皮质功能减退、重症肌无力及有过敏史者禁用。老年人、白细胞数量过低患者、孕妇、儿童和哺乳期妇女等慎用。

3. 不良反应与处理

抗精神病药物的药理作用广泛，故不良反应较多，特别是长期使用或使用剂量较大时，更易产生不良反应。因此，预防和处理药物的不良反应与治疗原发病同等重要。

1）锥体外系反应 是传统抗精神病药物治疗最常见的神经系统不良反应，包括急性肌张力障碍、静坐不能、药源性帕金森综合征（震颤麻痹综合征）、迟发性运动障碍（表13-1）。

表 13-1 常见锥体外系反应的表现与处理

锥体外系反应	主要症状	处理要点
急性肌张力障碍（扭转性痉挛）	（1）不由自主地眼上翻、斜颈、颈后倾、面部挤眉弄眼似做鬼脸 （2）张口困难、吐舌 （3）角弓反张和脊柱侧弯	（1）肌内注射东莨菪碱针或异丙嗪针 （2）减少氟哌啶醇用量或口服抗胆碱能药物盐酸苯海索 （3）改服锥体外系反应低的药物
静坐不能	（1）无法控制的激越不安 （2）不能静坐、静站，反复走动或原地踏步	（1）轻者安抚患者，转移注意力 （2）重者减少药物剂量，使用苯二氮草类药物和β受体阻滞剂
药源性帕金森病	（1）运动不能 （2）肌张力高 （3）静止性震颤 （4）自主神经功能紊乱	（1）减少药物剂量 （2）加服抗胆碱能药物盐酸苯海索
迟发性运动障碍	（1）"口-舌-颊三联征"：口、唇、舌、面部不自主有节律的刻板运动 （2）手指、手背、腿和躯干舞蹈样动作	（1）早预防、早发现、早处理 （2）避免使用抗胆碱能药物

2）心血管系统反应 是氯丙嗪和氯氮平的常见不良反应，常见直立性低血压、心电图改变，少数患者会发生心源性猝死（表13-2）。

表 13 - 2　常见心血管系统反应的表现与处理

心血管系统反应	主要症状	处理要点
直立性低血压	(1) 改变体位过快(突然站立、起床过快)时出现头晕、眼花、血压下降 (2) 可引起晕厥、跌倒、摔伤	(1) 轻者头低脚高位卧床休息,监测血压 (2) 重者用间羟胺对抗,禁用肾上腺素
心电图改变	(1) 窦性心动过速 (2) 传导阻滞 (3) T 波改变、QT 间期延长 (4) 心律失常	(1) 定期检查心电图 (2) 窦性心动过速可用 β 受体阻滞剂 (3) 减药、停药、换药 (4) 密切观察病情
心源性猝死	(1) 昏厥、抽搐、发绀 (2) 心跳呼吸骤停	(1) 定期检查心电图 (2) 小剂量开始用药,注意药物的相互作用 (3) 高危人群谨慎用药

3) 其他不良反应　抗精神病药物还可见内分泌系统及诱发癫痫等不良反应。

(1) 内分泌系统及代谢的不良反应:常见催乳素分泌增多(泌乳)、体重增加、血糖及血脂代谢异常,鲜见雌激素和睾酮水平变化、抗利尿激素异常分泌。

(2) 自主神经系统反应:是氯丙嗪和氯氮平的常见不良反应,表现为口干、视物模糊、排尿困难、便秘等,尤其是合用抗胆碱能药物及三环类抗抑郁药物治疗时更易发生。

(3) 恶性综合征:少见但严重,最好发于多次注射氟哌啶醇治疗的患者,因其锥体外系反应最明显。主要表现为异常高热、严重且难以纠正的肌肉强直或震颤,可伴有意识障碍、自主神经功能不稳定等,可并发感染、心肾功能衰竭、休克,甚至死亡。

(4) 诱发癫痫:氯氮平与氯丙嗪治疗可诱发癫痫。

(5) 抗精神病药损害肝脏可表现为谷丙转氨酶(ALT/GPT)升高等,氯氮平多见粒细胞减少或缺乏,偶见药源性皮疹。

📖 拓展阅读 13 - 2　常用抗精神病药物的主要不良反应

(二) 抗抑郁药物

抗抑郁药物是一类主要用于治疗和预防各种抑郁障碍的药物,只能消除病理性抑郁情绪,通常不会影响正常人的情绪。

1. 抗抑郁药物分类

根据化学结构和作用机制的不同,抗抑郁药分为以下几类(表 13 - 3)。

表 13 - 3　常用抗抑郁药物的分类

序号	分　类	常用药物
1	5 - HT 选择性重摄取抑制剂(SSRIs)	艾司西酞普兰、舍曲林、西酞普兰、氟伏沙明、氟西汀、帕罗西汀

（续表）

序号	分 类	常用药物
2	5-HT和去甲肾上腺素再摄取抑制剂（SNRIs）	度洛西汀、文拉法辛
3	去甲肾上腺素和特异性5-HT能抗抑郁药（NaSSA）	米氮平、米安色林
4	去甲肾上腺素和多巴胺再摄取抑制剂（NDRIs）	安非他酮
5	5-HT阻滞和再摄取抑制剂（SARIs）	曲唑酮
6	褪黑素受体激动剂和5-HT受体拮抗剂	阿戈美拉汀
7	多模式机制新型抗抑郁药	伏硫西汀
8	三环类抗抑郁药物（TCAs）	氯米帕明（氯丙咪嗪、安拿芬尼）、丙咪嗪、阿米替林、多塞平、马普替林
9	单胺氧化酶抑制剂（MAOIs）	吗氯贝胺

2. 临床应用

1）适应证 各种以抑郁症状为主的精神障碍，治疗抑郁、焦虑、强迫等症状首选SSRIs；还可用于治疗伴有抑郁症状的躯体形式障碍、创伤后应激障碍等。

SSRIs、SNRIs、NaSSAs是目前的一线抗抑郁药物。但在我国不少地区，价格低廉的氯米帕明等三环类抗抑郁药物仍是治疗抑郁发作的首选药物。

2）禁忌证 严重心血管疾病、癫痫、青光眼、肠麻痹、尿潴留、前列腺增生、药物过敏、孕妇。

3. 不良反应

1）抗胆碱能不良反应 三环类抗抑郁剂多见口干、便秘、瞳孔扩大、视物模糊、头晕、排尿困难等。

2）对中枢神经系统的影响 常见嗜睡、乏力等镇静作用，震颤与共济失调较少见，三环类抗抑郁剂可诱发癫痫。

3）对心血管系统的影响 三环类抗抑郁剂常见窦性心动过速、直立性低血压、心电图异常改变，严重者出现传导阻滞或心律失常。

4）对代谢和内分泌系统的影响 主要表现体重增加、性功能障碍等。

5）其他不良反应 偶见谷丙转氨酶（ALT/GPT）和谷草转氨酶（GOT）升高、粒细胞减少及皮疹。

（三）心境稳定剂

心境稳定剂既往称抗躁狂药物，此类药物并不仅仅有抗躁狂作用，对双相情感障碍也具有稳定病情以及预防复发的作用。心境稳定剂主要有碳酸锂、卡马西平、丙戊酸盐等,此外,氯丙嗪、氟哌啶醇及苯二氮䓬类如氯硝西泮、劳拉西泮等,对躁狂发作也有一定的疗效,但因其可能诱发抑郁发作,故不能称为心境稳定剂。

1. 碳酸锂

1) 临床应用

(1) 适应证:主要用于治疗躁狂症,是躁狂发作的首选药物。对躁狂和抑郁发作也有预防作用,对精神分裂症的兴奋冲动和攻击性行为也有效。

(2) 禁忌证:肾功能不全、严重心脏疾病、电解质紊乱、急性感染。

2) 不良反应与处理

(1) 早期不良反应:常表现为口干、恶心、呕吐、腹泻、厌食、疲乏、肌无力、多尿、烦渴等。密切观察早期症状,服用锂盐4~7天即应查血锂浓度。因锂与钠有竞争性重吸收作用,故服用锂盐的患者应及时补充钠盐。

(2) 后期不良反应:因锂盐的持续摄入,患者表现为持续多尿、烦渴、体重增加、甲状腺肿大、黏液性水肿、四肢细微震颤,女性患者可导致甲状腺功能减退,心脏毒性可见类似低钾血症的心电图改变及窦性心律失常。

(3) 锂中毒:由于锂盐治疗量与中毒量接近,所以临床应根据血锂浓度调整用药剂量,发现锂中毒征兆立即报告医生酌情处理(表13-4)。

表13-4　锂中毒表现与处理

血锂浓度	主要表现	处理要点
安全浓度 (0.8~1.2 mmol/L)	(1) 可有口干、烦渴、多尿、呕吐、腹泻、疲乏感 (2) 四肢细微震颤	(1) 密切观察 (2) 缓慢增至治疗剂量
锂中毒浓度 (1.4 mmoL/L)	(1) 反复呕吐、腹泻等 (2) 极度无力,手细颤变为粗颤 (3) 困倦、烦躁不安和轻度意识障碍	(1) 报告医生、立即停药 (2) 给予大量生理盐水或高渗钠盐,加速锂盐排泄
致死浓度 (2.0 mmoL/L)	(1) 意识障碍加重、共济失调、肢体运动协调障碍、肌肉抽动、吐字不清 (2) 重者昏迷、死亡	(1) 加强上述措施 (2) 必要时血液透析

2. 抗癫痫药物

1) 丙戊酸盐　主要药物为丙戊酸钠和丙戊酸镁,并有双丙戊酸钠缓释制剂。用于治疗双相情感障碍的躁狂发作,对混合型躁狂、快速循环型双相障碍及锂盐治疗无效者效果更好,对碳酸锂反应不佳者可予以替换,还可预防双向情感障碍复发。常见不良反应有恶心、呕吐、厌食等,少数可出现嗜睡、共济失调、震颤等。治疗期间不宜驾驶车辆、操作器械、高空作业等,应定期检查肝、肾功能,肝脏和胰腺疾病者慎用,孕妇禁用,老年患者酌情减量。

2) 卡马西平　用于急性躁狂发作的治疗,也可预防躁狂发作,适用于锂盐治疗无效且不能耐受锂盐不良反应的躁狂患者,快速循环发作患者也可用。卡马西平与锂盐可合用,但剂量要相应减少。青光眼、糖尿病、酒精依赖及老年人慎用,心、肝、肾功能损害者以及孕妇禁用。常见不良反应有视力模糊、头痛、口干、便秘等,严重者可出现剥脱性皮炎。偶见白细胞和血小板减少及肝功能损害。

（四）抗焦虑药物

抗焦虑药物是一类主要用于减轻焦虑、紧张、恐惧、稳定情绪且有镇静催眠、抗惊厥作用的药物,一般不会引起自主神经系统症状和锥体外系反应,常用传统药物苯二氮䓬类和新型药物非苯二氮䓬类(表13-5)。

表13-5　常用抗焦虑药物

分　类	常　用　药　物
苯二氮䓬类	地西泮(安定)、氟西泮(妥眠多)、硝西泮、氯硝西泮、劳拉西泮、奥沙西泮、氯氮卓(利眠宁)、阿普唑仑(佳乐定)、艾司唑仑(忧虑定)、咪达唑仑(咪唑安定)
非苯二氮䓬类	丁螺环酮、唑吡坦、佐匹克隆、扎来普隆

1. 苯二氮䓬类

苯二氮䓬类药物具有较好的镇静催眠、抗焦虑、抗惊厥、松弛骨骼肌等作用。其作用时间长、耐受性好、不良反应较少、安全性高。

1）临床应用

（1）适应证:睡眠障碍、癫痫、酒精戒断症状、术前给药或短暂麻醉等各种焦虑状态。

（2）禁忌证:严重心血管疾病、青光眼、肾病、药物过敏、药物依赖、妊娠头3个月、重症肌无力,禁忌与酒精及中枢抑制剂合用。

2）不良反应

（1）常见不良反应:嗜睡、头晕或眩晕、无力,剂量较大时可出现共济失调、吐词不清、暂时性遗忘,严重时可出现失眠、出汗、恐惧、紧张焦虑、攻击、心动过速等,药物过量可致呼吸抑制或昏迷。故用药期间不宜从事驾驶车辆、操作器械、高空作业等活动。

（2）久用成瘾:久用产生药物依赖(俗称"药瘾")是影响苯二氮䓬类药物临床应用的最主要原因,包括躯体依赖(耐受性与戒断症状)和精神依赖。

（3）影响发育:地西泮明显影响胎儿、婴儿的生长发育,故妊娠早期和晚期各3个月、哺乳期妇女和新生儿禁用。

2. 非苯二氮䓬类

1）临床应用　主要用于伴有失眠的广泛性焦虑、神经衰弱等。严重心、肝、肾功能障碍者禁用,孕妇及儿童慎用。

2）不良反应　常见头晕、头痛、恶心、呕吐、口干、便秘、失眠、食欲减退等。

二、精神科药物治疗的护理要点

(一)提高精神障碍患者的服药依从性

精神分裂症患者的服药依从性普遍不高,有多方面原因,护理人员应针对不同原因的患者开展不同的健康宣教,切实提高患者的服药依从性和药物疗效。

1. 缺乏自知力的患者

缺乏自知力是导致绝大多数患者不愿服药的主要原因。要求他们服药,护理人员需要具备爱心、耐心与沟通技巧等护理智慧。利用患者合并躯体疾病的药物治疗,"哄骗"患者服药有一定风险,一旦真相被识破,医护人员将失去患者的信任。各种措施均无效时,强制患者用药也非上策,易激起患者的反感甚至仇恨。MECT 等其他治疗手段的辅助价值较大。

2. 药物不良反应严重的患者

患者难以接受药物不良反应是影响服药依从性的又一原因,尽量单一用药、剂量最小化及个体化、对症处理(合用减轻不良反应的药物等),有利于提高患者对药物的接受程度。若不良反应较轻,可在密切观察的同时,鼓励患者克服困难,与不适和平共处,坚持服药。

对于服药后代谢紊乱、体重增加的女性患者,可以与患者共同制订并督促实施饮食控制、运动锻炼等减肥、控糖、减脂计划,鼓励患者重建健康生活方式,必要时定期监测患者的血糖、血脂、体重、腰围等指标。

3. 受精神症状影响的患者

不少精神分裂症患者受被害妄想、命令性幻听等精神症状影响而不愿意服药,及时采用 MECT、注射速效及长效抗精神病药物等有效治疗手段控制急性期阳性症状是关键,症状初步控制后再改用口服药物治疗比较安全可靠。

4. 康复期维持治疗的患者

某些康复期患者认为自己疾病已愈,不需要继续服药而擅自停药。护理人员须对患者及其家属反复重申坚持长期服药对预防疾病复发的重要性,对比不同病友坚持服药与擅自停药两种情况的经验与教训,帮助患者认清精神分裂症预后与药物维持治疗的重大关系,鼓励其遵医嘱坚持长期药物维持治疗。

5. 经济条件较差的患者

某些家境贫困的患者,为了避免增加家庭经济负担,不给家人添麻烦而自行停药。护理人员在与患者及家属说明"坚持服药,争取不复发才是真正对家庭负责"的同时,帮助、鼓励患者及家属合理利用国家相关医保及特困救助政策,并挑选性价比较高的药物维持治疗。

6. 担心影响婚姻家庭的患者

目前社会对精神障碍患者的包容、关爱和重视程度有待提高,患者往往担心服药会被恋人及其家人知道自己所患疾病,或担心长期服药会影响生育,因此该阶段患者最易擅自停药。医护人员应加强对社会人员的精神健康知识宣教,并为提高精神障碍患者的政府重视程度而不懈努力。对患者的家庭婚姻及优生优育咨询与政策宣教,可以帮助患者避免被各种非专业信息误导。

(二)精神药物特殊不良反应的预防与护理

1. 锥体外系不良反应

1)病情观察 密切观察患者用药后的行为表现及主观感受。护士应熟悉迟发性运动障碍的临床特征,细致观察,早期识别症状,早期处理,争取逆转的可能性。区别药物不良反应和精神症状,如静坐不能与焦虑症状区别,不可盲目地认为是患者的精神症状所致,护士应认真观察加以分析。

2)安全护理 严重的静坐不能患者可产生烦躁、易激惹、消极意念等,按"三防"要求加强安全护理。对于肌张力障碍不能自控的患者,活动中谨防跌倒、坠床等意外的发生。

3)康复护理 对已发生且不可逆迟发性运动障碍的患者进行康复训练,对"口-唇-颊三联征"患者,指导患者做口周运动训练,如鼓腮、磕牙、深呼吸、咳嗽和吸吮等训练。对于吞咽障碍者,应指导患者做舌前伸、后缩、侧方及舌背卷曲运动,强化其舌肌的灵活性与协调性。对于肌张力较高且存在不自主运动的患者,指导患者进行关节基本动作训练,让患者的关节保持在功能位。

2. 心源性猝死的预防

1)识别高危人群 服用氯丙嗪、氯氮平、硫利达嗪、舍吲哚等抗精神病药物及合并肥胖、糖尿病、心血管疾病、代谢综合征的患者是心源性猝死的高危人群。应及时监测生命体征,密切观察心电图 Q-T 间期变化等征象,发现异常心电图及时汇报医生。

2)消除诱发因素 低钾血症是心源性猝死的高危因素,精神障碍患者常拒食或饮食过少,导致血钾降低等水电解质和酸碱平衡紊乱,可将钾加入牛奶、果汁或稀粥中带服,鼓励患者多食紫菜、橙汁等富含钾的食物,对于进食不合作者,遵医嘱予静脉补钾。尽量避免大便干结、饮食过饱、情绪激动等外因刺激诱发心源性猝死。

3)识别先兆症状 心源性猝死的先兆表现有胸闷、胸痛、心慌、呼吸困难、极度乏力、出冷汗、腹痛等。护士应密切观察患者病情,特别是夜间(尤其是凌晨)加强巡视,注意呼吸等情况,主动听取不适主诉,及时监测生命体征,必要时汇报医生,积极配合抢救,心跳呼吸骤停患者及时给予心肺脑复苏。

3. 碳酸锂中毒

由于锂盐治疗量与中毒量非常接近,极易产生中毒反应,故应加强识别观察。

1)早期识别 掌握服用碳酸锂各期不良反应,识别中毒先兆症状,密切监测血锂浓度,当血锂浓度达到 1.4 mmol/L 时即刻报告医生。重点关注患者意识、生命体征、尿量等变化,以及有无肢体水肿,严防心、肾功能衰竭。

2)护患合作 向患者宣教,帮助其掌握锂盐不良反应的具体表现,尤其是四肢粗颤等中毒症状。鼓励患者多饮水,每日摄入食盐不少于 3 克,确保水电解质平衡,有利于锂盐的排出。

3）诊治中毒　评估患者的中毒症状,发现患者反复呕吐或腹泻,四肢由细颤发展为粗颤,极度无力与困倦、烦躁不安等,结合血锂浓度作出判断。立即报告医生,遵医嘱实施抢救措施,静脉输注大量生理盐水或高渗钠盐,必要时行血液透析,快速清除锂盐。

4. 恶性综合征

1）常见诱因　恶性综合征虽少见,但一旦发生预后不佳,被认为是各种精神药物所致最严重的不良反应之一。兴奋状态、拒食、躯体状况不佳、既往有脑器质性疾病史等是常见诱因,各种精神药物及用药途径均可发生,合并用药发生率更高。

2）早期识别　护理人员应善于识别早期症状,重点观察一周内注射氟哌啶醇等抗精神病药物患者,出现特别严重且难以纠正的锥体外系症状（肌肉强直）、体温异常升高达40℃以上且持续不退,应高度警惕恶性综合征,患者还常伴有心动过速、大汗淋漓、肌酸激酶增高及血红蛋白尿、严重脱水及代谢性酸中毒、意识障碍、呼吸循环衰竭、血压异常升高或下降等症状。

3）停药抢救　恶性综合征高危患者需专人护理,严密监测生命体征、意识、尿量及尿色等。立即遵医嘱停用精神药物,尽快控制肌肉强直及高热,加强对症处理,纠正酸碱失衡,必要时行血液透析。

第二节　心理治疗及其护理

心理治疗（psychotherapy）又称精神治疗,是治疗者应用心理学的原理与技术,帮助求助者解决其认知、情绪、行为等有关的问题,是一个有计划实施的互动过程。治疗者通过语言和非语言（表情、举止行为及特意安排的情境）的方式积极影响求助者,帮助求助者解决所面临的心理困境,减少焦虑、忧郁、恐惧等负性情绪,改善求助者对人对事的看法和人际关系适应不良等行为,并促进人格成熟,更好地处理心理问题及适应环境的变化。常用的心理治疗包括认知疗法、人本主义心理疗法、精神分析疗法、行为疗法等。

一、心理治疗原则

心理治疗的接受性、支持性和成长性三原则是相互联系、互相影响的有机整体。

（一）接受性原则

治疗者对所有求助者一视同仁,以理解、关心的态度,认真倾听求助者叙述,了解病情经过,听取并无条件接纳求助者的意见、想法或心理感受。这种耐心倾听使求助者对治疗者产生的信任,本身就能起到一定的治疗作用。

（二）支持性原则

治疗者在全神贯注地倾听、充分了解求助者的主要心理障碍、科学分析其心理病因后,通过语言与非语言等沟通技巧,从医学角度给予合理解释,探讨正确有效的解决方式,给求助者精神上的鼓励和支持,使其树立起治愈的信心。这种支持必须有科学依据,沟通时语调应坚定、亲切,充分发挥语言的信息传递与情绪感染、情感共鸣及心理支持作用。

(三) 成长性原则

治疗者通过对求助者无条件地接纳和有力的疏导支持,有的放矢、对症下药、精心治疗,通过解释其心理症结、深究其心理成因,促进其自我反思与疗愈,达到帮助其心理日臻成熟、人格健康发展的目标。

二、心理治疗的种类

(一) 按治疗对象分类

1. 个别心理治疗

此治疗是以单独的求助者为对象,大多数是治疗者与求助者采取一对一访谈的形式。内容包括唤起求助者的希望,提供成功的经验等。

2. 团体心理治疗

团体心理治疗是由多名有相似心理问题或对某一疗法有共同适应证的不同心理问题的求助者为单位的治疗。团体心理治疗重视团体成员构成人际系统后产生的“群体心理动力学”现象,利用积极的人际互动消除病态心理、促进身心健康。

3. 家庭治疗

家庭治疗是采取以家庭为单位的治疗方式,以核心家庭这个最普遍、最基本的人际系统为干预目标,必要时邀请核心家庭之外的其他家庭成员,甚至家庭外的相关人员参加治疗。治疗者通过观察家庭成员的沟通方式、权利与价值结构等,带领家庭成员共同分析与面对问题的症结所在,促进家庭成员之间坦诚沟通,解决求助者与家庭之间存在的心理问题。

4. 夫妻治疗或婚姻治疗

夫妻治疗或婚姻治疗是以夫妻双方为单位的治疗,重点处理影响婚姻生活质量的各种问题,如夫妻关系及性问题。

(二) 按理论流派分类

与躯体疾病不同,精神障碍的心理病因学还没有形成普遍认同的理论。心理治疗有几百种大小流派,但多可以纳入认知与行为主义、人本主义、精神分析、系统理论等理论体系。

1. 认知疗法

认知疗法(cognitive therapy)的代表性理论是贝克的认知疗法和艾利斯的理性情绪疗法(情绪ＡＢＣ理论),该理论认为个体的情绪或行为反应(C),不取决于事件本身(A),而取决于个体对事件的认知(看法、解释、评价或信念,B)。该疗法注重通过重建认知结构,改变个体的不合理认知,帮助其用积极的认知取代绝对化等消极、歪曲的认知,最终改变其对客观事物的心理应对和解决问题的行为模式,提升幸福感。该理论是积极心理学及认知疗法的理论基础。

2. 行为治疗

行为治疗(behavioral therapy)以条件反射学说为理论基础,主要包括巴甫洛夫的经典条件反射学说、斯金纳的操作性条件反射学说、班杜拉的社会学习理论。

3. 人本主义治疗

人本主义心理学(humanistic psychology)是美国心理学家马斯洛和罗杰斯等人创立的心理学理论,主张从人的本性出发研究人的心理。马斯洛提出的需要层次理论被世人广泛采纳,罗杰斯提出的个人中心治疗和同理心等治疗理论在心理学界影响深远。

人本主义治疗(humanistic treatment)是以人本主义心理学为基础的一类治疗方法,重视人的身心需要与自我实现、情感体验与潜能挖掘,强调以平等、温暖、接纳、真诚和开放的态度对待求助者。

4. 精神分析疗法与心理动力学学说

精神分析疗法(psychoanalysis)是奥地利精神病医生弗洛伊德创立的理论体系,其特点是对于人的潜意识和人格发展提出了心理动力学学说(psychodynamic theory),最重要的是关于人的精神意识和人格结构的理论。强调挖掘过去的经验和内在潜意识,协助解决内在的心理冲突,促进人格的成长。

三、心理治疗的过程

(一)心理诊断阶段

1. 赢得信任

心理治疗师设法在治疗之初赢得求助者的信任,建立良好的治疗关系是心理治疗的开端和能否收到成效的基础与前提。

2. 收集资料

详细了解病史,客观、系统、全面地收集与求助者及其心理问题有关的资料,分析主要问题和次要问题。

3. 综合诊断

诊断阶段是对获得的信息资料进行充分的分析、比较、综合,最后作出科学、全面的初步诊断过程。

4. 确定目标

确定目标阶段的主要任务是在完成心理诊断的基础上,与求助者共同制订心理治疗目标。该目标应是具体和切实可行的,注意轻重缓急,且可以评估的。

(二)帮助和改变心理问题阶段

1. 认清职责

心理治疗师在心理治疗过程中起引领者和管理者的作用,应让求助者明白自身存在哪些心理问题、怎样解决、步骤如何等。双方都应认清自己的职责,在心理治疗进展中真正起主导作用的是求助者本人而非治疗师。

2. 引导领悟

心理治疗师帮助求助者认真反思自己心理问题的有关"情结",以及与潜意识之间的联系,并促使求助者达到一定程度的自我领悟。

3. 重视技巧

善于运用支持、移情、解释等心理学技巧,使求助者充分敞开心扉表达自我、了解自我、剖析自我、改变自我。

4. 善用技术

心理治疗师根据求助者的身心、社会综合情况,合理运用不同的心理治疗技术,以恢复其心理平衡,解决其心理行为问题,提高其社会适应能力。

(三)结束阶段

心理治疗取得一定效果后应适时评价。帮助求助者学习、巩固、应用治疗经验,确定求助者随访的时间,对可能出现的问题和应采取的措施与求助者达成共识。此阶段求助者的主要职责是克服对治疗师的依赖,谋求独立自主的心理成长。

四、心理治疗的护理

(一)治疗前的护理

1. 评估求助者

评估求助者是否有治疗动机、内省力和个性特征。

2. 环境准备

心理治疗环境应安静、整洁、无干扰,确保私密性与安全性。

3. 治疗背景材料准备

充分搜集资料,有侧重点地接触、接纳、关注求助者,建立良好的治疗关系。

4. 求助者准备

求助者应提前到达治疗预备室(半小时为宜),先休息放松。护士根据求助者的不同心理状态给予健康指导,鼓励求助者积极配合。

(二)治疗中的护理

确保治疗在无干扰的环境中进行。护士是治疗者的助手,应做好环境护理、搜集和整理资料、提供相关帮助以及某些治疗场合的特殊角色,如催眠治疗的见证人。

(三)治疗后的护理

治疗结束后,护士应当询问求助者的需求,并预约下次治疗的时间,同时将求助者治疗后的信息及时反馈给治疗者,与求助者保持联系。

第三节　改良电休克治疗及其护理

🔵 在线课程 13-1　精神科常用治疗及其护理

　　改良电休克治疗(modified electro-convulsive therapy，MECT)又称无抽搐电休克治疗，是通过静脉注射麻醉剂和肌肉松弛剂，使患者快速入睡，达到全身肌肉放松。然后给人体一个短时间限量电流的电刺激(图 13-1，图 13-2)，使人体内发生某些生化改变及生理反应，从而达到无抽搐发作而治疗精神障碍的方法。其适应范围广、安全性高、并发症少，是目前精神科最重要的治疗方法之一。

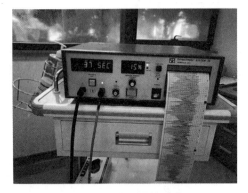

图 13-1　MECT 治疗仪

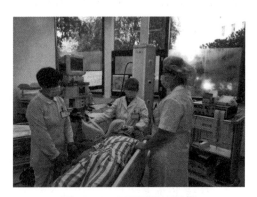

图 13-2　MECT 治疗场景

一、临床应用

(一)适应证

(1) 严重抑郁，有强烈自杀、自伤行为或明显自责自罪者。

(2) 极度兴奋躁动、冲动伤人者。

(3) 拒食，违拗和紧张性木僵者。

(4) 精神药物治疗无效或对药物治疗不能耐受者。

(二)禁忌证

　　MECT 无绝对禁忌证。但下列疾病可增加治疗的危险性(即相对禁忌证)：严重呼吸系统疾病与肝肾疾病等增加麻醉风险的疾病、新发颅内出血、大脑占位性病变及其他升高颅内压的病变、出血或不稳定的脑血管畸形或脑动脉瘤、嗜铬细胞瘤、心脏功能不稳定的心脏病、视网膜脱落。

二、操作程序

（一）治疗经过

1. 安置平卧

治疗时请患者平躺仰卧于治疗台上，四肢自然伸直。

2. 麻醉诱导

在麻醉师参与下施行，治疗前静脉注射抗胆碱药物盐酸阿托品注射液，减少呼吸道分泌物以及防止通电时引起迷走神经兴奋造成心脏骤停。按患者年龄、体重给予麻醉药物诱导入睡，待出现哈欠、角膜反射迟钝时予面罩吸氧。

3. 肌肉松弛

静脉推注肌肉松弛药，观察肌肉松弛程度。

4. 贴上电极

将涂有导电胶的电极片贴于患者头部两颞侧（太阳穴处）。

5. 通电治疗

治疗者一手持牙垫置于患者一侧上下臼齿间，另一手托起下颌保持气道通畅。调节电量，通电治疗 3～4 秒，观察患者的反应。

6. 供氧复苏

患者面部和四肢肢端细微抽搐结束前，气囊供氧行加压人工呼吸，约 5 分钟后可恢复自主呼吸。

（二）复苏

治疗结束后，取出牙垫、拔出静脉注射针头，将患者送至醒复区，专人监护，确保安全。待患者意识完全清晰，生命体征平稳，能够按照指令正确执行简单动作，肢体活动及肌肉功能恢复，可将患者转至候诊区。

三、并发症及其处理

1. 恶心、呕吐

较常见，轻者无须特殊处理，严重者应密切观察有无颅内压增高体征，是否有脑血管意外迹象。

2. 记忆障碍

MECT 治疗后记忆障碍较常见，主要表现为近事遗忘，其严重程度因人而异。多数患者在治疗结束后一个月内恢复，无须特殊处理。

3. 头痛、头晕

头痛、头晕是 MECT 较常见的术后不适，大部分患者经休息后可自然好转。疼痛剧烈可遵医嘱给予止痛药物。

📖 拓展阅读 13-3 MECT 其他并发症

四、改良电休克治疗的护理

（一）治疗前护理

1. 患者准备

1）做好各项必要的辅助检查，如心电图、脑电图、头颅 CT、胸部 X 线片检查等。

2）做好心理护理，告知患者和家属有关的治疗方式、疗效及可能出现的并发症，减轻患者及家属的紧张恐惧心理，并填写特殊治疗知情同意书，取得配合。

3）每次治疗前应测患者的生命体征，女性患者需询问月经史，同时做好记录，如有异常及时向医生汇报。首次治疗前应测量空腹体重。

4）治疗前禁食禁饮 6 小时。

5）治疗前排空大小便，取下活动义齿、发卡、眼镜等随身携带物品，解开领口及腰带。

6）治疗前精神药物适当减量或停用 1 次，尤其是锂盐。治疗期间停用苯二氮䓬类抗焦虑药、抗癫痫药。

　　📖 拓展阅读 13 - 4　MECT 知情同意书

2. 环境及物品准备

1）环境准备　治疗环境应宽敞、整洁、明亮、安静。治疗区域分为候诊区（等待区）、治疗区和醒复区（复苏室）三部分。

2）物品准备　备好抢救车、常规抢救药品及心电监护仪、给氧设备、吸痰器、（简易）人工呼吸机等抢救仪器。

（二）治疗中护理

1）治疗时给予患者心理安慰，减轻患者对治疗的恐惧。请患者仰卧于床上，四肢自然伸直。同时，再次检查义齿、眼镜、首饰等是否去除，松解领口及腰带。嘱患者闭眼做深呼吸，以缓解紧张情绪。

2）为患者开放静脉通道、连接心电监护仪、监测生命体征等。

3）严格执行查对制度及无菌技术操作原则，按顺序给药。配合麻醉师做好诱导麻醉。

4）待患者睫毛反射迟钝或消失、自主呼吸停止，持续给予机械通气，直至全身肌肉松弛，置入牙垫，开始进行 MECT 治疗。

5）震颤发作时，患者的面部及四肢肢端会出现细微的抽动，此时应密切观察患者的心率、血压及血氧饱和度变化，使用面罩加压给氧通气，保持血氧饱和度在 95%以上。

6）震颤发作后，取出患者的牙垫，迅速清理气道，保持呼吸道通畅，继续给氧至患者自主呼吸恢复、呼吸频率均匀、睫毛反射恢复、血氧饱和度平稳。

7）待患者自主呼吸恢复，生命体征平稳后，取出静脉穿刺针，送入醒复区（复苏室）

继续观察。

（三）治疗后护理

1）治疗结束后，将患者安置在安静的复苏室内，卧床休息，去枕平卧、头偏向一侧，保持气道通畅。密切观察患者生命体征变化及意识恢复情况，有无明显头痛、恶心、呕吐、胸闷心悸等不适感。

2）治疗结束后30分钟、1小时、2小时各测量生命体征一次并做记录，同时密切观察患者意识、面色等变化，如有异常及时处理。

3）患者意识清醒，回病房1.5~2小时后可协助其少量饮水，无呛咳后，再给予流质或半流质饮食，切忌暴食，尤其是固体食物。护士需观察患者的进食情况，预防噎食。

4）告知患者整个治疗过程中禁烟、禁酒，酒精与麻醉药同时使用会大大增加风险，吸烟可使分泌物大量分泌而增加治疗中窒息和吸入性肺炎的危险。

5）告知患者及家属治疗期间或治疗后1~2个月内切勿开车或操作危险器械等，否则可能会因患者的判断力与反应敏捷性不足而发生危险。

　　拓展阅读13-5　MECT操作流程及复苏流程图

第四节　康复治疗及其护理

康复治疗（rehabilitation therapy）是通过选择性地应用有目的、有意义的活动对精神障碍患者进行生活、职业、学习等技能的指导及训练，以最大限度恢复患者在生理、心理、社会等方面的功能，提高其日常生活能力的一种治疗方法。包括日常生活行为、学习行为、就业行为等训练。训练方法及内容中可以融入简易绘画、手工、体操、游戏、音乐、书籍等元素。

一、康复治疗意义

对精神障碍患者实施全面系统的康复治疗与训练，不仅可以提高患者的社会交往能力，还能分散其对疾病的注意力，有效改善患者的精神状态，预防其生理、心理及社会功能的退化，促进患者重返社会，过有意义、有目标的生活，最大限度地维持或提高患者的生活质量和生命价值。

二、康复治疗程序

（一）全面收集资料

通过临床观察、量表评估、影像学检查、实验室检查以及相关专家的会诊，全面评估患者的生活、学习、工作与人际交往等社会功能；评估患者目前的主要精神症状及其对患者的影响。

（二）确定康复目标

综合分析收集到的资料，与医务人员、患者及家属共同讨论康复目标。制订切实可行、从简单到复杂、从近期到远期的目标。

（三）制订康复计划

围绕康复目标，针对不同患者制订个性化的计划，包括疗程、方法、步骤，明确重点环节，设定具体时间表。计划越具体可行，执行越简单有效。

（四）实施康复措施

按照康复计划和项目流程有目的、分步骤地实施康复措施，循序渐进、量力而行。训练过程中加强对患者的观察和指导，不定时地给予正性反馈，逐渐养成良好习惯。

（五）评价康复效果

治疗结束后及时、客观地对患者技能掌握程度及社会功能状况进行评价。对康复训练中存在的问题进行总结和分析。确定新的康复目标，修订康复计划。

三、康复训练护理

（一）治疗前

向患者及其家属介绍康复训练的目的、种类及相关注意事项，取得配合。同时要全面评估患者的生理状况、认知水平、情绪状态及社交情况等，制订合理的康复计划。

（二）治疗中

训练时护士态度要和蔼，耐心引导，密切观察患者的精神状况，发现患者难以适应训练内容或跟不上计划时，应当鼓励患者，尽量发挥其潜能，或调整训练计划，争取最大康复疗效。

（三）治疗后

结束治疗后指导患者回顾康复过程，一起讨论存在的问题或不足，提出改进方法与措施。肯定患者的努力和进步，鼓励患者巩固训练成果。

（唐春霞）

☺ PPT 课件　　☺ 复习与自测　　▭ 更多内容……

第十四章　精神科护理基本技术

章前引言

　　精神障碍患者由于大脑功能失调,导致思维、情感、行为异常,个体与外界环境的协调性障碍,不能很好地适应社会。护士与精神障碍患者的沟通及病情观察尤显重要。本章主要阐述护士与患者的沟通技巧、病情观察要点及护理记录书写要求。

　　精神科护士不仅要有极强的责任心、奉献精神与安全意识等专业素养,而且需要以共情、尊重、接纳等沟通技巧,与不同阶段、不同状况的住院精神障碍患者及其家属有针对性地沟通。能运用各种观察技术,对患者的病情变化及时识别,进行客观、整体、有计划的观察,实施分级护理,酌情开展护理工作,并做好相关护理记录。

· 学习目标 ·

　　(1) 培养良好的职业素养,树立严谨求实的工作作风,真诚沟通、细致观察、客观记录。

　　(2) 理解与各阶段不同状况精神障碍患者的沟通要求,以及精神科分级护理和护理记录的要求。

　　(3) 熟识护患沟通的技巧、病情观察要点和护理记录的内容。

　　(4) 懂得病情观察的方法和护理记录的要求。

　　(5) 学会应用护患沟通技巧与患者及其家属有效沟通,学会应用病情观察技术敏锐观察病情,学会护理记录的书写。

　　(6) 能应用共情、尊重等护患沟通技巧评估不同状态的患者,能用直接与间接观察技术观察病情。

思维导图

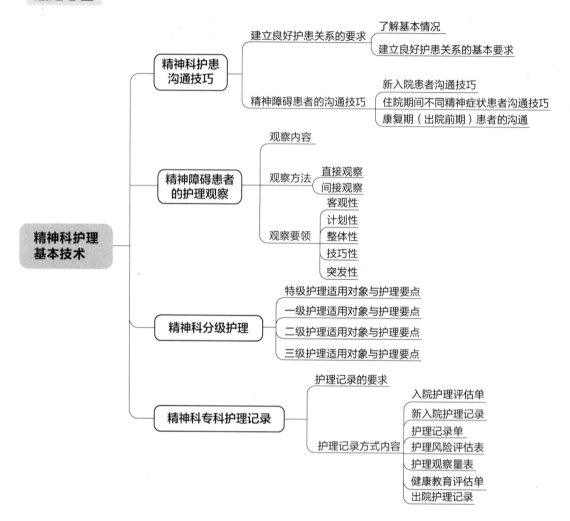

案例导入

　　小鹏,男,24岁,待业。因大学毕业后创业失败,近一个月来逐渐出现夜间少眠、猜疑,身旁无人时也常能听到有人跟他说话,感到有人监视、控制自己。隔壁新搬来的邻居,患者认为是来监视自己的,家门口的车子是来跟踪自己的。有时自言自语、自笑,无故发脾气,不干活,不与人交往。夜间睡眠差,有次夜间不眠,称邻居的空调影响了自己,邻居在用空调遥控器控制自己,所以半夜找邻居吵架。在家不愿与人交流,不如意就发脾气,在网上发表不当言论。

　　问题:

　　(1)如何运用沟通技巧与患者沟通?

　　(2)怎样与患者及家属建立良好的信任关系?

第一节　精神科护患沟通技巧

护患沟通技巧(nurse patient communication skills)是护理工作的一项基本技术。在精神科临床护理工作中,良好的护患关系是取得满意护理效果的基础,有效的交流直接影响护患关系,适时恰当的语言交流能使患者保持积极的心态,主动接受治疗和护理。护士熟练掌握沟通技巧,结合患者及家属的职业特点、文化程度、对疾病的认识能力等进行通俗易懂、形象生动、及时有效的沟通,可提高患者对治疗护理的依从性,促进疾病康复。

一、建立良好护患关系的要求

护士首先应全面了解患者的基本情况,然后通过共情、尊重、接纳等获得患者的充分信任,建立良好护患关系。

(一)准确了解患者的基本情况

与患者沟通前,护士应先了解患者的一般情况和病史、文化程度、职业兴趣、个性特征、宗教信仰等,并熟悉患者的精神症状、认知、情绪、行为、发病经过、诊治与护理要点、共病情况、治疗依从性、社会支持情况等,从而选择适合患者的沟通方式进行交流。

(二)建立良好护患关系的基本要求

1. 提高修养,仁心仁术

精神科护士必须具备强烈的社会责任感、无私的奉献精神以及积极正确的"三观"。在护理工作中做到仪表端庄大方、精神饱满正气、情绪愉快稳定、言行优雅自信、操作轻柔娴熟。对待患者态度要诚恳、热情,但要适度,言语清晰、通俗易懂,语调温和适中,既有原则性又有灵活性,避免言语刺激,使用积极语言激励患者,给患者信赖感。

2. 尊重患者,维护权利

精神科护士面对的是特殊护理对象,包括受尽疾病折磨的患者及其无助无望的家属。护士不仅要有高度的责任心、同情心和爱心,尊重患者的人格,同时具有宽容、豁达的心胸及较强的自控能力,使患者感到平易近人、值得信赖。

通过公休座谈会征求患者对医院各方面工作的意见,并及时采纳和改进。对患者因精神症状所致的言行举止,切忌歧视、讥笑或闲谈议论,更不可与其争论、随意指责;对患者的病史、隐私要保密;对患者进行治疗、护理和检查时,视病情尽可能做好详细的介绍说明,以取得患者合作。

3. 善于共情,接纳患者

护士的共情能力是体验患者内心世界的能力,又称同感、同理心。护士首先应通过患者的言行,深入其内心去体验其思维与情感,设身处地地理解其精神世界并产生共鸣,而不是从外部世界以旁观者的视角了解患者的内心世界。然后护士借助自身的心理学知识及相关经验,把握患者的内心体验与其人生经历及人格成长之间的联系,更好地理解其情感体验与意志行为产生的根源。最后,护士运用护患沟通技巧,把自己的共情传达给患者,期待影响其思维、情感和意志行为。

接纳是指护士尊重患者的权利和尊严,给予理解与关爱,能容忍其因疾病所表现出来的异常言行,即使不堪入耳的谩骂或伤人毁物等不堪行为,护士也会调适、控制自己,不指责患者言行。

具备共情能力和接纳态度是护士与患者建立良好护患关系的基础。

4. 经常沟通,态度一致

精神病患者住院时间长,护士是接触和服务时间最长的人。责任护士应经常与患者用言语和非言语等方式进行沟通、安慰、疏导,使其感受到护士的关爱与支持,维持和增进护患情感。

一致性态度指工作人员对患者维持相同的基本态度,不仅指对同一患者前后一致或对不同患者一视同仁地接纳对待,也指病区中其他工作人员在与患者接触时都要以相似的方式与原则处理问题,从而使其获得安全感。

二、与精神障碍患者的沟通技巧

(一)与新入院患者的沟通技巧

由于社会和家庭对精神障碍患者的偏见和歧视,加上缺乏自知力等症状的影响,来到一个完全陌生的封闭环境,绝大多数患者入院时会产生不同程度的情绪障碍,如恐惧、孤独、无助、焦虑、急躁、期待、情绪不稳等。

1. 发展信任关系

此阶段目标是发展信任关系,引导患者开始信赖医护人员,护士与患者的接触和沟通最多,是患者的守护神,留给初入院患者良好的第一印象很重要。因此,初步接触时应慎之又慎。

2. 详细评估病情

护士对一般患者要遵守常规礼仪,热情接待患者,主动介绍病房环境和制度,使患者体验到护士的关心,减轻陌生感和不安全感。精神检查时不仅要以积极开放的姿态、友好和蔼的态度仔细倾听患者的主诉,更须细致观察其面部表情、仪容仪表、形体语言、语气语调等非语言沟通信息,并与患者保持目光接触,全面真实地收集病史资料,详细评估病情,做到心中有数。

3. 酌情解释病情

对精神症状明显、思维紊乱、有幻觉妄想、自知力缺失的患者,不可过于热情或过多地解释相关问题,以免被患者误解而增加疑虑,甚至引发暴力行为。待其安静合作后循序渐进地增进患者对护士的信任,逐渐建立牢固的信任关系。

医护人员在对患者及家属解释病情时,要做到深入浅出、通俗易懂、恰如其分,既不能过于夸大病情,亦不可轻描淡写,要让患者和家属充分认识到住院治疗的急迫性和必要性。

(二)与住院期间不同精神症状患者的沟通技巧

患者住院期间表现各异,护士应尊重患者人格,注意发现每位患者感兴趣的话题,启发引导,因人而异地确定沟通方式。

1. 不合作、不安心住院的患者

应多关心体贴,全面评估患者不安心住院的真正原因,尽量满足其合理要求。若患者思家心切,可以联系家属前来探望。对兴奋躁动、易激惹、好冲动的患者,不能粗暴呵斥,更不可强迫其服从;在就餐等集体活动时,最好分开安置冲突双方。对敏感多疑、怨声载道的患者,尤其需要护士耐心疏导,避免谈及其敏感的话题,接纳其抱怨,并认真听取意见;对不合理的要求给予耐心解释,合理的要求应及时满足,帮助其解决实际问题。

2. 沉默不语和话多唠叨的患者

对沉默不语的患者应具体分析不愿透露内心想法的原因,是不善于表达,还是思维贫乏、思维迟缓等思维障碍,或是对工作人员有戒备或敌意等其他原因,甚至是被害妄想等思维内容障碍的表现。护士应针对患者具体情况,给予适当的启发,引导患者逐步吐露内心的真实想法。

对整天喋喋不休、纠缠不清的患者,护士需要判断是患者个性使然,还是思维散漫、病理性赘述等思维形式障碍,抑或是强迫性神经症等表现。护士对患者不能流露厌恶情绪,应耐心倾听其诉说或给予适当劝慰,并及时抓住其谈话主题,引导其参与适宜的活动,分散注意力。

3. 存在幻觉和妄想症状的患者

首先评估幻觉、妄想的严重程度、患者体验、出现的频率及持续时间等,然后从患者体验出发,一方面挖掘症状,一方面评估其对患者的影响,采用适合患者的沟通技巧。护士认真倾听,接受其真实感受,给予安慰。护士注意自己的言语、表情及行为举止,态度诚恳。适时采用沉默、仔细倾听等基本沟通技巧,引导患者认真思考、自我剖析。以平和的态度告知患者事实,如"我没有看到这个房间里有其他人,你看到了吗?"让患者自己判断,教会患者症状出现时寻找合理的应对方式,逐步提高其自我领悟能力,尽快缓解和消除症状。

4. 抑郁消极和思维迟缓的患者

对情感低落、思维迟缓的抑郁患者,护士可酌情陪伴患者,用简洁的句式舒缓地表达关心之情,对患者的反应及时给予恰当回应,诱导其诉说内心痛苦与纠结,启发回顾快乐的往事。护士通过表情、眼神、手势等给予心理支持,让患者感到温暖和被关注,帮助其减轻压力,提高自信,改善应对能力,对未来持有希望。切勿言辞尖刻,指责、讥讽患者。

5. 症状影响需要约束的患者

保护约束前解释保护的目的,尤其是有家属陪护时,一定要征得家属同意。护士要态度和蔼、语言亲切、动作轻柔,对约束保护后患者出现的情绪反应要多关心、理解、接纳,多询问其需求,做好基础护理,保证舒适度及患者的人身安全。让患者正确面对自己不成熟的应对方式,引导思考,纠正行为。

6. 精神疾病合并躯体疾病患者

精神障碍患者中合并躯体疾病的比例很大,常表现为合并有高血压、糖尿病及消化系统等疾病,影响患者的生活质量。共病高血压者应稳定其情绪,密切观察血压等,及时与患者沟通,用通俗易懂、形象生动的语言或图片、视频等讲解疾病知识,增强自我保健意识。纠正其负性认知,引导其积极配合治疗,避免血压波动过大。鼓励参与心理康复训练,做好饮食指导。治疗后不仅精神症状及血压得到有效控制,也建立了良好的护患关系。

(三) 与康复期患者的沟通技巧

1. 鼓励倾诉,身心放松

康复期(出院前期)的沟通目标是全面巩固康复的效果,提高社会适应功能。康复期患者面临回归社会,心理活动复杂,护士可采取个人和团体的沟通方式,指导患者选择合适的途径倾诉困扰、减轻压抑;保证充足的休息与睡眠,放松心情。

2. 自我监管,身心减压

护士全面评价患者的各项功能,针对性指导患者自我监控、自我管理,正确应对各种压力,积极面对社会偏见,培养良好性格。鼓励患者寻找社会支持系统或专业援助,如寻找亲友、病友的帮助或咨询医务人员。也可参与正念减压练习等,增加自我觉察与接纳。

> 📖 拓展阅读 14-1　与精神障碍患者家属的沟通技巧

第二节　精神障碍患者的护理观察

> ▶ 在线课程 14-1　精神障碍患者的护理观察

精神障碍患者在发病期间多无自知力,症状有一定的突发性、多样性和隐匿性,患者随时会出现各种状况,但又不能正确表述。若伴有躯体疾病又使用抗精神病药物,有时难以区分其不适症状,可能会给患者带来生命危险。重视精神障碍患者的观察,是防止突发状况和意外事件发生的重要前提,掌握观察的内容和方法是精神科护理的重要环节。

一、观察内容

为了有效护理精神障碍患者,护士需观察其一般情况、精神症状、身心与社会状况、治疗与安全等情况,进行全面、系统的观察与评估。

拓展阅读 14-2　精神障碍患者观察的主要内容

二、观察方法

（一）直接观察

直接观察（direct observation）是最常用的观察方法。通过与患者的接触、交流，倾听患者的主诉，观察患者的言语、表情、行为，从而了解精神症状、躯体状况及心理状态。也可以通过护理体检或量表测评了解患者的情况，适用于意识清晰且合作的患者。

（二）间接观察

对思维内容不肯暴露或不合作患者，间接观察（indirect observation）是重要手段，不需与患者接触、交流，从侧面观察患者独处、自主活动或与人交往时的表现。也可通过询问探视者了解情况；或借助患者所写的信件、日记、诗歌、绘画等书面材料了解患者的病情变化。

三、观察要领

（一）客观性

护士在观察病情过程中，态度必须客观、中立，不带任何感情色彩和个人偏见，并充分利用自己的专业知识和经验，系统地观察患者的表现。观察到的情况应客观、准确、及时、全面、简要地记录与交班，避免误导其他医护人员。

（二）计划性

护理人员对患者病情的观察要有目的、有计划地进行。新入院及未确诊者要从一般情况、精神症状、身心状况等进行全面观察。疾病发展期患者重点观察精神症状及有无危急状态先兆。开始治疗的患者重点观察住院安心程度与治疗依从性、治疗效果和不良反应。恢复期患者重点观察精神症状消失情况、自知力恢复程度及对出院态度。

护士可根据病情需要的信息，采取合适的方法重点观察。也可统筹安排，有意识地重点接触并有计划地观察患者。

（三）整体性

全面、整体、动态地观察患者住院期间各方面的表现，包括病态的和正常的，及时调整适合患者的治疗护理方案。

（四）技巧性

对患者的病情观察不一定要选择固定时间与地点，任何一次接近患者都可以成为观察的契机。这种使患者感到轻松的谈心与活动中不露声色地观察，能得到比较真实的信息。例如：在患者进餐时可以观察其进食情况，在执行治疗和护理患者时观察患者的依从性、对治疗的反应等，在与患者聊家常时可以观察到患者的精神症状、心理状态等。注意不可在患者面前记录，以免引起患者的猜疑或不信任。

（五）突发性

1. 突发精神症状

精神障碍患者的病情观察常存在偶然性，尤其是病态思维高度集中、消极意念加重等患者。另外，恢复期患者也常会出现精神症状复发，突发自伤、自杀、毁物及冲动行为等。对这些危急状态中的患者，病情观察和处理均具有突发性。

2. 突发躯体症状

多数精神障碍患者住院时间长，营养状况差，缺乏有效锻炼，导致抵抗力较差。另外，精神药物不良反应也常导致一些危及生命的症状，如心肺功能改变、突发癫痫、吞咽功能障碍所致噎食以及恶性综合征等。

3. 突发意外事件

精神障碍患者有以下情况者应重点关注，严防突发意外事件：缺乏自知力，不愿接受住院治疗，时刻伺机外逃；抑郁症及康复期患者有强烈消极念头，为达到目的设计周密计划；消极患者症状突然好转，恢复期患者情绪突然低落，平时积极参加活动或爱说话的患者突然一反常态；交谈中出现消极言语或书信中有消极语句。

观察患者的睡眠时，一定要仔细听呼吸音，认真观察面色和胸廓起伏，以确定患者处于熟睡中，务必排除患者已经发生意外。

第三节　精神科分级护理

精神科分级护理主要根据患者病情轻重缓急和对自身与他人、周围环境安全的影响程度、生活依赖程度、合并躯体疾病等，将患者分为不同类型，有针对性地给予不同护理措施。

一、特级护理适用对象与护理要点

（一）适用对象

1）精神障碍患者伴有呼吸衰竭、重度心衰、高血压危象、脑疝等严重躯体疾病，有明显意识障碍，病情危重，随时发生病情变化，危及生命，需要抢救，自理能力重度依赖。

2）有严重自杀、自伤危险或者自杀未遂的患者。

3）被迫入院，极端兴奋躁动，有严重的暴力、出走等行为或倾向的患者。

4）因精神药物引起急性粒细胞减少、剥脱性皮炎、锥体外系反应等严重不良反应并出现相应危象，生命体征不稳定的患者。

（二）护理要点

1）安置重管室，由经验丰富的护士专人监护，随时评估病情，严密观察意识、瞳孔、生命体征等变化，制订详细的护理计划，及时做好各项护理记录，准确测量并记录 24 小时出入液量。

2）备齐抢救物品，随时做好抢救准备。

3）加强基础护理，认真落实各项治疗、用药和护理措施，严防各种并发症，做好晨晚间护理，预防压力性损伤，保持患者口腔、头发清洁。

4）约束患者须严格执行约束护理常规，确保患者安全。

5）加强管路护理，无导管脱落和污染。

6）实施封闭管理，做到床旁交接班，列入重点交接班。

二、一级护理适用对象与护理要点

（一）适用对象

1）精神症状不稳定，有冲动伤人、毁物、极度兴奋躁动、行为紊乱、自杀自伤、出走行为或企图的"三防"（防自杀、防出走、防冲动毁物）的患者。

2）伴有严重躯体疾病、木僵拒食、自理能力中重度依赖的患者。

3）新入院或司法鉴定的患者。

4）特殊治疗或检查需严密评估病情和加强监护的患者，如 MECT 以及大剂量精神药物治疗出现严重药物不良反应等患者。

（二）护理内容

1）安置于重点病室封闭式管理，24 小时在护士的视线范围内，严密监测病情及药物不良反应，视病情需要给予约束性保护，重点交班，填写特别护理记录单。

2）做好安全护理，外出检查必须由工作人员陪同，严格执行危险品管理制度，严防伤人、自杀、出走等，杜绝安全隐患。

3）正确执行医嘱，保证治疗、用药、营养与水分供给和各项护理措施到位。

4）协助患者做好生活护理，保证皮肤、口腔、头发等清洁干燥，必要时协助患者翻身和有效咳嗽，预防压力性损伤、肺部感染等护理并发症。

5）酌情给予心理疏导。

三、二级护理适用对象与护理要点

（一）适用对象

1）疾病缓解期，精神症状不再危害自己或他人，自理能力轻中度依赖的患者。

2）伴有一般躯体疾病、精神药物引起轻度不良反应或年老体弱及儿童患者。

（二）护理要点

1）安置于一般病室，白天在护士视野内活动；入睡后 15～30 分钟巡视病房一次，确保患者安全。每周填写护理记录 1～2 次。

2）正确执行医嘱，落实各项治疗和护理常规。指导患者服药到胃，观察药物疗效和不良反应，发现异常及时报告医生。

3）遵医嘱指导、协助患者做好生活、饮食、睡眠等护理,有计划安排参与康复训练与工娱治疗,促进身心早日康复。

4）加强心理疏导,进行针对性健康宣教。

四、三级护理适用对象与护理要点

（一）适用对象

1）经治疗精神症状基本消失,病情稳定,无自伤、自杀、出走、冲动等危险,等待出院的康复期患者。

2）神经症患者,躯体疾病缓解,自理能力基本正常的患者。

（二）护理要点

1）安置于一般病室,可酌情实施开放式管理,在规定时间内允许患者外出或请假出院。

2）请患者参与休养员委员会,与其商讨制订劳动技能训练计划,充分调动患者的主观能动性,鼓励其积极完成康复训练计划,参与病区管理,培养和锻炼社会适应能力。

3）认真完成维持用药等治疗和护理常规,鼓励患者保持正常饮食、睡眠和自理日常清洁卫生。

4）了解患者出院前的心理状态,做好心理护理,进行针对性健康宣教,提供出院指导。

第四节　精神专科护理记录

护理记录能及时反映患者的健康状况、病情变化以及整个护理过程,是医疗文献的重要组成部分,是最具有法律效力的,也是科研教学的宝贵资料。

一、护理记录的要求

1）护理记录要遵循客观、准确、真实、及时、完整的原则。

2）护理记录尽量使用描述性的语言,避免单纯使用医学术语。记录措辞简明扼要,语句通顺精练,条理清晰,用词恰当,标点正确,书写项目齐全,数据准确;观察动态记录,体现连续性,不漏项。

3）纸质护理记录一般用蓝黑或碳素墨水书写,字迹清晰工整,书写过程中不能涂改,如有修改应划双横线、签名、写上日期,记录完成后签全名。电子病历用当班护士自己的工号书写,及时打印并签全名(按照医疗机构的相关规定执行)。

4）护理记录应"记所做的,做所记的"。特级护理患者及时记录病情变化;一级护理患者每班记录1次;二级护理患者每周记录1次,有病情变化和特殊治疗检查时随时记录(各省按照各自规定要求执行)。

二、护理记录的方式和内容

护理记录的种类、方式多样,临床采用何种记录方式与所在医疗机构的相关规定、护理角色功能及患者的情况有关。

(一)入院护理评估单

主要是收集患者入院时的资料。记录方式可用叙述性或表格式。入院护理评估单在8小时内完成,记录内容包括基本资料、既往史及家族史、过敏史、疼痛评估、皮肤、自理能力、跌倒、压力性损伤、噎食、吞咽、静脉血栓栓塞、营养等评估,康复功能筛查,精神症状、心理社会情况、简要病史,有无自杀、冲动、出走等。

(二)新入院患者的护理记录

由当班护士完成,并向下一班交班。记录内容一般包括改良早期预警评分(modified early warning score,MEWS)、病情观察、护理措施、入院方式、主诉、主要精神症状、躯体不适情况,特别要注意患者有无自杀、自伤、冲动、出走等情况,以及本次入院原因、入院后表现、护理查体情况、有无特殊医嘱、实验室检查和辅助检查的阳性指标,主要护理问题和注意事项宣教等。

(三)护理记录单

护理记录单是对患者住院期间病情观察和护理措施的文字记录。记录内容格式按护理程序思路进行归纳、分析、提炼,提出护理诊断,制订护理计划,落实护理措施,进行护理评价。

一般护理记录单,记录患者的精神症状等病情动态变化,治疗护理的效果与药物的不良反应,生活自理情况、饮食、睡眠、排泄、参加集体活动以及人际交往、护理措施等。

合并严重躯体疾病的患者,使用危重患者特级护理记录单,根据病情记录患者的生命体征、出入量、实施的治疗护理、简要的病情和护理措施,按小时或班次记录,病情突然变化则随时记录,记录时间具体到分钟。

患者不同,护理重点和观察重点就不同,避免千篇一律,要体现因人施护、因需施护;要密切观察、勤于思考、详实记录;要有动态观察记录,体现连续性,与医生记录一致。

(四)护理风险评估表

精神科应用的护理风险评估表包括噎食风险评估表、坠床或跌倒风险评估表、压力性损伤风险评估表、吞咽功能筛查表、营养风险筛查表,在患者入院及病情变化时及时评估,结果显示有意外风险的报告医生,记录并落实护理措施。根据风险等级有关要求每日或每周重新评估,体现连续性。医生开出防自杀、防冲动、防出走医嘱,落实相应护理措施并记录。

（五）护理观察量表

临床上利用量表观察、评估病情，常用护士用住院患者观察量表（NOSIE）、精神病患者护理观察量表（NORS）以及日常生活活动量表（ADLS），每周评估一次，把观察到的情况按标准填写，从中可观察到病情的演变和发展过程。

（六）健康教育评估单

患者的健康教育贯穿于患者入院、住院和出院整个过程。入院的健康教育内容包括病房环境、安全知识、院感宣教，本科室制度宣教，探视制度，以及防跌倒、冲动、自伤、窒息等。住院期间的健康教育内容包括药物的作用和不良反应，特殊检查和治疗的意义，检查指标和相关的注意事项，心理调适。出院的健康教育包括出院后的服药、饮食、作息、复发预防、复诊时间、康复训练等。健康教育先要评估患者的资源、需求和接受能力，再针对性教育，记录时间、内容、方法和效果评价。

（七）出院护理记录

记录患者目前的病情、精神症状、自知力恢复状况、服药状况、饮食、作息、自理能力等，以及预防复发的相关内容等，并对住院期间护理程序实施的效果与存在的问题进行总结。

（钱国英）

❖ PPT 课件　　❖ 复习与自测　　▭ 更多内容

第十五章　精神科危急状态的防范与处理技术

章前引言

本章主要讲述精神科常见危急状态如暴力、自杀、出走、噎食、吞食异物、外伤等相关概念,以及各种危急状态的危险因素评估、临床表现、防范和应急处理方法。其中暴力、自杀、出走等危急状态,几乎是精神科独有的情况,精神科医护人员必须重点防范,熟练掌握暴力行为、自杀行为和出走行为、噎食、吞食异物、外伤等精神科急危状况的预防与急救技能,其中预防工作贯穿于精神科护理工作的每时每刻,加强安全意识、提高责任感是精神科护理人员的基本素养。噎食在精神科、托幼机构和养老机构均常见,学会防范和应急处理,是全体公民的知识与技能需求。

学习目标

(1) 培养精神科常见危急状态的评估、防范与处理能力。

(2) 理解暴力行为、自杀行为、出走行为和噎食的防范与处理。

(3) 认识吞食异物的防范与处理。

(4) 懂得外伤的防范与处理。

(5) 学会应用暴力、自伤、出走、噎食等防范与处理技巧,正确应对精神科各种危急状态。

(6) 能应用暴力处理技术、脱身术、自缢处理、海姆立克急救法等精神科危急状态应对技术,正确、高效地处理精神科各种危急状态。

思维导图

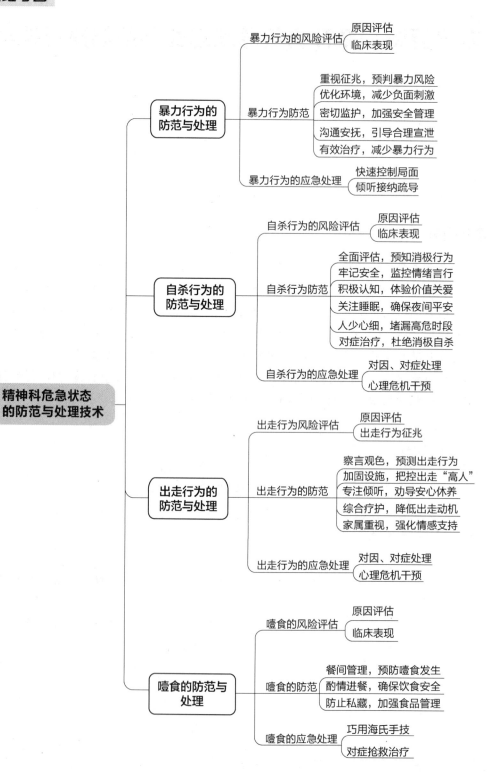

案例导入

李某,女性,57岁,诊断"复发性抑郁障碍"。某日10点50分左右李某在吃完午饭后要求到楼下收衣服。当时李某未穿病号服,情绪稳定。护士要求她穿好病号服后再出去,李某拒绝且态度强硬,并说:"我只是出去收一下衣服,马上就会上来的。"因属于三级开放,故护士开门允许其独自下楼收衣服,但5分钟后未见其返回。护士立即打电话到门卫要求不要放任何人出医院大门,报告科主任及护士长,派其他工作人员在院内寻找,之后又派人到医院周边寻找患者,一直未找到。11点40分护士再次到医院附近河边时,见桥上有警察和不少群众围观,才得知河面上有漂浮物疑似尸体,打捞上岸后经病区护士、家属确认为该患者。

问题:

(1) 该患者最大的风险是什么? 目前为何可以"三级开放"? 护士对该患者的处理有无不当?

(2) 精神科病区如何预防类似护理不良事件发生?

第一节　暴力行为的防范与处理

▶ 在线课程 15-1　精神科危急状态的防范与处理技术(暴力行为防范与处理)

暴力行为(violence)在精神科危机事件中最常见,指精神障碍患者在精神症状或心理社会因素等影响下,突然发生的威胁他人人身安全或针对某些物体的严重破坏性攻击行为。暴力行为对患者自身或他人以及周围环境均可能发生危害性,甚至造成严重后果。精神科护理人员接触患者较多,面对暴力行为的风险也相对增多,护士及早预防和控制暴力行为,对于降低精神科危机发生率,提高护理安全具有特殊意义。

一、暴力行为的风险评估

(一)原因评估

1. 精神症状因素

精神障碍患者主要表现为认知、情感及意志行为等方面的异常,其症状特点导致发生暴力行为的可能性较大。暴力行为多发生在急性期症状较为丰富且活跃时,例如有幻觉、妄想的患者(尤其是有被害妄想者),常认为自身安全受到威胁而对他人怀有敌意,甚至攻击他人;谵妄状态的患者,常因恐怖性的错觉或幻觉以及被害妄想而突然发生伤人、毁物等行为。此外,智力低下、情感爆发、易激惹、精神运动性兴奋与违拗、人格障碍、精神活性物质所致精神障碍等,都可能发生暴力行为。有的患者否认自己有病,但深知自己难以离开医院,于是产生愤怒、焦躁情绪,通过暴力行为以泄愤较为常见。

2. 心理社会因素

某些不良的环境或心理刺激也会诱发暴力行为,例如环境嘈杂、拥挤、缺乏私密性,天气闷热,患者之间发生摩擦或冲突,病房全封闭管理,患者被强制入院、被迫接受各种治疗,家属或医护人员言语动作伤害患者自尊,患者的不合理要求遭到拒绝等。

(二)临床表现

1. 暴力行为的征兆

1)言语特征　说话声音大,语速快,内容具有威胁性或侮辱性,无理要求增多。

2)情绪特征　情绪激动、愤怒,随意指责他人,易激惹。

3)行为特征　表情凶恶、双眼圆瞪;面部与手臂肌肉紧张度增加,紧握双拳、敲打物品;反常动作明显增加,来回踱步、坐卧不宁,拒绝接受治疗及护理,有明显违反病区作息制度等倾向或行为。

2. 暴力行为的表现形式

摔坏或砸毁物品,破坏室内家具、门窗等设施,攻击病友或医护人员等,甚至持凶器危害他人的人身安全。

二、暴力行为的防范

对有暴力倾向的患者,做到预防为主,避免刺激,确保安全,正确沟通,加强心理安抚,尽快控制病情。

1. 重视征兆,预判暴力风险

精神障碍患者的暴力行为虽有突发而难以预料等特点,但通过仔细观察,仍能发现一些暴力征兆,预见可能发生的暴力行为。这就需要加强护士的安全教育和防暴技能培训,提高其危机防范意识、暴力行为评估能力和应对暴力的技术水平。在患者入院时全面评估,包括既往史、发病诱因、病前性格、受教育程度、主要精神症状及对疾病的认知程度和有无暴力行为史等,并做好详细记录与醒目标记,以引起其他工作人员注意及高度重视,并针对患者的具体情况,制订有效的预防措施。

2. 优化环境,减少负面刺激

提供安静舒适的治疗与休养环境,保持室内温度适宜、通风良好,物品摆放整洁美观,陈设简约安全,避免环境拥挤、嘈杂而激惹患者。护理人员举止文明且有温度,不因自身不良言行或秩序忙乱而激惹患者,禁止病友围观挑衅。在患者情绪激动时,应暂缓执行可能加重焦躁不安情绪的护理操作。

3. 密切监护,加强安全管理

护理人员必须提高自身的安全意识,严格执行病区安全管理制度,防止患者获取或私藏危险物品。暴力行为高危患者应重点交接、密切监护,必要时将其安置于隔离病房,专人护理,限制其活动范围,酌情实施约束性保护。对患者实施治疗护理时,至少由两名工作人员同时进行,并加强自身安全防范。医疗器械使用完毕后随手带离,不得遗留在病室内,以防患者用以暴力侵害。护理有暴力倾向患者时,既要确保自身及他人安全,又要保证患者安全,尽量避免伤害性事件发生。

4. 沟通安抚,引导合理宣泄

护理人员要用镇定但非命令的语气与患者说话,可安抚其情绪、调适其心理。切勿流露紧张、恐惧等负性情绪甚至厌恶、不屑等态度,以免激惹患者。要关心和理解患者,针对其具体情况进行正面劝慰,做好健康教育,可以选择性告知暴力行为可能引起的后果,鼓励患者努力控制自己的负面情绪及冲动行为,引导其把枕头、棉被等当作"假想敌"尽情捶打,还可用撕纸、剧烈的体育运动、听音乐或跳节奏感较强的舞蹈等无害的活动发泄愤怒情绪。对患者提出的打电话、吃零食、散步等合理要求要尽量满足,但对于有外出、喝酒等不合理要求且态度强硬的患者,则要婉言相拒、因势利导。对实施约束性保护的患者,要告知其约束的目的,对其言行提出要求,必要时可作出适当的奖励承诺。

5. 有效治疗,减少暴力行为

治疗是控制和减少暴力行为最有效的措施。对兴奋躁动无法自控的患者,可遵医嘱给予镇静剂迅速控制不良情绪与言行,安眠药物可保证患者夜间睡眠,改良电休克治疗(MECT)可有效控制躁动不安、暴力行为等精神症状。

三、暴力行为的应急处理

> 在线课程 15-2　脱身法

1. 快速控制局面

当患者发生伤人毁物等暴力行为时,工作人员要保持镇静,可通过温和、镇定的语言稳住患者情绪与行为,并设法取得更多的支援以控制局面。"声东击西""明修栈道暗度陈仓"等是可行性较强的危机应对技巧,可由一组工作人员正面劝说其自行放下危险物品,停止暴力行为;另一组工作人员从后面或侧面伺机夺下患者所持"武器",以脱身法、擒拿术等适当的方式制服患者。对劝说无效者可遵医嘱安置于隔离室并予约束性保护,但严禁用以惩罚不合作患者。遵医嘱肌内注射氟哌啶醇、地西泮等镇静药物可迅速帮助患者稳定情绪与行为。整个危机处理过程中要充分考虑现场的安全,最大限度地确保全体人员的人身安全。

2. 倾听接纳疏导

暴力行为控制后,要更加关心患者,诚恳、友善地沟通,倾听其内心感受,了解其情绪不稳的原因及心态变化,理解和接纳其言行,解释约束的目的和时间,加强基础护理,满足其合理要求,及时记录、重点交班。当患者精神症状基本控制后,可以与其协商以后的应对方法,提供求助技巧或安全无害的情绪宣泄途径,避免再次发生暴力行为。

第二节　自杀行为的防范与处理

世界卫生组织(WHO)对自杀(suicide)定义为:"一个人有意识地企图伤害自己的身体,以达到结束自己生命的行为。"国际上将自杀分为自杀死亡、自杀未遂和自杀意念三类。其中有自杀行为但未导致死亡者,称自杀未遂。有自杀想法但未付诸行动者,称自杀意念或自杀观念。精神障碍患者自杀率明显高于正常人群,防范精神障碍患者自杀是医护人员的核心工作。

一、自杀行为的风险评估

(一) 原因评估

精神障碍患者的自杀行为与多方面因素有关,既有精神症状的影响,也受病前不良人格特征、家族史与既往史及患病前后遭受创伤性事件等多方面因素的影响。

1. 精神症状影响

1) 抑郁障碍　调查显示,精神障碍患者约占自杀总人数的1/3,超过46%的自杀身亡者都患有精神疾病,其中自杀风险最高的是心境障碍中的抑郁状态,其终身自杀风险高达6%,精神分裂症患者也是自杀的高危人群。近年来研究发现,创伤后应激障碍与适应障碍患者的自杀率也较高。当上述精神障碍彼此叠加、互为因果或有自杀的既往史,以及共患人格障碍、酒精滥用等精神障碍时,患者的自杀风险更高。

2) 认知障碍　精神分裂症等精神障碍患者受各种幻觉、妄想等严重的精神症状支配而自杀,如存在命令性幻听的患者常难以违抗幻听的旨意而被迫自杀;重度自罪妄想的患者觉得自己罪大恶极、无脸见人而"畏罪"自杀;被害妄想顽固的患者觉得自己被跟踪、监视,无人身自由而无助自杀;严重疑病妄想的患者觉得自己患了不治之症而无望自杀;分离(转换)性障碍患者可能因假戏真做而成功自杀。

2. 心理社会因素

突然发生的严重生活事件常会引起患者的自杀意念,如患者住院期间家中发生重大变故,主要监护人离世、经济来源中断、被遗弃等。此外,精神分裂症患者自知力恢复、即将康复出院时自杀率明显增加,因难以应对重返社会后可能面临的学业、工作、婚姻、生育、社会歧视、长期服药的困境等诸多挫折与压力,也可能选择自杀以求彻底解脱或减轻家人负担,此即"精神分裂症后抑郁"。

3. 躯体疾病

部分严重躯体疾病患者发生重度失能或长期、持续的剧烈疼痛,明显影响日常的生活质量、工作能力和社交活动而绝望自杀。

（二）临床表现

1. 自杀行为的征兆

自杀行为虽然多数比较隐蔽,但患者大多会在自杀前暴露出自己的自杀意念。

1) 言语特征　有些患者会在言谈中涉及有关自杀、死亡的内容,或与亲近的人讨论自杀的手段与方法,甚至公开表达"不想活了"的想法。但也有患者会刻意回避有关自杀的话题。

2) 情绪特征　患者常流露出无望、无用、无助之感,表现情绪低落、缺乏兴趣、无精打采,感觉活着毫无意义、生不如死,因此哭泣落泪、消极厌世、悲观绝望,或自责自罪、对人冷淡疏远。还有的患者假装轻松愉悦来掩饰内心的矛盾与痛苦甚至自杀倾向,此即"微笑性抑郁"。具有自杀意念的患者可能因强烈的内心冲突而紧张、焦虑、易激惹,他们各种突然的、难以解释的情绪与言行变化均可能是企图自杀的危险信号。

3) 行为特征　准备自杀者常见写遗书、清点个人财物、立遗嘱、嘱托未尽事宜、将多年珍藏赠予他人等行为。有的患者表现出一反常态的行为变化,如原本非常配合的患者突然拒绝治疗护理,或原本被迫服从或拒绝接受治疗的患者突然异常合作。还有的患者会搜集刀剪、玻璃等锐利物品,或偷偷积存药物以备自杀。近期有过自戕行为或自杀未遂的患者更应高度警惕。失眠、食欲不振者也应评估其情绪与认知等是否有厌世倾向。

2. 自杀的时间与方法

患者常伺机寻找独处机会,利用夜深人静、护理人员或陪护的家属暂离病房、工作人员交接班等时机实施自杀,节假日更为多见。

社区精神障碍患者常见自杀方式有自缢、跳楼、触电、投河溺水、利器割腕、吞食异物、一氧化碳中毒、药物中毒等;精神科病区自杀方式以自缢最为防不胜防,因此发生率和成功率均较高。"扩大性自杀"虽为少数,但危害极大,因患者会杀死他人(多为亲人)后再自杀。

二、自杀行为的防范

1. 全面评估,预知消极行为

护理人员在全面了解患者既往史、病前性格、发病诱因、精神症状以及对疾病的认知程度和有无自杀意念或行为的同时,做好自杀风险的评估。护理人员必须对病区内有消极自杀倾向的患者做到心中有数,密切观察其病情变化,严密防范自杀事件发生。

2. 牢记安全,监控情绪言行

病区环境安全、物品简单实用。加强安全检查,严防患者获取玻璃碎片、绳子、药物等危险物品。加强患者家属的安全宣教,防止将刀、绳等危险物品带入病区。

加强高危时段高危患者的观察与防范,做好重点交接班,患者须在工作人员视线范围内活动,加强巡视,凌晨重点观察早醒的抑郁症患者,对深夜未入睡或早醒患者应安置在重点病房,不能让患者蒙头睡觉。对极度危险的自杀患者应实施 24 小时专人监护,必要时遵医嘱予约束性保护。若患者情绪突然明显好转,可能是即将实施自杀行为的先兆,不能仅凭表面现象就放松警惕。

3. 积极认知,体验价值关爱

1)用积极心理击退抑郁　护理人员要理解患者的抑郁心态及其原因,倾听患者诉说真实内心世界,甚至包括涉及消极厌世、自杀意念的内容,引导其逐步接触并认同情绪 ABC 理论之精华——积极心理学。这种开诚布公的交谈,不仅有助于护理人员及早发现患者自杀的征兆,及时开导患者,从而降低自杀风险;也有利于患者充分信赖护理人员,用积极的认知方式解释事物,以良好心态面对生活中的挫折,纠正负性情绪和行为,树立面对生活的勇气和信心,增加对未来生活的希望感。

2)以工娱治疗还其价值　护理人员还可安排一些有益的工娱治疗,如养花赏花、散步锻炼、手工制作等,让患者积极参与,以释放紧张,舒缓情绪,并充分利用其特长,使之活得有价值感和归属感,减轻其无用感与无望感。

3)借焦点解决安度危机　护理人员需评估患者的压力来源,利用“焦点解决”等技术帮助其有效解决实际问题。此外,护理人员可为患者提供发泄负性情绪的机会与途径,与患者共同探讨应对挫折的方法。在实施监护时要充分尊重患者,不要给其留下“被监视”之感而加深反感。

4)嘱家属关爱稳定情绪　可联系家属增加探视次数,引导家属关爱、重视患者,正确与患者交流,以稳定患者情绪,减少与外界的隔绝感。

4. 关注睡眠,确保夜间平安

由于患者对待生活事件的认知偏差,常常影响睡眠,出现入睡困难、早醒等,故护理人员应了解其睡眠障碍的原因,进行心理疏导。密切观察睡眠情况,对蒙头而睡者,应劝其露出头面部,有利于观察病情,避免影响呼吸。必要时遵医嘱应用安眠药物,保证其睡眠时间和质量,避免在夜深人静时伺机自杀。

5. 人少心细,堵漏高危时段

在夜间、值班期间、节假日等时段,工作人员相对较少,有消极观念的患者会抓住这个薄弱点,实施自杀计划,故护理人员应着重加强这些高危时段的工作责任心,强化安全防范措施,严格执行交接班等各项病区安全管理制度,堵住每一个可能的管理漏洞,严防自杀等重大护理不良事件发生。

6. 对症治疗,杜绝消极自杀

对症治疗是控制急性期消极自杀最有效的措施。护理人员要做好给药护理,做到服药到胃,确保服药剂量以控制病情;防止患者私自藏药或蓄积药物,杜绝服药自杀。对于有强烈自责自罪及自杀企图的患者,应配合医生实施 MECT 等治疗护理,尽快控制精神症状。

三、自杀行为的应急处理

1. 对因、对症处理

发现患者自杀,应即刻助患者脱离险境并紧急实施抢救。

自缢者应向上托住其身体再松解或剪断绳索,以最快速度解除对颈动脉压力感受器和气管的压迫,有望立即恢复心跳和呼吸,还可防止坠地跌伤。同时呼叫其他工作人员增援,共同实施有效抢救。对心脏骤停的患者要就地安置好体位,实施心肺复苏(CPR)以及进一步生命支持。

对服毒者先评估患者生命体征,同时设法了解所服毒物的种类、性质、服药时间,再酌情通过催吐、洗胃、导泻、灌肠、静脉应用解毒药物、对症治疗等措施抢救患者生命。对外伤出血的患者,应迅速止血、包扎,必要时清创缝合或抗休克处理。

2. 心理危机干预

做好患者自杀后的心理危机干预,对其自杀行为不要轻易评价和批评指责,要了解其心理动态,接纳、理解、体谅其行为,采取针对性的疏导,防止自杀的再次发生。

第三节　出走行为的防范与处理

精神障碍患者住院期间,在精神症状或心理社会因素等影响下,未经医护人员允许擅自离院的行为,称为出走行为(elopement),也称外逃或外逸行为。患者一旦离院出走,会中断系统治疗,加重原有病情,而且可能发生各种意外伤害或肇事肇祸,危及社会治安,因此要采取一切措施严防住院精神障碍患者发生出走行为。

一、出走行为的风险评估

(一)原因评估

1. 精神症状驱使

绝大多数精神障碍患者缺乏自知力,认为自己没有病,无须住院而想尽一切办法出走,他们认为强制住院治疗是"侵犯人权"。其中躁狂状态的患者,思维奔逸,逻辑缜密,情绪具有感染性,反应敏捷,行为增多且富有计划性与欺骗性,常伺机出走;有幻觉妄想的患者,认为医院的环境或人员威胁到了自身安全而想方设法出走;有消极意念和自杀企图的患者因医院防范严密,难以实施自杀计划而伺机离院出走并实施自杀;有被害妄想、人格障碍的患者欲离开医院去报警、上访而出走。其他如梦游症、意识朦胧状态、智力障碍等患者,也可能漫无目的地出走,易致意外伤害。

2. 心理社会因素

有的患者不能适应单调、封闭的住院生活、对住院治疗及休养感到恐惧,部分患者极度牵挂家人、不放心工作,或担心自己被冷落、被歧视等而出现焦虑情绪。患者出走多由于上述两大类因素综合存在,使其逃离动机更强烈。

3. 其他因素

医护人员工作疏忽,如病情评估不到位导致护理级别及开放措施不妥,患者外出检查或康复活动时管理不到位,病区设施不够牢固或损坏后未及时维修而导致出走事件。

（二）出走行为征兆

1. 言语特征

有出走倾向的患者对疾病诊断、治疗与护理有质疑或不信任。无自知力的患者常扬言要逃离医院，甚至会与医护人员讨论出走的方式与时间等。有预谋的出走患者则绝口不提与出走相关的任何信息，甚至假装安心住院，暗地里却高度关注相关人员的作息时间、活动规律与工作安排等，刻意寻找或利用一切可能的出走机会。

2. 情绪特征

有出走倾向的患者往往焦虑、烦躁、不安心住院，也有部分患者对工作人员过分热情，试图取得信任，放松对其警惕性，达到出走目的。

3. 行为特征

患者经常在病房出入口处徘徊、窥探门口动静，或寻找不结实的门窗。坐立不安、东张西望、睡眠不佳是较常见的伺机出走表现。强行冲击病区大门是自知力缺失患者最缺乏技巧的出走方式。

二、出走行为的防范

1. 察言观色，预测出走行为

护理人员全面了解患者的既往史、病前性格、发病诱因、精神症状以及对疾病的认识程度和有无出走既往史，正确评估出走风险。对有出走倾向的患者，必须重点监护和交接班，严密观察其思维、情绪、言行等病情动态，限制其活动范围，暂缓外出活动。有条件的医院可使用电子信息定位系统，为患者佩戴电子手腕带以实时定位，但有物理影响妄想的患者慎用。

2. 加固设施，把控出走"高人"

精神科病区损坏的门窗要及时维修加固，病区通用门禁卡或钥匙要妥善保管、严加管理，严防由此导致的出走事件发生。目前，精神科病区普遍使用密码锁，更利于管理。严格执行病区的交接班和安全管理制度：每班交接时必须点清患者人数、交清重点患者的病情；患者外出检查前后应清点人数，确保在工作人员视野内，密切关注其动向，带检工作人员具备极强的工作责任心及健壮的体魄。

3. 专注倾听，劝导安心休养

护理人员要主动与患者交流，专注地倾听诉说，了解其心理变化。告知患者安心住院治疗与休养的重要性，指导妥善处理人际关系，设法消除出走的念头。

4. 综合疗护，降低出走动机

药物等治疗是控制精神症状最有效的措施，对有出走倾向的患者要尽快控制症状，降低出走的发生率。用药物及语言等措施消除患者焦虑、恐惧等负性情绪，增强治疗依从性。丰富住院休养生活，安排患者参加适当的康复治疗与活动，转移注意力，降低出走动机。

5. 家属重视，强化情感支持

加强与患者家属的沟通与联系，建议家属定期来院探视患者或以电话、视频聊天等方式保持联系,能在一定程度上减少其孤独感及被遗弃感,给予患者情感支持。告知家属在患者住院治疗期间,不宜将家庭中的重大变故等生活事件告知患者,以免影响其情绪及治疗效果。

三、出走行为的应急处理

患者一旦出走,应立即按规定上报并组织人力搜寻,同时应及时通知患者家属及其他相关人员,必要时请公安部门协助,最大限度地减少意外损害的发生。对出走后返院的患者,避免批评指责、讽刺挖苦,而要诚恳地了解其出走原因并表达理解之情,与患者一起细致分析其身心与家庭、社会等情况,并设法帮助其解决促使出走的困扰,以助其安心住院,做好下一步的治疗护理。

第四节　噎食的防范与处理

噎食(choking)是在进食时因任何原因发生食物堵在咽喉部、卡在食道狭窄处或误入(支)气管,部分或完全堵塞气道,引起气体交换受损或呼吸抑制,重者威胁生命的急危状况,也称气道异物或异物卡喉。精神障碍患者因受到抢食、暴食等多因素影响,发生噎食可能性较大,故应加强评估和预防,防止发生进食导致的危险。

一、噎食的风险评估

(一)原因评估

1. 精神症状因素

躁狂状态等患者因精神症状导致抢食或暴食时易发生误咽、呛咳甚至噎食;癫痫患者进食时发生抽搐也可导致噎食。

2. 药物因素

抗精神障碍药物不良反应较大,易引起咽喉肌功能紊乱,抑制咽反射出现吞咽困难或误咽,有些患者长时间服用抗精神障碍药物,易产生饥饿感,进食过快而发生噎食。

3. 病理生理因素

各种原因导致的痴呆、假性延髓麻痹等可引起吞咽反射迟钝,当进食过急或过多时易发生误咽与噎食。改良电休克治疗(MECT)后或其他原因意识未完全清醒的患者,操之过急的进食易引起噎食甚至窒息。

老年人牙齿脱落,咀嚼与吞咽功能下降,与精神药物所致吞咽功能下降相叠加。当食团过大、过滑、过黏或进食过快时,在咀嚼不够充分的情况下易发生噎食。

4. 体位因素

老年体弱或行动不便的卧床患者及个别不服从管理的患者,违规平卧于床上进食,此时食管处于水平位,若进食馒头、饼干等干燥食物极易导致食物黏附于咽喉部而阻塞

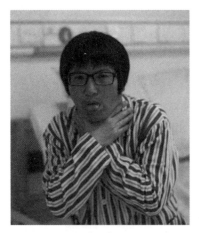

图 15-1 气道异物患者的"V 字手型"

气道,导致噎食甚至窒息。

(二)临床表现

1. 气道部分堵塞的表现

噎食发生后,如果部分堵塞气道,患者可出现突然呛咳、不能发音、呼吸困难、喘鸣、面色及口唇青紫等。同时双眼圆瞪、"V"形手法双手猛抓喉咙,表情十分痛苦、恐惧,伴有濒死感(图 15-1)。

2. 气道完全堵塞致窒息

噎食严重者可完全堵塞气道,迅速出现窒息,导致意识丧失及呼吸心搏骤停。必须在数分钟内紧急清除进入喉头或气管的异物,恢复呼吸道通畅。

二、噎食的防范

1. 餐间管理,预防噎食发生

护理人员应对患者的病情及服药种类与剂量了如指掌,在进餐时全程监护、认真观察,不催促患者进食,不与患者进行不必要的交流,及时发现暴食和抢食等现象并加以阻止。注意观察药物的锥体外系等不良反应,发现异常及时报告、处理。

2. 酌情进餐,确保饮食安全

1)酌情喂食 对于智力及自理能力低下的重度精神发育迟滞及各种痴呆症患者,应由护理人员协助进食,喂食时控制每口食量和喂食速度,并嘱咐患者进食时集中注意力,不讲话、不看电视。卧床患者喂食时采取半卧位,同时颈部略前倾,以此引起吞咽反射,减少噎食发生。

2)集体用餐 能自行进食的患者集体用餐,有利于护理人员集中观察。就餐结束后阻止患者将馒头、糕点等干粮带出餐厅卧床食用,以免引发噎食。

3)预防癫痫 癫痫患者进餐时环境安静、光线柔和,工作人员与其沟通时态度温和,避免患者情绪激动诱发抽搐导致噎食。

4)吞咽困难护理 吞咽困难患者适宜半流质软食,必要时将食物打成糊状再喂食,保证患者营养摄入的同时降低噎食风险。

5)意识障碍者 各种原因导致意识障碍者,可输液或鼻饲等补充营养,待意识清醒后给予流质饮食,逐步恢复至普通饮食。

6)防止误吸呛咳 餐后保持进餐时的(半)坐位半小时以上可防止食道反流导致误吸呛咳,尤其是有呛咳史的患者更须注意体位,防止吸入性肺炎。

3. 防止私藏,加强食品管理

食品应统一保管与发放,禁止患者私藏食物。加强探视管理,向家属宣传食品统一保管的重要性,避免家属私留食物给患者。

三、噎食的应急处理

1. 巧用海氏手技

如发现有患者噎食,立即就地急救,分秒必争,有效清除口咽部食物,恢复呼吸道通畅,同时请他人通知医生协同抢救。具体措施是一抠二拍三咳嗽,无效者可采用海氏手技,即海姆立克急救法(Heimlich maneuver)。

1) 一抠　抢救者合并中指与食指,迅速抠出患者口腔中的食物。

2) 二拍　将患者拦腰抱住或使患者俯靠于任何凸起处,头朝下并用手掌根冲击状拍其后背,借助震动使食物松动并向喉部移动后抠出。

3) 三咳嗽　能咳嗽者鼓励患者同时用力咳嗽,一般能排出气道异物。

4) 海姆立克急救法

(1) 立位腹部冲击法:若患者神志清醒,抢救者以前腿弓、后腿蹬的姿势站于其身后,令其分开双腿、倾身向前、头部放低、张嘴(图 15-2)。施救者双手臂从腋下前伸环抱患者,一手握拳并用拇指侧顶住患者脐部上方二横指处,另一手抓住腕部快速向后上方冲击压迫患者上腹部(图 15-3),使膈肌快速上抬,胸腔压力骤然增加。约每秒一次,迫使食物排出,可反复压迫至成功排出气道食物。此操作法即"剪刀→石头→布"(图 15-4),也称"海氏腹部冲击法""海氏手技"或"生命的拥抱"(图 15-5),适用于气道严重或完全堵塞者。

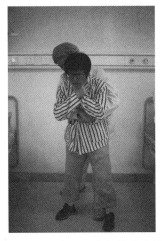

图 15-2　海姆立克急救法姿势

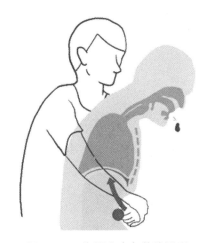

图 15-3　海姆立克急救法原理

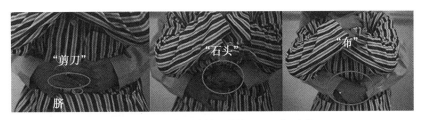

图 15-4　海氏手技之"剪刀、石头、布"

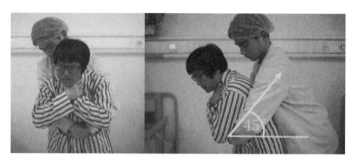

图 15-5 海姆立克急救法（生命的拥抱）

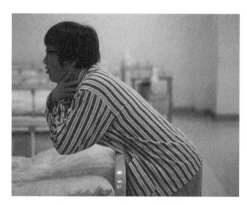

图 15-6 海姆立克自救法

若发生噎食时身边无人，可自己用力咳嗽，也可自己实施腹部冲击（手法同海姆立克急救法）；或将上腹部压向任何坚硬、突出的物体（如椅背、床栏等）上，并反复实施，此为海姆立克自救法（图 15-6）。

（2）仰卧位腹部冲击法：神志不清的患者可采用仰卧位海姆立克急救法。患者取仰卧位，头偏向一侧。抢救者面对患者跪姿跨于患者髋部，一手置于另一手上，将下面一手的掌根放在脐部上方二横指处，用身体重量向后上方快速冲击患者上腹部，迫使食物排出（图 15-7）。

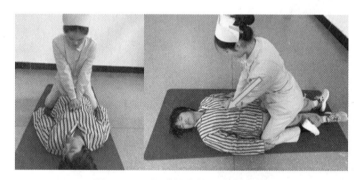

图 15-7 仰卧位海姆立克急救法

拓展阅读 15-1 海姆立克急救原理

实训评价 15-1 海姆立克急救操作评分

2. 对症抢救治疗

根据患者具体情况，遵医嘱给予对症处理，如高流量给氧、开放静脉通道给予抢救药物等。心肺骤停者现场紧急实施心肺复苏，成功后给予进一步生命支持。

第五节　吞食异物的防范与处理

精神障碍患者吞食异物(ingestion of foreign matter)的情况并不少见,如吞食体温表、牙刷、纽扣、玻璃片、硬币等物品,多见于有自杀企图或对抗行为者,不安心住院者或痴呆患者也不鲜见。吞食异物的危险性视异物性质而有所不同,若吞食的异物为锋利的金属或玻璃片,轻者可损伤消化道黏膜引起出血,严重者可危及生命。故应加强患者吞食异物的防范和护理。

一、吞食异物的风险评估

(一)原因评估

1. 精神症状因素

患者常受幻觉(如命令性幻听)、妄想支配而吞食异物;有消极厌世观念的患者,企图以吞食异物自杀;有的患者为达到某种目的,做出吞食异物等过激行为威胁工作人员;智力低下患者可能会发生误食各种异物的行为。

2. 社会心理因素

患者因长期住院,缺少家属及亲友的关爱,想通过吞食异物引起家人关注和关心。有的很想看看外面的世界,试图利用吞下异物后到外院治疗达到此目的。

(二)临床表现

患者吞食不同种类的异物,临床表现各不相同。

1) 锋利锐器可导致患者咽喉部及消化道黏膜受损,引起不同程度出血。吞食利器或较大鱼骨,严重者可直接刺破食管壁直达大血管或心脏等重要器官而危及生命。

2) 吞食塑料可引起相应的中毒表现。

3) 吞食大量纤维织物可引起肠梗阻。

4) 异物刺激引起患者不适而焦虑不安甚至恐惧。

二、吞食异物的防范

1) 吞食异物高危患者需密切观察病情变化,严格做好交接班,加强管理。

2) 病区环境安全、简洁;加强危险品保管,每班清点、交接。

3) 患者外出返回时检查有无带回危险品。

4) 精神科病区食谱中应避免各种带硬骨的食物。

三、吞食异物的应急处理

1) 专人护理,安抚患者,稳定情绪,立即酌情处理。

2）了解患者所吞食异物的种类、大小、数量以及有无身体不适，必要时利用各种影像学检查明确异物的种类及对身体的伤害程度与潜在风险。对于咬碎体温计并吞服了水银者，立即清除口腔碎玻璃的同时给患者服用蛋清或牛奶以保护胃黏膜，减少毒物吸收，必要时进食大量粗纤维食物及使用缓泻剂，促进毒物排出；吞食锐利物品但表面较光滑者，也可用上述促进肠蠕动的方法加快异物排出。目前临床上已经基本不用水银体温计，精神科只用红外感应体温计等更安全的医疗仪器设备。

3）吞食异物后，在找到异物前须检查患者每次的大便。

4）严密观察患者病情变化，发现异常及时汇报医生酌情处理。

第六节　外伤的防范与处理

精神科常见的外伤(trauma)有坠跌伤、撞击伤、烫伤、割伤等。这些外伤可引起颅脑损伤、骨折、内出血、感染等并发症，故应积极预防和对症抢救与处理。

一、外伤的风险评估

1. 精神症状因素

患者受命令性幻听、被害妄想与自罪妄想等幻觉、妄想的支配，极度兴奋躁动，病理性意志增强，曾经使用某些伤害措施，如用利器伤害自己或他人。

2. 环境因素

病区地面积水、路滑、床栏损坏等潜在危险因素，可致跌倒、坠床等而伤及患者。

3. 药物因素

患者服用精神药物后出现过度镇静、直立性低血压、锥体外系不良反应等情况而致跌倒。

4. 智力因素

精神发育迟滞或各种原因所致痴呆的患者，因不能识别危险，自控能力低而易致撞击伤、割伤、烫伤等各种外伤。

5. 其他因素

步态不稳的高龄患者或伴有高血压、糖尿病等躯体疾病患者，易发生跌倒。

二、外伤的防范

1）护理人员应熟悉患者的病史和病情，加强巡视和观察，做好患者跌倒等外伤的风险评估。

2）加强病区安全管理，保证设施安全与完善，患者的生活用品定点放置、整洁有序，通道无障碍物。厕所、浴室、盥洗室、餐厅、病室等地面保持干燥。

3）重点观察外伤高危患者，随时随地预防跌倒等意外伤害。

4）24 小时专人监护有潜在外伤风险的患者，多与其沟通交流，设法转移注意力，必要时采取约束性保护等措施。

三、外伤的应急处理

1. 撞击伤

患者用头部或身体其他部位撞击坚硬物体时，工作人员应设法从后面抱住患者，阻止其伤害行为或减轻撞击力度，必要时予以约束性保护。立即检查患者有无开放性伤口与出血、是否伴有骨折，重点观察意识、瞳孔、生命体征等颅脑损伤或内出血征兆，及时通知医生，根据伤势酌情诊治。

2. 坠跌伤

当患者坠地或跌倒时，立即就地平卧并检查受伤情况，通知医生的同时评估患者的意识、瞳孔、生命体征等，重点判断是否有颅脑损伤、气道阻塞、内出血、骨折等。对有开放性骨折的患者妥善固定与止血，有脊椎骨折者正确搬运、转院，避免脊柱扭转等动作，避免脊髓受二次损伤。对呼吸、心搏骤停的患者就地实施心肺复苏。

3. 割伤

正确处理伤口，给予消毒、清创、缝合、止血、包扎，必要时遵医嘱注射破伤风抗毒素（TAT）。密切观察患者的生命体征和伤口等情况。加强患者和家属的心理护理，做好安慰解释，稳定其情绪。有神经、肌腱、韧带等组织损伤或出血量大的患者，必要时转外院做进一步处理。

4. 烫伤

1）泡　发现患者被烫伤，工作人员立即将伤肢浸泡在凉水中或直接在冷水龙头下冲 30 分钟，这种"冷却治疗"可有效减轻余热损伤导致加重烫伤程度。若躯干烫伤，可将受伤部位用毛巾包好，再在毛巾上浇透冷水，加敷冰块效果更好。

2）脱　烫伤部位有衣物者，"冷却治疗"后小心脱去或剪开，避免撕去伤处皮肤，使其保持完整性，预防感染。

3）盖　用烫伤膏涂于烫伤部位，Ⅰ度烫伤者 3～5 天可自愈，切勿使用牙膏、酱油等"民间土方"涂抹伤处，然后盖上无菌敷料或清洁衣物。

4）送　严重烧伤者及时送往烧伤专科医院治疗。

（周亚萍）

🖾 PPT 课件　　🖾 复习与自测　　🖵 更多内容……

第十六章 精神科专科管理与社区护理

章前引言

精神科住院环境设计、安全管理及精神障碍患者的组织管理是精神科病区组织管理的主要内容。其中环境设计是前提,只有科学、合理的设计与布局,患者的安全才有保障,医护人员的治疗护理才能落实。精神科病区的安全管理是在环境安全的基础上,加强危险物品管理、患者及其家属管理、医护人员自身安全管理,严格防范各类意外。根据不同疾病种类,实行封闭式或开放式病房管理的模式。合理的设计、组织、管理患者及其家属,是精神科医护人员给予精神障碍患者最优化诊治方案的重要选择。

家庭与社区是精神障碍患者恢复期治疗与促进康复的主要场所。家庭与社区照护是否到位,很大程度上决定了精神疾病的疗效、转归与预后。把社区精神卫生服务做到实处,切实加强精神疾病的三级预防,大力推进健康教育与健康促进,落实精神障碍患者的家庭护理与社区康复护理,形成尊重、理解、关爱残疾人的良好社会风气,是全体精神医学工作者的重要社会责任。

学习目标

(1) 培养学生在工作中确保精神障碍患者安全的强烈责任心,对精神科病区环境和患者管理中安全隐患的高度洞察力,以及对患者的深切同情心与同理心。

(2) 理解精神科病区安全管理的具体内容,并将其落实到精神科护理工作全过程中。

(3) 认识精神科住院环境设计要点、影响护理安全的常见因素、精神障碍患者的组织与管理、精神障碍患者社区与家庭康复的目标。

(4) 懂得精神障碍患者社区康复护理的主要内容与家庭护理程序。

(5) 学会利用所学精神科护理知识,向病区和社区中的精神障碍患者及其家属开展精神障碍相关知识的健康宣教,尤其是坚持长期用药及社区与家庭康复的重要性和注意事项。

（6）能用所学知识发现并改进精神科病区环境与患者管理中的安全隐患,严守精神科安全护理规程,避免发生意外事件,同时加强自身防护,确保患者和医护人员的安全。

思维导图

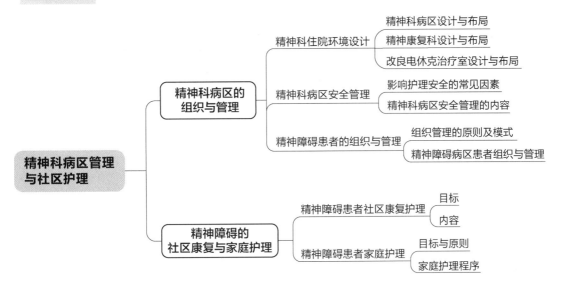

案例导入

男护士小金,22 岁,母亲是市人民医院医生,七月份刚从某医学院护理系毕业。凭着扎实的护理理论知识与操作技能,以及强壮的体能和身材优势,在市康宁医院的护士招聘中综合得分名列前茅。怀着忐忑又略带恐惧的心情,小金准时来护理部报到,和其他新入职的同事一起跟着护理部老师来到病区熟悉环境和工作职责及要点,开始新员工入职培训第一课。

看到老师刷卡才能进入病区,小金不由感叹:"老师,这里的工作人员进出都要凭卡吗? 我们也会有这张门禁卡吧? 这门真的这么坚固!"

老师笑笑:"当然! 很快就会发给你们门禁卡和胸牌。学过《心理与精神护理》了吧? 知道精神病区的门为什么要用这么坚实的材料制作了吧?"

小金:"因为精神障碍患者没有自知力! 我昨晚特意复习了《心理与精神护理》,印象更深刻了。当初上课时学校老师讲得可仔细了! 她让我们看了好多精神科病区的图片和视频,还向我们推荐《人间世》等相关电视剧呢! 老师特意鼓们几位男生毕业后可以首先考虑去精神病医院应聘,说'那里是发挥男护士聪明才智的最佳舞台之一。'我现在已经基本能想象得出病区里面是什么样子了。不过一会儿就要见到真人版的精神病患者,还是有一点点紧张!"

护理部老师:"你做得很好!大家都复习过了吗?那么一会儿就请仔细观察病区设施与布局中的每一个细节,看看跟你们书上和视频中的有没有不同?还要看看病区里面患者行为表现是否隐藏安全隐患?试试你们能否找出护理管理中可能存在的一些不足?存在哪些安全隐患?我让病区老师特意给你们设置了一些不安全情境呢!找出来可以加分哦!一会儿老师还会随时提问你们,准备好了吗?"

新护士们异口同声:"准备好了!"

问题:

(1)请帮助小金等新护士一起仔细观察精神科病区的设置与布局是否安全?并请帮助他们找出病区管理中的安全隐患。

(2)尝试接触某位康复期精神障碍患者,与其探讨出院回家后的进一步康复计划。

第一节　精神科病区的组织与管理

▶ 在线课程 16-1　精神病区组织管理

精神科病区是各类急慢性精神病患者住院接受治疗、护理和康复的场所,也是医护人员开展精神疾病的医疗、教学、预防和科研的主要阵地。精神障碍患者症状特殊,常伴有激越行为,容易发生各种意外,因此精神科病区科学合理的住院环境设计与布局、严格的安全管理和有序的组织管理,都是精神科管理的重点,可有效降低医疗风险。

一、精神科住院环境设计

精神科病区是各种精神障碍患者主要的诊断、治疗与护理场所,其环境优劣、诊治水平、护理质量等直接影响患者的身心安全、疾病转归与预后。病区、康复室及治疗室是他们生活起居、治疗护理、精神康复的主要场所,是精神科病区设计的核心,安全、合理、简洁的设计对确保患者安全、提高护理质量至关重要。

(一)精神科病区设计与布局

精神障碍患者精神症状与自知力不同,管理方式各异。精神科病区多数实行封闭式管理,尤其是急性期精神障碍患者。心身疾病等患者一般在开放管理病区接受治疗护理。

精神科病区条形中廊式设计较多见,主干道即内走廊,宽敞明亮,设有扶栏(图16-1)。功能用房多背阳,病房多朝南。病区一般设50~60张床位,床护比力争达到1:0.6。

精神科病区门窗设计是重点,整体牢固、美观、实用。多数精神疾病专科医院目前已摈弃监狱式窗户,其观感与普通建筑无异,避免让患者产生"牢笼"的幽闭感(图16-2)。内窗采用钢化玻璃,避免玻璃破碎后伤人。门窗滑轨槽安装加固同色限位器,使窗户的开启宽度限制在14厘米以内,以免发生患者钻窗外逃或跳楼自杀等意外。病区采用钢质防护门,门锁采用机械双向开关门锁或智能化门禁系统,需要刷卡、刷指纹或输密码才能出入。

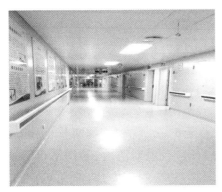

图16-1 精神科病区的走廊

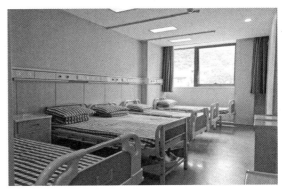

图16-2 精神科病区病床高度、窗户外观

护士站是病区各个功能区的中转站,多位于病区的中心位置,重症病室和抢救室设于其附近,便于观察和抢救。护士站一般采用封闭式或开放式,封闭式沿走廊用半墙式柜台或窗台隔离,上方加装钢化玻璃封闭,开放式上方未加装钢化玻璃封闭,一侧设门。

病区色彩结合不同科室特点,宜采用绿色或蓝色等平和宁静的冷色。病区内可设置冷暖中央空调,多数地点可酌情安装呼叫系统及隐蔽的监控设备,以便于遇险时及时求救及医护人员随时观察患者病情。

1. 封闭式精神科病区的设置

1)病室 可有单人间、3~4人间及多人间,墙壁和软装色调柔和,病室温度夏季26℃,冬季18℃,相对湿度50%~60%,加装新风设备。病床装有护栏,病床与普通病床高度基本相似或略低,床头和床尾最好不用条状栅栏,采用挡板以免患者用以坐位自缢(图16-2)。可酌情配备床头柜或壁柜,特需病房可配备电视机、电冰箱和沙发等,有条件者设单独卫生间。重症病室设施尽可能安全、简洁,避免安装一切危险设备。

2)卫生间 公共卫生间一般设置4~5个冲水式蹲位,1~2个坐式马桶,呼叫系统及手纸盒低位安装。每个厕所有分隔,门的高度以便于观察为准。单独卫生间同样设置呼叫系统,陈设尽量简洁、安全(图16-3)。

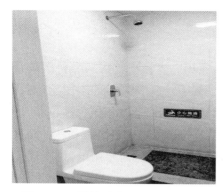

图 16-3　精神科病区简洁的卫生间

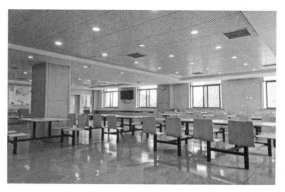

图 16-4　精神科病区活动室

3）重症病室　有冷暖空调及新风系统，光线适宜，酌情设置监控及呼叫系统，电气设备安装于一般患者站在床上也难以触及的高度（呼叫系统宜低）。

4）隔离室　墙面、门窗等可以采用软质包装材料，地面也尽可能柔软，有监控设备，门锁加固。

5）餐厅　可兼做活动室，面积每人 2～3 平方米至 3～4 平方米，餐桌椅固定于地面，采用牢固的塑钢材质，桌椅数量根据病区患者数确定，地面防滑、易清洁（图 16-4）。设置恒温饮用水供应设备以防烫伤，有分类垃圾桶，旁边的公共卫生间可与病房共用（白天与活动室连通，晚上与病房连通）。根据活动室大小可酌情设置乒乓桌等活动设施。男病区可在一侧设置吸烟室，配备大功率换气装置。

6）配餐室　设置操作台、橱柜、开水罐，酌情配备冰箱、微波炉等，有专用消毒柜集中消毒餐具，或由食堂统一清洁、消毒。

7）公共浴室　每间浴室设置 6～10 个固定于墙壁的沐浴花洒及配套无门壁龛用以放置清洁用品。采用太阳能、空气能等恒温供水装置，或采用恒温花洒。

8）会客室　按需设置会客桌椅若干，提供安静、舒适的环境。

9）储藏室　设有床号对应标识的储物柜；室内有防虫、防鼠设备。

10）其他辅助用房及治疗室等参照综合性医院合理设计。

2. 开放式心身疾病病区的设置

开放式精神科病区的设置按普通病区设计，增设个体和团体心理治疗室、催眠治疗室和康复训练室。

1）个体、团体心理治疗室　治疗室布置要求舒适、简洁、温馨。个体心理治疗室房间面积≥8 平方米，光线柔和，通风良好，至少有 2 个沙发，角度以 120°左右为宜，还需茶几、桌椅等；团体心理治疗室面积≥25 平方米，至少能摆放 10～12 张椅子，空间满足团体小组辅导。

2）催眠治疗室　布置要求舒适、温馨、光线柔和；房间面积≥20 平方米，至少能摆放催眠治疗椅子 8～10 张；配有耳机和眼镜。

3）康复训练活动室　室内光线适宜，通风良好；布局简洁、安全，设置有健康宣教专板、书报杂志架、阅读座椅、电视机等。

（二）精神康复科设计与布局

精神康复科是精神病院住院患者集中康复活动和训练的主要场所，合理的布局有利于开展康复活动和实施康复训练。根据患者的不同需要，康复区分为生活类、文娱类、体育类、教育类等区域。

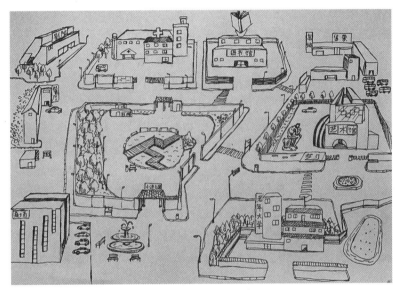

图 16‐5　阿尔茨海默病患者的康复社区（模拟小镇）

有条件者，可模拟院外实际生活场景，设置各种模拟社区（包括模拟家庭、模拟街区、模拟工房和模拟农场等）甚至模拟小镇（图 16‐5），让患者在"真实"的社会生活场景中像常人一样无忧无虑但有尊严、有价值地生活，愉快地接受各种康复训练。这样的顶级认知症康复中心或养老机构有荷兰阿姆斯特丹的霍格威小镇、日本爱知县有"老人迪士尼"之称的"蒲公英介护中心"、澳大利亚塔斯马尼亚霍巴特北部的 Korongee 小镇等。

1.　**生活类康复区**

可设置模拟家庭与街区、模拟工房及农场等不同的功能区域，患者在这样的模拟社区"真实"地生活、娱乐、锻炼和学习。

1）模拟家庭与街区　患者可在模拟家庭进行日常清洁、烹调技术、物品摆放与收纳等康复训练，也可在模拟街区的商店与菜场、餐馆、游戏厅、理发店等场所进行生活采购与聚餐等。

2）模拟工房及农场　设立模拟工房，开展各种安神健脑且安全有趣的作业疗法如编织、插花、剪纸、陶艺、串珠甚至"念佛"等。行动不便患者或其他原因不便外出时，还可在"邻居"(专职人员)帮助下采用"直播代购物"的方式完成购物活动。在模拟农场,"邻居"带领患者一起种植花卉、蔬菜、水果等,自行欣赏、采摘、享用或买卖。

2. 文娱类康复区

此区可设置若干活动室及多功能厅。包括一般娱乐与观赏活动室,如静享舒缓的音乐,观看电影或电视,欣赏各类演出,参与棋类与扑克,练习唱歌与舞蹈等。空间宽敞的多功能厅,有利于有才艺的患者开展形式多样的文娱活动,如排练、演出节目,组织文娱晚会等。

3. 体育类康复区

该区可酌情设置各种活动室,配备相应的运动器材,如乒乓球、台球、跑步机等各种健身器材等。有条件者还可开展各类舞蹈(广场舞、扇子舞、民族舞等)、各种球类运动(门球、保龄球等)、太极拳、八段锦等的教与学。

4. 教育类康复区

本区可设置多个小型教室,如书画室、电脑室、图书室、音乐教室、舞蹈教室等,可酌情配备各种游戏机、电视机、投影仪、音响、各种棋类及琴类等相关文化用品。

5. 辅助用房

设置独立的办公管理区,包括办公房、医疗区、储藏室、更衣室,理想小镇中可设垃圾回收站、公交站、监控系统等公共设施,便于照护人员("邻居")精准、及时地护佑、照顾患者。建立康复机构内部独特的货币制度以激励患者,避免患者产生情绪消沉、低落及度日如年的无用感,帮助他们实现自身价值,提升生活品质,延缓疾病进程,避免精神衰退。

(三)改良电休克治疗室的设计与布局

改良电休克治疗(MECT)室多为单独科室,是全院需 MECT 治疗的患者集中治疗之地,合理的设计布局有利于患者的治疗、醒复、观察等全程管理,对提高工作效率和减少各种意外与并发症的发生有积极作用。

MECT 室一般包括候诊区、治疗区和醒复区,根据医院等级和实际治疗人数确定各区大小。

1. 候诊区

候诊区设置简单,可以放置若干长椅及壁挂电视机等,多设于治疗室入口处,有宽敞空间供平车转运,设一名管理人员。

2. 治疗区

治疗区的操作室设有 MECT 移动操作床、多功能 MECT 治疗仪、心电监护仪、呼吸机(有条件可配备体外膜氧合器)、气管插管装置与麻醉机、吸氧及吸痰装置、抢救车及相关抢救用物与药物;医用吊塔等按需配置,合理安置各种设备如电脑、多用插座等。每个治疗单元面积 15~20 平方米,保证治疗的安全性。

治疗区附设专用的治疗准备室,按普通治疗室设计,设操作台、洗手池、储物柜、垃圾分类处置区域等,符合静脉等用药途径的无菌原则。

3. 醒复区

根据治疗量设定醒复室床位,每个床单位占地 8~12 平方米,并配备心电监护仪、吸氧及吸痰装置等,确保抢救需要。并配备保护约束工具。

二、精神科病区安全管理

精神障碍患者多缺乏自知力及受精神症状支配而出现冲动、外逃、自杀、自伤等意外情况,直接影响患者的康复乃至生命安全。精神科危机与意外的隐患随时随处存在,故护理人员须不断强化安全意识,以高度的责任心和强烈的职业敏感性和规范的护理行为,确保患者安全,严防意外。

(一)影响护理安全的常见因素

1. 精神疾病的特殊性

精神障碍患者易发生意外的原因有:缺乏自知力;受幻觉、妄想等精神症状影响或支配,对环境的危险性缺乏足够的判断;家属及社会人员对精神障碍患者不理解,甚至谩骂,缺乏尊重和关心,容易造成患者心情压抑;服用抗精神病药物导致心血管等系统功能紊乱,如直立性低血压,甚至猝死等。

2. 环境因素

1) 环境中的不安全因素　牢固性不够的门窗、有棱角的窗台、可移动的家具、暴露在外的各种管道与电线、厕所过于隐蔽、厕所及洗澡间地面湿滑无扶手、洗澡水或饮用水过烫等。

2) 广泛存在的危险物品　患者生活环境中的危险物品几乎无处不在,如不适宜的餐具、条状织物、易拉罐以及各种锐利刀剪、破碎后锐利的易碎物、带状物、化学制剂与药物等。

3. 人员因素

1) 工作人员因素　责任心不强,工作流程及操作不规范;安全意识欠缺,防范措施不到位;对隐藏的风险不够重视;护理人员过于依赖陪护的家属,忽视监管;技能缺乏和评估不准确,对重点患者、重点环节、在重点时段缺乏警觉性。

2) 家属因素　家属不配合,对医院安全管理置若罔闻,私自将危险物品交给患者等。

(二)精神科病区安全管理的内容

要确保住院精神障碍患者的安全,必须牢牢堵塞每一个漏洞,预见性地排除一切安全隐患,加强患者及其家属的管理,提高护士自身的安全意识和管理能力。

1. 环境设施安全

1) 病房设施以安全、简洁为原则,桌椅合理布局,固定于地面,以免被患者毁坏甚至成为其攻击的工具。

2) 室内光线充足而不失柔和,地面平整无障碍物,厕所及浴室地面防滑,便器两侧及淋浴房必要时装扶手,淋浴房花洒固定,折叠凳安装于墙壁适宜高度。

3）病区内所有电插座暗埋,不能暴露在外。

4）不能移动的饮用水供应设备设置恒温出水,恒温洗澡水可防止患者烫伤或伤人。

5）定期检修病区门窗、病床、桌椅、水电等设备,去除不安全因素。如病床不应有易徒手拆卸的金属部件。

2. 危险物品管理

1）危险物品,俯拾皆是　病房常见危险物品几乎不胜枚举,常见如下:绳带类物品,如约束带、腰带、鞋带、长筒袜、围巾等;易碎品,如普通窗玻璃、陶瓷品、食品包装罐等,以及锐利物品如刀剪、缝针、剃须刀等;易燃物品,如火柴、打火机等;电子通讯产品如手机、平板电脑等。

对于有自杀、冲动或外逃等倾向的患者来说,几乎任何物品都可以成为他们的"武器":床单撕成条状物、衣裤拧成带状物、病友晾晒的袜子打结就是一条绳子……一切都可以成为他们自缢的工具;看似固若金汤的门窗,力大无比的男性精神障碍患者也许轻轻一推就可以跳楼或外逃;医院围墙再高再平滑,善于攀爬的患者嗖嗖几下就能登顶;卫生间等处牢固的扶手,患者反手就能拆下,成为打砸的棍棒……总之,"一切皆有可能",没有患者做不到,只有医护想不到。

2）危品管理,防微杜渐　患者使用剪刀等锐器,必须在护理人员看护下进行,用后及时回收。吸烟一律在吸烟室,取火用品必须由工作人员管理。家属带来的一切物品均须严格的安全检查,危险物品避免带入精神科病区,必须带入者须由护士管理,做到定点放置,加锁保管,每班交接,严防患者自行获取而发生意外;护理人员执行治疗护理操作后,不得将危险物品遗留在病室内。剪刀、约束带等危险物品每班清点、登记、交接,危险物品缺少或病区通用钥匙(门禁卡)丢失必须立即追查,直到找回为止,必要时更换门锁。门禁卡丢失通知相关部门取消使用。

3. 患者安全管理

1）安全检查,防患未然　患者入院、会客、假出院返院后,护士应仔细检查、排除危险物品。对病区床单位、患者物品等每周定期安全检查,发现任何地方存在任何危险物品均须登记并及时处理,并给予必要的解释、安慰。

2）重点观察,杜绝意外　根据病情实施分级护理制度,重点患者的一切活动都要在护理人员的视线下,密切观察患者言行举止,重点关注有冲动伤人、自杀自伤、外逃倾向或行为的患者,发现异常迹象及时处理,必要时告知医生、限制患者活动范围或安置在重症病室。建立"三防"患者巡视记录本,做好护理记录并重点交班。

3）高危时段,严防死守　夜间、清晨、中午、工作人员少的时候是意外事件的高发时段,护理人员要加强巡视。密切注意重点高危患者情绪、行为变化,如果发现患者情绪突然变化,及时与患者沟通,了解患者的想法,给予心理支持,严加防范。白天时刻注意活动室内人数变化,关注重点患者的去向。夜间注意观察每位患者是否在其固定床位上,若发现病床缺人,立即检查门窗是否破损,关注隐僻区域如厕所、走廊尽头、暗角处等。对伴有躯体疾病患者观察卧位是否合适、呼吸是否平稳、有无异常呼吸音,及时发现异常,确保患者安全。

4) 外出安全,重在防范　患者外出治疗、检查、康复活动时,均由工作人员护送;外出前充分评估,严格把关,降低风险。外出前后核对患者姓名,清点人数,对重点患者做到心中有数,不离视线,前后呼应,尤其在分岔路口、拐角处要密切注意患者的动态。医院应努力创造条件,力争将"外出"活动在封闭区域内完成。

5) 护患交流,共情疏导　尊重、关爱、理解、同情患者的一言一行,建立良好的护患关系。主动与患者交流,认真倾听患者的主诉,注意患者的非语言信息,及时发现情绪变化及危险征兆,如患者流露出想自杀或有冲动伤人的征兆时,护士应不动声色,内心重视,言行"藐视",静观其变或巧妙灵活地沟通,找出原因,及时化解问题,必要时指导其合理宣泄,避免自伤或伤人。

6) 尊重隐私,精细管理　一般不允许患者在病区使用智能化电子通讯设备,严禁患者拍照、录音、摄像,避免患者将病友信息公布到网络或在网络发表不当言论。

4. 家属安全管理

1) 充分宣教,规范探视　向患者家属反复宣教探视时间和注意事项,避免在患者治疗和休息时间探视;帮助家属充分认识精神疾病的特殊性、危险物品管理制度及其重大意义,强调探视时决不能私自带入危险物品的严肃性。但探视者除了家属,还有亲友、同事等不同人群,难以避免地将危险物品带入病区。护理人员应严格控制探视人数及探视时间,必要时管理人员全程监管,探视后常规安全检查,以确保患者安全。

2) 指导沟通,避免刺激　指导家属与患者进行有效沟通,避免家属情绪失控和言语刺激,防止患者病情反复或发生意外。

3) 留陪宣教,重在落实　对留陪家属做好安全教育,重点事项确保落到实处。指导家属学会观察患者危险言行,必要时及时告知工作人员。

4) 电子设备,杜绝泄密　不准家属在病区内录音、拍摄或将患者及其病友的信息传播到网络,不准将手机借给患者与其他人通话。

5. 护士自身管理

1) 好学守规,自我防范　了解并掌握病情是前提,护理工作中严格执行各项规章制度和操作规程,积极参与职业安全技能培训,加强职业安全防护知识学习,牢固掌握危机预防、识别及应对技巧。

2) 真诚沟通,共情尊重　护理人员具备同理心,对患者态度真诚、尊重人格、保护尊严、关心爱护、语气温和,避免歧视、指责、挖苦、命令、轻视患者,做有温度的护理人员。

3) 单独接触,牢记安全　女性护理人员尽量避免与男性患者独处,更不能同锁一室。注意接触方式,保持开放的身体姿势,避免言语激惹患者。与患者同时进房间时应走在患者侧后方,并站在离门口较近的地方,以避免患者堵死逃生之门。与患者交流时保持至少 1 米的安全距离,任何时候避免背对患者。重症病室、夜班、中午留班等护士有条件者随身携带处于备用状态的呼叫设备,便于意外发生时及时呼救。

4) 危急情境,科学应对　护理人员密切观察病情变化,若患者出现愤怒、激动,要求过多以及命令性幻听等,应提高警惕。发生意外时要第一时间呼救,及时疏散围观者。至少两名工作人员协同处理冲动患者。约束患者过程中,工作人员有勇有谋,相互配合,分工明确,防止被抓伤、咬伤或踢伤。如遇患者乱吐口水,可就地取用毛巾或枕头等暂时遮住患者口腔,注意避免堵住口鼻甚至压迫气管过久导致患者窒息。

三、精神障碍患者的组织与管理

精神障碍患者住院时间久,病区是主要的治疗和生活场所。做好患者的组织管理对保证病区秩序、开展医护合作、改善医患关系、促进身心康复等均具有重要意义。

(一) 组织管理的原则及模式

1. 组织管理的原则

1) 以人为本原则　尊重患者医疗护理、知情同意、隐私保护等权利,合理安排患者的住院生活和治疗护理,使其尽量享受正常人生活的权利,身心尽快恢复健康,早日回归社会生活。

2) 社会功能完好原则　精神障碍患者具有重塑潜能,酌情给予工娱治疗与行为矫正等治疗护理,指导患者主动参与社会技能训练,以适应出院后的社会生活。

3) 利于疾病恢复原则　根据治疗管理的需要,按疾病诊断、病程阶段、生活依赖程度等分为一级、二级、三级护理和特级护理,根据病情动态变化和治疗需要进行动态调整。

2. 组织管理的模式

1) 封闭式管理模式　适用于精神疾病急性期患者,严重的冲动、伤人、毁物、自杀自伤及病情波动患者,无自知力的患者。患者在全封闭的病区内集中活动,督促患者严格遵守管理规定。在急性期、病情不稳定的患者,一般不能离开病室或在有专人监护的场所活动。

2) 半开放式管理模式　主要适合二级护理的患者,是封闭式管理和开放管理的一个过渡形式。患者可在病区内半开放活动场所自由活动;也可由医生充分评估后开具医嘱,完成每日常规治疗后在家属或陪护人员陪同下离开病区活动。

3) 全开放式管理模式　与封闭式管理相比有较大改进,目前在精神科病房仅适用于康复期即将出院及自知力存在、安心住院、配合治疗的自愿住院患者。开放管理的患者由专人负责,佩戴开放牌子,在规定时间进出病区与活动室,并能密切接触社会,有利于恢复社交,促进社会功能的康复,同时也减轻了心理压力。

(二) 组织方式与管理要点

1. 患者的组织方式

病区建立休养员组织,包含组长和组员等,从康复期患者中挑选有一定组织能力和号召力，热心为病友服务的患者担任组长和组员。组长在责任护士指导下全面负责，组员分别承担学习、生活、娱乐等方面的组织实施。任职的患者病情复发或康复出院可及时调整，确保组织工作持续进行。

2. 患者的管理要点

根据患者疾病诊断、疾病不同阶段、年龄、性别等差异，在不同病区实施开放、半开放或封闭管理，不断完善作息制度、住院休养规则、探视制度等患者管理制度，开展体育娱乐、学习、劳动等康复活动以丰富其住院生活。

📖 拓展阅读 16 - 1　精神科病区患者及家属管理

📖 拓展阅读 16 - 2　精神科护理人力资源管理

📖 拓展阅读 16 - 3　精神科管理制度

第二节　精神障碍患者社区康复与家庭护理

自 20 世纪 70 年代末 WHO 大力提倡社区康复以来，逐步实现了由生物医学模式向"生物—心理—社会"医学模式的转变。精神障碍患者医疗与护理的最终目的是促进其身心健康及社会功能的全面康复，社区与家庭护理在增进、维持和恢复健康方面起着举足轻重的作用。

精神障碍患者的社区康复与家庭护理是以精神障碍学为基础，结合其他行为科学的理论、技术与方法，对特定地域内精神障碍患者进行疾病预防、治疗、康复等管理，以防止疾病复发，恢复社会适应能力。

一、社区精神卫生服务

随着《中华人民共和国精神卫生法》的实施及我国精神卫生事业的发展，精神残疾问题越来越引起全社会的关注与重视，国家对精神残疾康复的投入也逐年增加，建立社区康复的精神卫生服务新模式日益成为可能。

📖 拓展阅读 16 - 4　我国社区精神卫生服务的发展概况

（一）社区精神卫生服务的工作范围和任务

1. 社区精神卫生服务的工作范围

社区精神卫生服务工作范围主要是精神障碍的病因预防、早期干预与家庭维持治疗、社区康复，即一级预防、二级预防和三级预防。

1) 一级预防（病因预防）　是通过消除或减少病因及致病因素以预防或减少精神障碍，属于最积极主动、简便有效的预防措施。人格与精神健康教育、遗传咨询与优生优育、培养儿童的健全人格、高危人群的早期干预、流行病学调查与健康促进等是一级预防的主要内容。

2）二级预防（三早预防、临床前预防）　通过向公众宣传精神卫生知识，提高对精神障碍早期患者的识别能力。改变偏见，克服讳疾忌医心理，早期干预（早发现、早诊断、早治疗），争取改善疾病预后。

3）三级预防（临床预防、康复预防）　促进慢性精神障碍患者康复，减轻精神残疾程度，预防复发，最大限度促进患者身心、社会和职业功能恢复，阻止或延缓精神衰退进程。政府重视、住院康复、社区康复、网络管理、随访指导等是三级预防的主要措施。

2. 社区精神卫生服务的工作任务

1）健康教育　心理健康知识手册或微信公众号、有线广播或电视、定期的大型咨询服务、健康知识大讲堂、精神卫生健康沙龙等是健康教育的主要方式，精神疾病病因、症状、药物治疗及不良反应、提高患者治疗依从性等疾病相关知识是健康教育的主要内容。

2）人员培训　完善精神卫生三级管理网络，组织社区专职防治人员学习精神卫生法律知识与政策，开展专业知识与技术培训，实现社区卫生服务机构与相关精神卫生服务及管理机构间的医疗信息互联互通，为双向转诊、远程会诊等工作提供技术支撑。对在网络管理范围内的患者，做好登记建档、定期随访、病情观察、用药指导、风险评估和应急处置等工作，为患者及家属提供家庭指导、康复教育和心理支持。

3）科研教学　通过科研教学积极探索精神卫生社区管理新思路、新模式，使社区精神卫生服务更加科学、前瞻。对精神障碍的管理必须将院内的治疗与康复计划延伸到社区与家庭。通过临床实践及相关课题研究，探索和建立适合精神障碍患者的新模式，减少患者复发率、住院率、致残率。

（二）社区精神卫生服务的要求

1. 建立完善的卫生服务组织体系

在政府支持下，制定完善精神障碍患者救治救助保障制度，建立健全社区卫生服务体系，将心理健康促进和精神卫生服务纳入社区卫生服务的重要内容，构筑市、县（区）、乡镇（街道）、村（社区）四级业务网络，努力提升社区卫生服务机构的服务能力，创新工作模式，丰富服务内涵。形成以专业技术人员为骨干，社区干部、治安民警、患者家属为依托的社会化、常态化管理体系，多部门分工协调、全社会共同参与，对稳定期精神障碍患者实施综合性康复措施，帮助患者回归、适应家庭与社会生活。此项工作有利于预防精神障碍患者在社会上肇事肇祸，维持和谐、安稳的社会环境。

2. 社区精神卫生服务工作的护士角色

1）宣传教育者　护士通过开设讲座、撰写社区广播稿、推送微信、发送宣传册等多种形式向社区民众宣传和普及精神卫生知识。

2）咨询和治疗者　经过特殊教育和专业训练后获得相应资质的护士，可以在各种咨询中心或精神医疗机构服务，也可从事心理危机干预工作。

3）转诊和联络者　护士参与社区精神障碍的门诊、住院、家庭访视、工疗站、转诊与会诊等服务。

4）组织协调者 护士是最主要的协调者,与社会工作者、职业治疗师、心理医生、全科医生等有效沟通,融洽合作关系,提高综合效益。

5）研究者 通过资料收集、整理与分析等研究工作,促进精神卫生护理工作更加规范、务实、创新。

二、精神障碍患者的社区康复护理

精神障碍患者的康复包括医院康复和社区康复。从发展趋势来看,其工作重心正逐步从医院康复前移至社区防治与康复,这就需要多部门协作、全社会参与。WHO 提出,以医院为基础的康复难以满足绝大多数精神残疾者的需要,以社区为基础的康复才能使多数精神残疾者得到基本的康复服务。

社区康复(community-based rehabilitation,CBR)指各种疾病的患者经过急性期的临床治疗后残余一定程度的功能障碍,为促进身心康复,由社区继续提供的医疗保健服务。

（一）社区康复护理目标

1. 预防精神障碍发生

强化三级预防措施,落实病因预防、"三早预防"及临床预防,争取最好的疗效,努力使多数精神障碍患者达到临床治愈或缓解症状。

2. 减少精神障碍残疾

对确定难以治愈的患者,尽可能防止精神与社会功能衰退;对已经精神残疾者,通过社区与家庭康复训练,逐步提高其生活自理能力,减轻残疾程度。

3. 改善残疾患者社会功能与劳动能力

在康复过程中,改善精神障碍患者的各项社会功能,提高其社会适应能力是精神康复重点工作及终极目标。通过各种康复训练,提高患者的人际交往能力与职业技能等,使患者恢复病前社会角色,最大限度地维持生活和劳动能力,使患者的残存功能发挥最大作用。

（二）社区康复护理内容

1. 筛查患者信息

对疑似精神障碍的患者,除肇事闯祸者外,须经专家组确诊及疑似患者及其家属知情同意后登记建档,包括一般资料、住院情况、残疾史、家庭支持等,汇总登记并分析后制订个性化的康复护理计划。

2. 指导康复训练

康复训练能有效阻止或延缓精神障碍患者的社会功能衰退,促进各项功能恢复,训练生活自理与社会交往能力、职业与学习技能、娱乐与体育爱好,给予科学的心理辅导与心理治疗,均能在一定程度上提高患者的社会适应能力和心理韧性,提升生活品质。

3. 协助家庭康复

充分评估患者及其家庭情况,与家庭成员共同制订和实施精神康复计划。帮助家属认识患者目前存在的主要问题及其解决办法,传授相关疾病知识与家庭康复技能。在家庭中实施各项康复措施,是最切实可行的康复途径。

4. 强化用药指导

长期维持用药是精神障碍的主要治疗与康复手段,因此是家庭康复的主要任务,用药管理则是其中关键的环节。社区护士应指导家属督促患者遵医嘱按时按量服药,并能有效观察药物疗效和不良反应,必要时及时干预或复诊。

三、精神障碍患者的家庭护理

家庭护理(home care)是以家庭为单位,在家庭环境中进行药物治疗及护理的过程。其宗旨是以护理人员为主体直接开展慢性精神障碍患者的各项康复干预训练,指导及帮助家庭成员对其实施生活照护,改善家庭沟通,促进情感互动,协助患者尽其所能适应家庭与社会生活。因此,家庭支持对防止疾病复发、提高生活质量有着无可替代的作用。

(一)家庭护理的目标与原则

1. 家庭护理的目标

1)医护人员协同家庭成员制定康复计划并实施。

2)家庭成员能掌握疾病性质、药物治疗及其注意事项等疾病的相关知识。

3)培养患者独立生活能力。

4)恢复患者各项社会功能。

2. 家庭护理的原则

1)协作性原则　护理人员做好与家庭成员之间的沟通交流,为照护者提供情感、方法、技术等支持。

2)能动性原则　护理人员调动家庭成员及患者的主观能动性,共同讨论患者的病情与适宜的康复护理计划,督促或协助家属执行各项康复措施与压力应对训练,综合评价并修改计划等。

3)个体化原则　不同的家庭,具有不同价值观、生活习惯及文化背景等,对健康水平及生活质量的要求各异。护理人员要有针对性地开展个性化护理与家庭健康教育,制订护理目标应以"跳一跳够得着"为标准。

4)选择性原则　护士要根据患者对家庭成员的依赖、信任、接受程度,考虑是否邀请家属参与,何种参与方式,是否让患者知晓,邀请哪些家庭成员参与家庭护理等,综合权衡利弊。

5)公益性原则　成立以康复患者、家属、医护人员组成的病友会或家庭联谊会,交流康复中的困惑,分享成功经验和心得,促进患者自我成长。

6)中立性原则　护士是评估与促进患者健康,发挥家庭系统健康潜能的关键。护士须保持人格中立、人际关系中立、情感中立、经济中立，不参与患者的家庭生活，不卷入家庭成员之间的情感等纠纷。

（二）家庭护理程序

1. 护理评估

精神障碍的家庭护理以患者为核心，以家庭系统为支撑，故需对患者及其家庭两个层面实施评估。

1) 对患者的评估　完整收集患者的健康资料，从生理、心理、社会功能等多层面进行翔实的整理与分析资料。

（1）一般状况及精神症状的评估：参见第五章精神分裂症患者的护理。

（2）危险性评估：参照暴力攻击风险评估量表，将攻击行为分为Ⅰ级、Ⅱ级、Ⅲ级、Ⅳ级。

　拓展阅读 16-5　暴力危险性评估

2) 对患者家庭的评估　评估患者的家庭生活环境及可利用社会支持系统等。

（1）家庭功能：评估家庭能否提供患者生存、安全、接纳、尊重、成长等生理、心理、社会各方面基本需要的功能。

（2）家庭结构：了解家庭文化背景与知识水平，包括家庭的类型与总体价值观，每个家庭成员在家庭中的角色、位置、承担的责任与权利，家庭系统运转规则等。

（3）家庭社会支持系统：评估家庭成员心理健康水平，家庭情感结构与家庭环境、家庭氛围，家庭成员对精神健康知识的掌握程度等。

（4）家庭协调能力：评估家庭对护理计划的理解程度，对病情的观察和判断能力，对患者及其疾病的看法，能否向医务人员提供真实、全面的资料等。

2. 护理诊断与护理目标

1) 护理问题　家庭应对无效：与家庭成员对患者不够重视、缺乏药物治疗和护理相关知识以及康复训练等技巧有关。

2) 护理目标　家庭成员能重视患者，对其疾病的性质、药物治疗及其注意事项有足够理解并能落实到行动上，家庭成员掌握协助患者康复训练的技巧。

其余护理诊断与护理目标参见第六章"精神分裂症及其护理"。

3. 护理措施

1) 一般护理　病情稳定的康复期精神障碍患者适合与家人同住，不宜独居。患者的居室环境须安全、简洁、安静，避免强光和噪音的刺激。家属督促患者料理个人卫生、饮食卫生和均衡营养等管理；鼓励白天适当活动，促进患者规律睡眠，可酌情午睡，睡前禁止摄入浓茶、咖啡等刺激性饮料，避免观看情节紧张的电影、电视等。

2) 用药护理　坚持服药依然是精神障碍的主要治疗手段。护士指导家属妥善保管好药物，必要时训练患者自我药物管理。遵医嘱按时按量协助服药，不可随意增减药量，防止患者一次性大量吞服药物。指导家属观察药物不良反应，必要时寻求医护人员帮助。

3）病情观察　护士指导家属高度重视病情变化，注意患者的情绪、行为、生活习惯等变化，幻觉、妄想等精神症状是否复现，发现异常及时就医。

4）特殊护理　精神障碍患者在康复期受到外因刺激、擅自停药等，均可导致疾病复发，出现冲动、自杀、幻觉、妄想等各种精神症状；而淡漠退缩在慢性期精神障碍患者中更常见。

（1）冲动暴力行为：做好社区精神障碍患者的攻击风险评估，并据此分类干预。①针对病情稳定且攻击风险评估等级为Ⅰ级的患者，指导家属识别和应对方法，给予患者理解、接纳、关心，必要时与社区医护人员联系；②针对病情基本稳定、且攻击风险评估等级为Ⅱ级的患者，指导家属了解暴力发生的原因和先兆，不指责患者，不与患者争辩，避免激惹患者导致暴力升级；③病情不稳定且攻击风险评估等级为Ⅲ级或Ⅳ级的患者，指导家属加强安全防护，用镇静、坚定、简洁的言语说明后果，不流露恐惧表情，必要时采取保护措施，避免患者自伤与他伤，对症处理后立即向上级医院转诊。

（2）消极厌世言行：指导家属通过观察患者的情绪、行为、语言等，做到早期辨认自杀观念及可能采取的方式，严加防范；谨慎安排患者的生活环境，力求避免一切危险物品，禁止患者单独活动或在危险场所停留；对患者任何细微的反常现象都要持续追踪，善于识别某些伪装行为；凌晨和午夜时段要特别关注，必要时专人监护或及时送医院；鼓励患者表达内心需求，采取积极阳光的态度应对生活中的挫折。

（3）幻觉妄想：指导家属辨别常见的幻觉、妄想等精神症状可能会带来的风险，要求家属不与患者争辩，不尝试说服患者，对其病理观念和行为表示接纳，尽量助其转移注意力，鼓励患者积极配合药物治疗，及时复诊。

（4）淡漠退缩：指导家属安排患者适当参与家务劳动，鼓励、带领患者尽量参加社交活动，对患者的进步及时给予正强化。

5）心理护理　指导家属正确认识精神疾病，平等、公正地对待患者，满足其合理要求，不歧视、指责、讽刺患者；经常与患者交流，力争深入其内心世界，鼓励表达内心真实感受和负性情绪，并与其探讨应对方法，引导其接纳自己及自身疾病；指导家属学习有效的心理防御机制，在帮助患者解决实际问题的同时，保持自己的心理平衡，确保自身心理健康。

6）康复护理　指导家属训练患者认知水平和自理生活能力，参加力所能及的家务劳动，独立完成个人清洁卫生，合理布置自己的居所，完成物品采购与收纳等；鼓励患者积极主动融入社会，参加社会活动与工作，保持良好的人际关系与社会适应能力。

4. 护理评价

（1）家庭成员帮助患者合理安排生活起居，提供安全、温馨的生活环境，确保遵医嘱按时服药。

（2）家庭成员掌握精神疾病相关知识，敏锐地识别疾病复发先兆，如幻觉、妄想、消极言行、冲动暴力行为等。

（3）患者能合理宣泄或恰当控制情绪，人际交往能力逐渐提高，社会功能逐步恢复，未发生精神衰退。

（章秋萍）

📀 PPT 课件　　💿 复习与自测　　🖥 更多内容……

主要参考文献

1. 陆林.沈渔邨精神病学[M].6版.北京:人民卫生出版社,2018.

2. 章秋萍.精神、心理护理专科实践[M].北京:人民卫生出版社,2019.

3. 郝伟,于欣.精神病学[M].8版.北京:人民卫生出版社,2018.

4. 沈渔邨.精神病学[M].7版.北京:人民卫生出版社.2014.

5. 刘哲宁,杨芳宇.精神科护理学[M].4版.北京:人民卫生出版社,2018.

6. 董丽芳,黄弋冰.精神卫生护理[M].2版.北京:高等教育出版社,2019.

7. 雷慧,岑慧红.精神科护理学[M].北京:人民卫生出版社,2020.

8. 刘晓红,朱鸣雷.老年医学速查手册[M].北京:人民卫生出版社,2019.

9. 化前珍.老年护理学[M].北京:人民卫生出版社,2016.

10. 陈春英,陆子琴,孟莉萍,等.整合照护对阿尔茨海默病患者长期管理的效果评价[J].中华护理杂志,2019,54(7):999-1004.

11. 戴尔·E·布来得森(美).终结阿尔茨海默病[M].何琼尔,译.长沙:湖南科学技术出版社,2018.

12. 郝伟,赵敏,李锦.成瘾医学:理论与实践[M].北京:人民卫生出版社,2015.

13. 贾慧.精神科护理学[M].北京:人民卫生出版社,2018.

14. 雷慧.精神科护理学[M].3版.北京:人民卫生出版社,2018.

15. 许冬梅,马莉.精神卫生专科护理[M].北京:人民卫生出版社,2018.

16. 杨艳杰,曹枫林.护理心理学[M].4版.北京:人民卫生出版社,2018.

17. 沈丽华.心理与精神护理[M].3版.北京:人民卫生出版社,2016.

18. 郭争鸣.心理与精神护理[M].2版.北京:高等教育出版社,2013.

19. 赵幸福,张丽芳.精神病学[M].北京:中国医药科技出版社,2016.

20. 唐宏宇,方贻儒.精神病学[M].北京:人民卫生出版社,2014.

21. 曹新妹.最新精神科护理学[M].北京:人民卫生出版社,2012.

22. 张文,吴军林,王玲,等.褪黑素对睡眠的生理作用及研究进展[J].食品与发酵科技,2017,53(3):109-112.

23. 马丁·塞利格曼(美).真实的幸福[M].洪兰,译.沈阳:万卷出版公司,2010.

24. 张宁,张雨青,吴坎坎,等.汶川地震幸存者的创伤后应激障碍及其影响因素[J].中国临床心理学杂志,2010,18(1):69-72.

25. 方若蛟,曹成琦,李根,等.汶川地震 5 年半后幸存者的创伤后应激障碍症状调查:基于 DSM - 5 的诊断标准[J].心理与行为研究,2019,17(1):107 - 113.

26. 宋之杰,臧刚顺,石蕊,等.创伤后应激障碍的眼动脱敏再加工整合团体疗法[J].中国健康心理学杂志,2016,24(6):953 - 957.

27. 唐利荣,陈昊旻.疫情之后的心理伤痛何时愈合—预防创伤后应激障碍[J].心理与健康,2020,(4):16 - 18.

28. 杨清风,崔红.眼动脱敏与再加工心理疗法研究述评[J].医学综述,2015,21(8):1362 - 1364.

29. 盖伊·温奇.情绪急救[M].孙璐,译.上海:上海社会科学院出版社,2015.

30. 简·尼尔森.正面管教[M].玉冰,译.北京:北京联合出版社,2017.

31. 郜振彦.儿童铅中毒的相关原因与健康教育[D].苏州:苏州大学,2014:4 - 26.

32. 郜振彦.儿童铅中毒 124 例门诊病例分析[J].实用临床儿科杂志,2014,29(11):831 - 834.

33. 张盟,郜振彦,徐健,等.上海新华医院铅中毒门诊 194 例儿童血铅资料的分析[J].中国妇幼健康研究,2016,27(2):165 - 167.

34. 梁文化,房雅琨,曲志彤,等.儿童铅中毒的危险因素分析及健康教育干预效果[J].工业卫生与职业病,2020,46(4):306 - 308.

35. 冯怡.精神障碍护理学[M].2 版.杭州:浙江大学出版社,2018.

36. 董丽芳.葛炜.心理与精神护理[M].北京:高等教育出版社,2014.

37. 施忠英,郑慧芳,吴瑛,等.中文版暴力风险量表对精神病病人暴力行为预测能力的研究[J].护理研究,2014,28(2):247 - 249.

38. 丁震.护士执业资格考试护考急救包[M].北京:北京航空航天出版社,2019.

39. 张斌.中国失眠障碍诊断和治疗指南[M].北京:人民卫生出版社.2016.

40. 郭念锋.国家职业资格培训教程心理咨询师(三级)[M].北京:民族出版社.2012.

41. 赵青,Dan Stein,王振.ICD - 11 精神与行为障碍(草案)关于强迫及相关障碍诊断标准的进展[J].中华精神科杂志,2017,50(6):420 - 424.

中英文名词对照索引